노년기 건강가이드

노인질환의 진단과 치료

노년기 건강가이드

노인질환의 진단과 치료

김승현 지음

일조각

| 책머리에 |

　　노인 환자들을 진료하다 보면 종종 환자나 주위 사람들로부터 "요즘은 암 환자가 많아진 것 같다"거나, "우리 집안에는 중풍이나 고혈압 환자는 없었는데 내가 고혈압일 리가 없다"는 등의 이야기를 듣게 된다. 이렇게 일반인들이 느끼고 있는 이른바 '만성병'이나 '현대병'의 증가현상은 실지 질환 통계에서도 그대로 관찰되고 있다. 이에 대한 설명으로는 산업화에 의한 각종 공해물질의 증가나 복잡한 사회생활에서 오는 스트레스, 또 각종 문명의 이기를 사용함으로써 발생한 인체기능의 퇴화나 서구화된 식생활 습관 등이 질환 양상의 변화 원인이라는 주장이 주를 이루고 있다. 그러나 다른 각도에서 이 현상을 보면 이러한 각종 만성병이 증가하는 것은 인류가 점점 더 건강해지고 있기 때문이라고 해석할 수도 있다. 즉 과거에는 전염병이나 각종 사고 등으로 노년기에 도달하기 전에 사망한 사람들이 많았지만 지금은 대부분의 사람들이 노년기에 이르게 되어 인간이 오래 생존하였을 때 주로 나타나는 각종 암이나 고혈압, 당뇨병 같은 만성 퇴행성 질환들의 비중이 커지고 있는 것이다. 따라서 현대에 만연하는 각종 노인성 질환들은 결국은 건강해진 인류가 오래 살기 때문에 필연적으로 경험하게 되는 문명화의 파생물이라고 볼 수도 있다.

근대에 들어서부터 평균수명의 괄목할 만한 증가로 노인 인구는 빠르게 늘어나고 있다. 게다가 전후 베이비붐 세대가 곧 노년기에 진입하게 됨으로써 증가 속도는 더욱 빨라지게 될 것이다. 따라서 노년기의 건강관리나 노인질환의 예방과 치료에 대한 관심도 커지고 있다. 그뿐만 아니라 소득과 교육수준의 향상은 은퇴 후의 삶의 질을 생각하게 하는 여유를 가지게 하였고 이에 관한 관심 또한 날로 커져가고 있다.

노인의학은 노화현상이나 노년기의 질환뿐만 아니라 질환의 사회적 측면이나 노년의 삶의 질까지 망라하는 학문이다. 따라서 노인의학에서는 다양하고 포괄적인 방법을 동원하여 환자의 문제에 접근한다.

노인의 건강문제를 해석하고 해결하는 데는 어떠한 질환 자체뿐만 아니라 그 바탕에서 진행되고 있는 노화현상에 대한 이해와 고려가 필요하다. 즉 소아질환이 성인질환의 축소판이 아닌 것처럼 노인질환(노인병)도 단순히 성인질환의 연장선상에서 해석할 수는 없다. 이 책에서는 노화현상에 대한 이해와 더불어 노인질환을 진단하고 치료하는 데 있어서 일반 성인질환과 다른 점 등을 강조하고자 한다.

현대는 각종 매체나 인터넷 등을 통한 의학정보가 넘쳐나고 있다. 상업적 목적으로 왜곡된 의학정보는 차치하고라도 제대로 된 의학정보들도 일반인에게는 필요 이상으로 자세하거나 특정 질환만을 강조하여 나무만 보게 하고 숲은 보지 못하게 하는 잘못을 저지르기 쉽다. 이에 필자가 이 책에서 강조하고자 하는 점은 노인질환에 대한 포괄적인 접근 자세이다. 즉 각각의 질환 위주 치료에서 탈피하여 노인을 한 인간 전체로서 치료하는 접근 자세를 강조하고자 하였다. 노인에서는 종종 어느 한 질환의 치료가 또 다른 증상이나 질환들을 일으키는 것을 볼 수 있다. 그리고 이러한 질환이나 치료법들 간의 상호작용뿐만 아니라 각 질환들도 노인의 건강이나 삶의 질에 미치는 영향에 차이가 있다. 또 각 환자마다 질환 치료에 대한 바람이나 인생관이 서로 다르기 때문에 치료 목적이나 방법의 선택은 이러한 점들을 감안하여 이루어져야 된다.

필자는 이 책에서 모든 질환을 의학백과사전식으로 나열하여 접근하기보다는 환자의 주된 증상을 위주로 한 접근을 시도하였다. 또 노인에게 흔한 증상이나 질환을 위주로 하고 노인 특유의 질환이더라도 드문 질환들은 언급하지 않았고 가능하면 전문 의학용어보다는 쉬운 우리말로 풀어서 쓰려고 노력하였다. 그리고 그동안 실제로 환자를 진료하면서 경험하였던 일반인들의 잘못된 의학상식들도 언급하고자 하였다.

이 책은 노인들이나 노인들을 돌보는 사람들과 의료진을 염두에 두고 쓰여졌으나 노인 환자를 돌보는 담당 의사를 대신할 수는 없다. 즉 이 책은 질환의 진단이나 초기 치료에 참고로 사용하고 실질적인 진단이나 치료는 각 노인 환자를 잘 아는 담당 의사의 결정에 따라야 할 것이다. 끝으로 필자는 이 책이 복잡하고 다양한 노년기의 질환들을 이해하는 데 도움이 되는 지침서로서, 또 아직은 관심에 비해 이해가 부족한 노인의학에 대한 소개서로서 역할을 해주기를 바란다.

| 차례 |

제4장 위장관질환

제5장 내분비계질환

제6장 비뇨생식기질환

제7장 감염성 질환

제8장 혈액질환

제9장 암

제10장 근골격계질환

제11장 신경정신질환

제12장 이비인후질환 및 안질환

|제1장| **노화와 노환**

1. 노인질환의 특징

일반적으로 노인질환은 주로 노년기에 많이 발생하는 질환을 말한다. 그러나 노인질환 가운데 상당수가 젊은 사람에게도 나타날 수 있는데, 중장년기에 발병했다가 노년기에 들어서면서 각종 합병증을 일으키고 치료에 반응하지 않아 결국은 사망원인이 되는 경우가 많다. 예를 들어 치매는 노년기에 주로 발생하여 노인 특유의 질환으로 여겨지고 있고, 고혈압이나 당뇨병은 대개 중장년기에 발생하여 노년기까지 이어지는 노년기의 주요 질환으로 여겨지고 있다. 그리고 어느 연령에서나 자주 나타나는 감기도 노인에서는 증상이나 합병증 또는 치료법이 젊은 사람과는 다른 점이 많기 때문에 주의해야 될 질환이다. 따라서 이 책에서 '노인질환'이라 할 때는 위의 모든 경우를 망라하는 '노년기질환'을 의미한다.

인체는 노화에 따라 구조적·기능적 변화가 가속화된다. 이러한 이유로 중장년층에게 적용되던 치료법이 노인에게는 안 듣는 경우도 있고, 또 각종 부작용 때문에 노인에게는 젊은 사람에게 쓰던 치료법을 사용하지 못하는 때도 많다. 따라서 노인질환을 제대로 이해하고 치료하자면 노인질환의 특징을 이해하는 것이 필수적이다. 노인들의 질환과 치료상의 특징을 살펴보면 다음과 같다.

(1) 만성 퇴행성 질환의 비중이 크다

노년기에는 고혈압, 당뇨병, 관절염, 각종 신경질환, 암 등 만성 퇴행성 질환의 비중이 커지는데, 이러한 질환은 노인의 주요 사망원인이 된다. 이는 이러한 질환의 발병 및 진행에 관여하는 요인 중 노화 자체가 차지하는 비중이 크기 때문이다. 노년기에 만성 퇴행성 질환의 비중이 커지는 현상은 과거에 비해 현대의 노인층에서 더 심화되고 있다. 사실 그동안 산업화에 따른 각종 공해의 증가나 서구화된 식사, 사회의 복잡화에 따른 스트레스의 증가 등이 노년층에서 암이나 고혈압, 당뇨병 등이 증가한 것에 영향을 미친 것은 사실이다. 그러나 만성 퇴행성 질환이 증가한 것은 과거에 비하여 인간의 수명이 크게 늘어났기 때문이다. 즉 과거에 비해 더욱 고령화된 현대의 노인들에서 노화현상에 크게 영향을 받는 질환들이 증가하는 것은 당연한 결과라 할 수 있다.

(2) 신경계질환이나 정신질환의 비중이 커진다

노년기에는 육체적인 질환 외에도 뇌기능의 이상에 의한 질환이나 정신질환의 비중이 커진다. 즉 우울증이나 치매 등이 많이 발생하기 때문에 정기검진이나 다른 육체적인 증상으로 병원을 방문하였을 때도 꼭 이러한 질환들이 있는지 또는 이러한 질환들이 현재 호소하고 있는 증상에 영향을 주는지를 염두에 두고 점검해야 한다. 따라서 노인 환자를 담당하는 의사는 내과 분야

뿐만 아니라 신경계질환이나 정신질환을 치료한 경험이 있어야 한다.

(3) 꾸준히 치료해야 한다

노년기의 주요 질환들은 만성적인 경우가 많아 젊은 사람이 병에 걸렸을 때처럼 며칠이나 몇 주만 치료하면 완치될 수 있는 것이 아니므로 장기적으로 꾸준하게 치료해야 하는 경우가 대부분이다. 즉 노인들에게 흔한 고혈압, 당뇨병, 관절염 등은 완치가 불가능한 경우가 대부분이기 때문에 평생 동안 약물 복용과 식사 조절, 운동 등을 지속해야 하며 완치보다는 합병증의 예방과 신체기능을 유지하는 것을 치료 목표로 정하는 경우가 많다. 문제는 이렇게 평생을 치료해야 되는 점을 악용해 각종 검증되지 않은 건강식품이나 치료법으로 완치시킬 수 있다거나 약물을 복용하지 않아도 조절할 수 있다는 그럴듯한 말로 노인들이나 그 가족을 유혹하는 데 있다.

(4) 질환 증상과 노화 증상이 혼재한다

노인들은 여러 만성질환을 가지고 있는 경우가 많다. 즉 특별한 급성질환에 걸리지 않은 평상시에도 몇 가지 만성질환으로 이미 치료를 받고 있거나 또 이러한 만성질환 때문에 이미 여러 증상을 가지고 있는 경우가 많다. 이러한 질환에 의한 증상 외에도 노화 자체에 의해 나타나는 증상들은 문제를 더 복잡하게 만든다. 한 예로 숨찬 증상이 있는 노인은 과거에 담배를 많이 피워 그로 인한 만성 폐질환을 갖고 있기 때문에 숨이 찰 수도 있고 또 노령에 따른 근육 쇠퇴로 기력이 없어 운동을 하지 못해 심폐기능이 약화되어 숨이 찰수도 있다. 이렇게 평상시에 이미 여러 질환이 있는 노인은 새로운 병이 생기더라도 원래 가지고 있던 질환에 의한 증상이나 노화에 의한 증상과 비슷하기 때문에 진단이 늦어지는 경우가 종종 발생한다.

(5) 비특이적 증상 발현이 많다

노년기에 새로 생긴 병의 진단이 늦어지는 또 다른 이유는 노인에게서 흔히 볼 수 있는 비특이적 증상 발현 때문이다. 즉 노년기에는 노화에 따른 신체 변화나 기존에 가지고 있던 다른 질환의 영향 때문에 병이 발생하여도 젊은 사람에게서 관찰되는 교과서적인 증상이나 검사의 이상을 보이지 않는 경우가 많다. 예를 들면 젊은 사람은 폐렴에 걸리면 열이 나고 기침과 가래가 생기며 가슴이 아프고 혈액검사에서 백혈구 수치가 증가하는 등의 증상이 나타나지만 면역력이 떨어진 노인에게서는 이상한 증상이나 검사 소견은 전혀 나타나지 않고 그저 기운이 빠지고 숨이 찬 증상만 나타날 수 있다. 특히 시각이나 청각장애 또는 치매 등으로 인하여 의사소통이나 자기 증상을 표현하는 데 어려움이 있는 노인들은 진단이 지연되어 문제가 더 심각해질 수 있다.

(6) 개인차가 크다

같은 연령의 노인이라도 신체조건이나 건강상태가 천차만별이다. 즉 소아기나 사춘기까지는 같은 연령에서는 신체기능이나 구조가 어느 정도 비슷하지만, 노년기에는 개인차가 크기 때문에 의학적인 결정은 개인의 특성을 잘 파악해서 해야 한다. 실제로 60대처럼 보이는 80대 노인도 있고 80대처럼 보이는 60대 노인도 있다.

(7) 신체기능의 장애가 많아진다

노년기의 또 다른 특징은 여러 질환과 더불어 신체기관의 기능장애가 많이 발생하여 삶의 질을 떨어뜨린다는 것이다. 노인들에게 많은 시각장애와 청각장애는 대인관계나 사회생활에 지장을 줄 뿐만 아니라 각종 취미생활이나 독서, 텔레비전 시청 등을 어렵게 하여 생의 즐거움이 줄어들게 만든다. 또 노화에 따른 근육의 쇠퇴나 심폐기능장애는 보행 능력이나 근력을 떨어지게 해

육체활동을 필요로 하는 사회활동이나 여가활동을 제한한다.

(8) 증상의 상당수는 약물부작용이다

노년기에 나타나는 증상 중 상당 부분이 각종 질환을 치료하는 데 사용되는 여러 약물의 부작용 때문에 나타난다. 따라서 여러 가지 약물을 복용하는 노인에게 어떤 증상이 발생하면 우선 약물부작용에 의한 증상인지 먼저 점검해야 한다. 물론 약물부작용을 우려하여 꼭 써야 할 약물을 피하는 것 또한 바람직하지는 않다. 따라서 어떤 질환이든지 가능하면 비약물적인 치료법을 일단 시도하고 그래도 안 되면 약물치료를 시작해야 한다. 약물치료를 시작한 뒤에는 부작용 여부를 잘 관찰하여 부작용이 발생하면 약물을 중단하고 다른 종류의 약물을 써야 한다.

(9) 모든 문제를 나이 탓으로 돌리려는 경향이 많다

노인 환자들은 건강문제를 모두 나이 탓으로 돌리는 경향이 있다. 이런 생각의 밑바닥에는 자신의 문제가 노화에 의해 나타나는 현상이기 때문에 다시 젊어지기 전에는 고칠 수 없는 것이라는 체념 비슷한 생각이 자리잡고 있다. 그리고 그동안 여러 만성질환을 계속 치료했는데도 완치되지 않는 것에 대한 실망이 쌓여 이러한 생각을 가지고 있을 수도 있다. 비단 노인 환자 자신뿐만 아니라 주위의 가족이나 친지 또는 그 노인을 치료하는 의료진까지도 이러한 태도를 가지고 있는 경우가 많다. 가족들은 노인을 안심시키기 위해서 또는 자꾸 아프다고 하는 소리가 듣기 싫어서 노인의 증상을 나이 탓으로 돌리는 경우가 많다. 또 의료진의 경우에는 주어진 시간은 짧은데 증상의 원인을 밝히지 못할 때 "나이 들어서 그렇다"라든지 "나이 들면 다 나타나는 현상이다", "나이가 많아서 안 된다"는 등의 말로 문제를 덮어두는 경우가 있다.

노년기에 나타나는 증상은 노화 때문일 수도 있으나 새로운 질환이 생겼기 때문일 가능성도 많다. 사실 모든 증상의 원인을 다 밝히는 것은 불가능하고 또 고령의 환자에게는 복잡하고 힘든 검사를 시행하는 것이 환자에게 부담을 주어 오히려 역효과를 가져올 수도 있다. 여기서 강조하고자 하는 것은 모든 증상을 그저 나이 탓으로 돌리는 것은 위험한 생각이라는 점이다. 아무리 노년기에 만성질환이 많고 완치할 수 없는 질환이 많다지만 이에 못지않게 조기에 발견하면 쉽게 고칠 수 있는 질환 또한 많다. 따라서 노인이 어떤 증상을 호소할 때는 정말 노화에 의한 증상인지 아니면 새로운 질환에 의한 증상인지 철저히 조사하여 원인을 밝히도록 노력해야 한다.

그리고 또 이와 같은 원칙은 노인질환을 치료하는 데도 적용되어야 한다. 예를 들면 과거에는 노인에게 수술을 해야 하는데도 노인이라는 이유만으로 의료진과 가족이 환자에게 수술을 권하지 않았고 환자도 이를 쉽게 받아들이는 경우가 많았다. 그러나 의학기술이 발달된 요즘에는 나이가 많다는 것이 수술을 못할 이유가 될 수는 없으므로 노인이라고 무조건 수술을 피하는 것은 바람직하지 않다.

(10) 완치보다는 증상 완화가 치료 목표인 경우가 많다

노인 환자를 치료할 때는 젊은 사람과는 달리 항상 완치만을 목표로 치료하지는 않는다. 때에 따라서는 완치보다는 질환으로 인하여 생기는 불편함을 최소화하는 것이 목표가 되기도 한다. 실제로 노인질환 중에는 완치 불가능한 것들이 많기 때문에 결과적으로 증상 치료가 주가 된다. 대표적인 예로 관절염을 들 수 있는데, 노년기에 흔한 퇴행성 관절염은 신체 노화의 결과로 나타나는 질환이기 때문에 완치시킬 방법은 없고 관절염치료제나 물리치료, 휴식 등의 방법으로 통증을 경감시키고 활동성을 유지하는 것을 목표로 치료한다. 그리고 모든 방법이 실패하고 통증이 심한 경우에만 수술을 시행하지 관절이 보기 흉하다고 해서 또는 경미한 통증마저 없애기 위해 수술을 권하지는 않는다.

그러나 이런 경우와는 달리 완치 가능성이 있는 치료법을 시행하지 않는 경우도 있다. 어떤 치료법을 선택할 때는 그 방법으로 얻을 수 있는 이익, 즉 환자의 나이를 고려했을 때 얻을 수 있는 건강수명의 연장효과와 치료 때문에 생길 수 있는 부작용을 고려해야 한다. 이러한 사항들을 고려한 후 완치를 목표로 하는 치료법보다는 증상의 완화만을 위해 대증적인 치료법을 택하거나 치료 없이 주의 깊게 관찰만 하는 경우도 많다. 이런 예가 전립선암의 치료이다. 전립선암은 노년기에 많이 발생하는 암으로 느리게 진행되는 것으로 알려져 있다. 따라서 60대의 젊은 노인에게서 발견되면 수술 등의 완치를 목표로 하는 치료법을 시행할 수 있지만 80대 노인에게서 발견될 때는 수술로 나타날 수 있는 부작용과 환자의 남은 수명을 고려하여 치료하지 않고 관찰만 할 수도 있는데, 실제로 대부분의 환자가 전립선암과는 상관없는 다른 질환으로 사망하게 된다.

물론 치료법을 선택할 때는 항상 환자의 전반적인 건강상태를 고려하여야 한다. 치료법을 선택할 때 나이가 가장 중요한 고려 사항은 아니며 환자가 가지고 있는 다른 질환의 종류와 진행 정도, 병을 치료하고자 하는 환자의 의지 등도 중요 고려 사항이다. 즉 아무리 나이가 많아도 다른 질환이 없고 완치하고자 하는 환자의 의지가 강할 때는 대증적인 치료법보다는 어느 정도 건강상의 부담을 감수하고라도 완치를 위한 치료를 시도할 수도 있다.

(11) 담당 의사의 선정이 중요하다

앞에서 말한 바와 같이 노인은 여러 질환을 동시에 가지고 있고 개인 간의 건강상태나 증상 발현이 다르며 여러 가지 약물부작용에 의한 증상도 흔하고 또 노인 개인의 사회적·경제적 여건이 질환 발생이나 치료에 영향을 주는 등 질환의 양상이 복잡하고 다양하다. 따라서 노인을 치료하는 의사는 우선 노인의 말에 귀를 기울이고 노인의 건강상태뿐만 아니라 생활 여건에도 관심을 가져야 하는 등 노인질환 치료의 경험이 있어야 한다. 즉 노인질환을 잘 알 뿐만 아니라 노인 환자를 인간적으로나 심리적인 부분까지 총체적으로 파악할 수 있어야 한다.

그러나 많은 노인 환자들이 무슨 증상이 발생하면 즉시 전문의부터 찾고 그 의사는 노인 환자를 전체적으로 파악하기보다는 자기가 전문으로 치료하는 위장이나 심장 등 장기 위주로 치료하고 또 자기 분야의 치료만을 강조하는 경향을 볼 수 있다. 실제로 노인 환자들을 진료하다 보면 여러 의사들로부터 받은 약물의 수가 많고 여러 약물이 중복 처방되었으며 또 어느 의사가 처방한 약물의 부작용을 다른 의사는 새로운 증상으로 보고 또 다른 약물로 치료하려고 했다는 것에 놀라게 된다.

일반적으로 어느 한 장기를 전문으로 하는 의사들은 자기 분야의 진단법이나 치료법을 가능한 한 많이 시도하려는 경향이 있다. 그 결과 그러한 검사나 치료법으로 환자가 얻게 되는 실질적인 이득보다는 검사를 위한 검사나 치료를 위한 치료가 이루어지기 쉽다. 즉 이미 어떤 수술도 받지 않겠다는 의사를 밝힌 환자에게는 위암 발견을 위해 위내시경을 시행할 필요가 없다. 또 의사들은 서로 자신의 분야가 더 중요하다고 주장하는 경우가 많다. 심장전문의는 심장질환의 예방을 위하여 아스피린을 중단하면 안 된다고 하고 위장전문의는 위에 염증이 있으므로 아스피린을 중단하라고 처방해 환자가 중간에서 어느 의사의 처방에 따라야 할지 난감해 하는 경우가 있다. 이때 그 노인 환자의 담당 의사가 제기된 문제들의 상대적 중요도를 감안하여 해당 장기를 담당하는 전문의와 상의하고 또 현재 환자의 건강상태를 감안하여 환자에게 가장 이로운 방향으로 결정을 내리는 것이 바람직하다.

(12) 치료팀 개념의 접근이 필요하다

신체적으로나 정신적으로 또 사회적으로 여러 복잡한 문제가 얽힌 노인 환자의 검진과 치료에는 의사 외에도 여러 분야의 의료인이 팀을 이루어 참여하는 방법이 많이 쓰인다. 즉 노인 환자를 검진하고 치료하는 팀은 노인과 의사와 간호사 외에도 사회복지사, 물리치료사, 치과 의사, 정신과 의사, 이비인후과 의사, 안과 의사, 노인질환 전문 약사 등이 참여하는데 이렇게 팀을 이루어 접근하는 방법은 종합병원의 독립된 노인병동에서나 가능하기 때문에 실제로는 치료 환경에 따라 이들 중 일부만이 참여하는 소규모의 팀이 치료에 임하게 된다.

(13) 사회적 · 경제적 문제와 관련이 많다

노인질환 중에는 발병이나 치료에 사회적 또는 경제적인 요인이 연관되어 있는 경우가 많다. 따라서 한 노인의 질환을 이해하기 위해서는 그 노인이 처한 사회적 · 경제적 상황을 알아야 될 경우가 있다. 쉬운 예로 노년기에 자주 보이는 빈혈을 들 수 있다. 노년기에 나타나는 빈혈 중 상당 부분이 전체적인 영양부족이나 특정 영양소의 부족에 의해 나타난다. 따라서 영양부족에 의한 빈혈을 치료하기 위해서는 그 노인이 식료품을 살 수 있는 능력이 있는지, 만약 이가 없어서 음식을 먹지 못하면 틀니를 해넣을 수 있을 정도의 경제적 능력이 있는지, 경제적 능력이 있다 하더라도 음식을 만들어 줄 수 있는 가족이 있는지 등을 알아보고 문제를 해결하는 것이 영양부족으로 빈혈이 재발하는 것을 근본적으로 막을 수 있는 방법이다.

전반적인 수명의 연장과 경기의 부침, 또 핵가족현상의 심화 등으로 주위에 정신적으로나 물질적으로 기댈 사람이 없이 사회적으로 고립되어 사는 노인들이 갈수록 많아지고 있다. 이러한 상황에 처한 노인들은 외로움과 스트레스에 시달리게 되어 우울증이나 불안증으로 발전할 수도 있다. 그러나 아직은 이러한 노인들을 위한 노인복지시설이나 수용시설이 턱없이 부족하고 노인에 대한 사회적인 안전망도 구축되어 있지 않아 도움이 필요한 노인들은 자원봉사자나 자선단체의 활동에만 의존하고 있다.

따라서 노인들에게 최소한의 인간의 존엄성을 유지하면서 여생을 보낼 수 있는 정도의 복지 서비스나 의료 서비스를 보장하는 국가적 차원의 대책이 필요하다. 특히 전후 베이비붐 세대가 곧 노년기에 진입하기 때문에 노인복지에 대한 대책을 하루빨리 마련해야 할 필요성이 대두되고 있다.

(14) 가족의 역할이 중요하다

노인 환자의 치료에는 가족이나 친지의 역할 또한 크다. 기억력장애나 급성질환으로 인한 혼돈 등으로 노인 환자는 자기의 병력이나 현재 증상을 말할 수 없는 경우도 있는데, 이럴 때는 가족이 제공하는 정보가 중요하다. 또 노인은 집에 있을 때나 사회활동을 할 때도 가족의 도움을 받아야만 하는 경우가 많다. 우리나라는 노인을 공경하고 부양하는 전통을 이어왔지만 대가족 제도의 붕괴와 급속한 핵가족화로 노인문제에 있어서 가족의 역할이 줄어들어 정부 차원의 노인부양 대책 마련이 시급하다.

2. 노화

(1) 노화란 무엇인가

세월이 흐르면서 신체의 노화가 일어난다는 것은 누구나 아는 사실이지만 구체적으로 노화란 무엇인가를 설명하는 것은 간단하지 않다. 따라서 노화 자체를 정의하는 것도 정의를 내리는 학자의 학문적 배경에 따라 크게 달라진다. 노화를 가장 간단하게 정의하자면 나이가 듦에 따라 신체의 기능과 구조가 쇠퇴하는 것이라고 할 수 있다. 그러나 노화를 어느 한 신체 기관의 변화만으로 설명할 수 없고 신체 각 기관의 변화뿐만 아니라 신체의 구성 단위인 세포 수준에서의 변화 등을 포함한 신체 각 부분에서 동시 다발적으로 일어나는 복잡한 현상으로 보는 것이 합당하다.

노인의 기준　　노화를 정의하는 것 못지않게 과연 언제부터 노화가 시작되고 또 몇 세부터를 노인이라 해야 할 것인가에 대해서도 확정된 답은 없다. 현재는 노인의 기준이 일반적으로 60세나 65세로 받아들여지는데, 이렇게 노인의 기준이 정해진 과정에는 생물학적인 요인들뿐만 아니라 사회적 · 문화적 요인들의 영향도 컸다. 이는 아직도 오지에 존재하는 원시상태의 부족에서는 마을 원로가 40~50대이거나 우리 주위에서는 환갑이 된 사람들도 노인이라 불리는 것을 싫어하는 것을 보면 알 수 있다.

노화의 시작　　그러면 노화는 언제부터 시작되는가? 일반적으로는 노화의 시작 시기는 청년기가 끝나가는 30대 중반으로 받아들여지고 있다. 이러한 견해는 노화 이론 중의 하나인 '육체의 유기이론'으로 정리되고 있다. 육체의 유기이론에 따르면 모든 생물의 궁극적인 생존 목표는 성공적인 종족 번식, 즉 자손을 생산하는 것이고 생물은 성장하고 자손을 낳아 사명을 완수한 뒤에는 자신의 신체를 무용지물로 취급한다는 이론이다. 따라서 이 이론은 인체의 노화 또한 종족 번식의 의무를 다한 청년기 이후부터 일어난다고 보고 있다. 그러면 왜 생식 및 종족 번식의 임무를 완수한 청년기를 지나서도 인간은 바로 죽지 않는 것일까? 이에 대해서는 종족 번식이 너무 중요하기 때문에 인체가 생식 연령에 도달하여 필요한 기능을 완수할 수 있는 충분한 신체의 구조나 기능뿐만 아니라 만약을 위한 여분의 능력까지 갖추도록 진화되었기 때문이라고 한다.

세포의 노화　　신체 기관의 노화는 인체를 구성하고 있는 기본 단위인 세포의 노화에 의한 결과이다. 그러면 외관상 쉽게 관찰할 수 있는 노화에 따른 인체의 구조나

기능의 변화와는 달리 아주 작은 세포에서는 어떤 변화가 일어날까? 인체를 구성하고 있는 세포는 그 수가 많을 뿐만 아니라 종류도 매우 다양한데, 대부분의 세포들이 인간과 마찬가지로 시간이 지나면 기능이 마비되고 결국에는 죽게 된다. 노화의 근본인 세포의 노화를 말할 때 가장 먼저 거론되는 것은 세포의 분열능력이다. 세포가 분열할 수 있는 능력이 있다는 것은 새로운 세포를 생산할 수 있다는 것이고 그 결과 세포가 형성하고 있는 인체조직에서 낡은 조직이 새로운 조직으로 대체된다는 것을 뜻한다. 따라서 세포의 분열능력 상실은 세포 노화에서 가장 중요한 사건으로 '세포 노화' 란 용어는 종종 '세포 분열능력의 노화' 라는 용어로 대체되기도 한다.

세포의 분열능력에는 한계가 있다는 사실은 약 40년 전에 이미 헤이플릭 *Hayflick*이라는 학자에 의해 발견되었다. 헤이플릭의 관찰은 세포 노화의 중요한 현상은 기술하였지만 그동안 왜 이러한 현상이 일어나는지에 대한 설명은 하지 못했다. 그러나 최근에 들어서 염색체 끝에 있는 텔로미어의 기능이 밝혀지면서 세포분열능력의 한계에 대한 설명이 가능하게 되었다. 즉 세포가 분열할 때마다 텔로미어가 짧아지는데, 텔로미어의 길이가 어느 한계치에 도달하면 세포분열이 멈춘다는 것이다. 따라서 텔로미어이론의 관점에서는 정자와 난자가 수정한 뒤 최초의 세포분열이 일어나면서부터 노화가 시작된다고 볼 수 있다.

(2) 노화이론

최근의 각종 노화이론들은 신체 모든 기관에 걸쳐서 다양한 형태로 일어나는 노화현상의 근본에는 세포나 분자 수준에서의 공통적인 변화가 있을 것이라는 생각에서 출발하고 있다. 그리고 사람은 왜 늙는가에 대한 보편적이고 타당성 있는 근본적인 해답을 제시하고자 하지만 아직은 정설로 인정된 것이 없다.

노화이론은 인간이 오래 살고자 하는 욕망이 생기면서부터, 즉 인류 문명이 태동하면서부터 있었다. 그동안 수없이 많은 노화이론이 등장하였다가 사라졌고 현재에도 과학이 발전함에 따라 각종 새로운 이론이 나타나고 있다. 최근의 이론 중에는 신빙성이 높은 것도 있고, 이론은 그럴듯해도 과학적 증거 제시가 미흡한 것도 있다. 또 노화이론 간에도 서로 개념이 비슷하거나 부분적으로 중복되는 것도 있다.

노화이론은 크게 두 종류로 분류할 수 있다. 그중 하나는 나이가 들면서 겪게 되는 무작위적인 작은 사건들이 쌓여 인체 손상이 가속화되어 노화가 일어난다는 이론이고, 또 다른 하나는 인간은 이미 태어날 때부터 미리 예정된 순서에 따라 노화가 일어난다는 이론이다.

무작위적인 신체 변화의 누적

전자에 속하는 노화이론들은 기계도 오래 쓰면 예고 없이 종종 고장이 나듯이 나이가 들면 인체의 여러 부위에서 작은 고장들이 불규칙적으로 발생하고 이렇게 무작위적으로 발생하는 작은 신체 변화들이 누적되어 노화가 일어난다고 한다. 그리고 이러한 무작위적인 변화들은 서로 관련이 없지만 근본적으로는 동일한 기전에 의해 나타나는데 그 기전이 무엇이냐를 설명하는 것이 이들 노화이론의 접근방법이다.

무작위적인 신체 변화들의 누적이라는 개념으로 본 노화이론에는 마모와 파열이론, 생존속도이론, 노폐물 축적이론, 횡적 연결이론, 진화론적 노화이론, 자유라디칼이론 등 여러 이론들이 있으나 그중에서도 가장 선호되는 노화이론은 자유라디칼이론이다.

자유라디칼이론은 노화의 원인이 자유라디칼에 의한 끊임없는 세포손상이라는 노화이론이다. 자유라디칼은 인체 내 대부분의 대사 과정에서 일시적으로 나타났다가 사라지는 물질들로 아주 강한 화학반응력을 보인다. 자유라디칼은 여러 종류가 있으나 그중에서도 산소 원자를 주요 구성 성분으로 하는 활성산소들이 가장 반응력이 크고 또 가장 많이 생산되어 자유라디칼의 대명사로 종종 사용된다.

활성산소는 인체에서 가장 왕성한 화학반응인 미토콘드리아에서의 산소를 이용하여 에너지를 생산하는 세포호흡 과정에서 다량으로 발생한다. 활성산소의 발생은 생명 유지에 필수적인 세포호흡과 연계되어 있기 때문에 생명현상이 왕성할수록 노화 물질이 더 발생하게 되는 자연의 아이러니를 보여주고 있다.

한 세포에 수십 개에서 수백 개씩 있는 미토콘드리아에서 생산되는 활성산소의 양은 엄청난데, 세포가 그대로 이 활성산소에 노출되면 순식간에 죽게된다. 그러나 대부분의 세포가 이러한 환경 속에서도 죽지 않고 생존할 수 있는 것은 활성산소를 신속하게 처리하여 자유라디칼의 연쇄반응을 막아주는 세포내효소시스템이 존재하기 때문이다.

몇몇 비타민이나 멜라토닌, 알파 리포산 등 다수의 물질들이 자유라디칼의 연쇄반응을 정지시켜 활성산소의 발생을 억제하는 항산화제로 알려져 있는데, 항산화효소시스템이나 항산화제가 작용한다고 해도 활성산소를 모두 처리할 수는 없기 때문에 활성산소에 의한 각종 노화현상이 나타나는 것이다.

예정론 예정론적인 노화이론은 노화가 특정한 유전자들이 순차적으로 발현되면서 이미 예정된 프로그램에 따라 일어나거나, 노화를 촉진시키거나 지연시키는 유전자가 발현하여 일어나거나 또는 유전자가 복제될 때마다 일어나는 유전자의 변형으로 특정 시기가 되면 일어난다고 한다. 첨단 생명공학이나 유전공학에서의 최신 업적들은 유전자의 역할을 중요시하는 예정론적인 노화이론에 힘을 실어주고 있다. 예정론적인 노화이론에는 속도조율기이론도 있는데, 이는 인체의 모든 장기를 조절하고 인체기능을 주도하는 특정 장기의 예정된 노화에 따라 다른 장기들의 노화도 일어난다는 이론이다.

(3) 노화의 측정

시간적 나이와 생물학적 나이 한 개인의 노화가 얼마나 진행되었는가를 어떻게 알 수 있을까? 이를 확인하기 위해 가장 많이 쓰이고 간단한 방법은 그 사람의 나이로 노화를 측정하는 것이다. 그러나 이 방법은 단순히 출생 후 경과된 시간을 말해주는 것일 뿐 실제로 그 사람의 생물학적인 노화 정도를 말해주지 못하는데, 이는 사람마다 노화 속도가 다르기 때문이다. 쉬운 예로 60세에도 70~80대같이 늙고 약한 사람이 있는가 하면 80세에도 60대같이 정정한 사람도 있듯이 단순히 나이만으로 그 사람의 노화 정도를 말하기는 어렵다.

노화 표지자 그러면 인체의 어떠한 변화를 측정하면 그 사람의 생물학적 노화 정도를 알 수 있을까? 지난 20년 동안 미국 국립 노화연구소의 주도로 나이가 들어감에 따라 나타나는 신체의 변화 중에 노화 정도를 잘 반영하는 노화 표지자를 발견하기 위해 수많은 연구가 이루어졌지만 아직까지는 발견된 것이 없다. 현재 시중에는 노화 정도를 측정한다는 기계나 시스템들이 상당수 나와 있다. 그러나 이들은 인체의 세포기능 수준에서 근본적인 노화 정도를 측정하는 것이 아니라 신체의 민첩도나 폐활량 등 여러 가지 신체기능을 조합하여 노화 정도를 측정하는 것이다. 이러한 노화도 측정방법은 노화의 결과로 나타나는 신체기능의 감퇴만을 반영할 뿐 근본적인 노화도를 반영하지는 못한다. 또 이러한 기계나 측정 시스템들은 노화에 의한 변화와 질환에 의한 변화 또는 일시적인 생리적 변화를 구별하지 못하기 때문에 노화의 정도만을 가려서 측정한다고 보기가 어렵다.

3. 노화에 따른 신체 변화

노화에 따른 신체 변화는 전신에서 일어난다. 노화현상은 인체 각 장기의 구조와 기능에서도 나타나고 또 인체 구성의 기본 단위인 각 세포의 소기관이나 그보다 더 작은 분자에서도 일어난다.

(1) 피부

피부는 노화가 진행됨에 따라 얇아지고, 땀이 덜 나며, 피지선의 기능이 떨어져서 건조해지고, 혈액 공급이 줄어든다. 피부가 얇아져 탄력을 잃고 피하지방이 위축되면서 주름살이 생긴다. 그리고 얇아진 피부 때문에 혈관이 더 잘 보이게 된다. 이러한 변화는 일생 동안 햇볕에 많이 노출되었거나 흡연자인 경우에 더 심하다. 피하지방의 감소에 따라 쉽게 멍이 들고 열을 빼앗겨 체온을 유지하기가 힘들어져 체온이 떨어지기도 한다. 피하지방의 감소는 일부 호르몬의 대사에도 영향을 주고 또 알코올이나 약물의 대사에도 영향을 주게 된다.

(2) 뼈, 근육 및 지방조직

뼈의 밀도가 떨어져서 생기는 골다공증은 노년기의 남녀 모두에게 생긴다. 노년기에 골밀도가 떨어지는 것은 성호르몬이 감소되고, 운동량이 줄고, 영양상태가 나빠지며 각종 약물을 복용하기 때문이다. 골다공증이 심하면 각종 골절이 쉽게 일어날 수 있고 그 결과 활동이 제한되면서 여러 가지 합병증이 일어날 수 있다.

근육은 노화에 따라 크기와 무게가 줄어들고 기능 면에서도 지구력과 근력이 감소하는데, 이는 근육세포의 크기뿐만 아니라 수도 감소하기 때문이다. 노화에 따라 근육이 쇠퇴하는 것은 노화 자체보다도 특정 질환 때문이거나 노년기에 들어서 운동량이 줄었거나 영양상태가 나빠졌기 때문인 경우가 대부분이다. 노인의 근육은 약간의 혈액 공급 감소 외에는 젊은 사람의 근육 못지않게 효과적으로 산소를 이용한다. 그러나 관절염이나 다른 만성질환들로 인해 활동량이나 운동량이 줄어들면 근육은 쇠퇴하게 된다.

남녀를 막론하고 나이가 들면 지방조직이 증가하는데, 여성은 25세에 25%이던 체지방이 74세에 이르면 41%에 달한다. 남성은 여성과 마찬가지로 체지방 비율이 증가하다가 50세에 이르면 여성에 비해 증가 속도가 더뎌진다. 운동으로 나이에 따른 지방조직의 증가를 감소시킬 수 있으나 완전히 정지시킬 수는 없다.

(3) 조혈기관 및 면역기관

노년기에는 혈액을 생산하는 골수에 지방세포가 늘어나면서 조혈조직이 감소하지만 이 때문에 빈혈이 일어나지는 않는다. 노인에게서 빈혈이 많이 발견되는 것은 노화 때문이라기보다는 각종 급·만성질환이나 영양부족 때문이다. 노년기에 들어서도 백혈구의 수나 기능은 크게 감소하지 않는다.

노화에 따른 면역기관의 변화는 각종 감염증이나 암의 발생을 증가시킨다. 면역기관의 노화는 미생물을 퇴치하는 데 중요한 역할을 하는 항체 생산기능을 감퇴시키기 때문에 노인들은 각종 염증질환으로 사망할 확률이 젊은이들보다 높다. 또 노화에 따라 T림프구의 원천인 흉선이 위축되어 60세가 되면 거의 찾아보기 힘들 정도가 되고 더 이상 기능을 하지 않게 된다. 흉선에서 이미 만들어진 T림프구의 기능은 지속되지만 T림프구에 의해 이루어지는 세포성 면역반응은 감소한다. 결핵반응검사 등 각종 피부면역반응검사 결과가 실제로는 양성인데도 음성으로 나올 수 있는 것도 세포성 면역반응의 감소에 의한 것이다.

노년기에는 또 면역기능의 이상으로 자신의 조직을 외부 침입자로 오인하여 자기 조직을 공격하는 자가면역질환이 발생할 위험이 증가한다. 류마티스성 관절염 같은 특징적인 자가면역질환뿐만 아니라 당뇨병이나 갑상선기능저하증 같은 노년기에 흔한 여러 만성질환의 발병에도 자가면역 이상현상이 영향을 미치는 것으로 알려져 있다.

(4) 심장 및 혈관

심장질환은 노년기에 많이 발생하고 또 노년기의 주요 사망원인이기도 하다. 그러나 노화 자체로 인한 심장의 변화는 크지 않아 심장질환이 없는 노인들의 심장기능은 젊은 사람의 심장기능에 비해 크게 나쁘지 않다. 평상시의 심장기능은 젊은 사람과 노인 간에 큰 차이가 없지만 운동할 때 도달할 수 있는 최대 맥박수는 나이가 들면서 점차 감소하고 쉬고 있을 때의 맥박도 약간 감소한다. 또 노인들은 운동할 때 올라갔던 혈압이 정상이 되는 데 시간이 더 걸린다. 노인의 심장은 판막이 두꺼워지고 탄력을 잃어 젊었을 때는 들리지 않던 심잡음이 들린다.

동맥경화증은 노화에 따라 동맥에 나타나는 대표적인 변화로 동맥이 좁아지고 딱딱해져 탄력을 잃고 그 결과로 혈압이 상승하게 된다. 정맥 또한 탄력을 잃어 늘어나는데, 특히 하체에는 정맥이 심하게 늘어나 정맥류를 형성하기도 한다. 또 혈압을 일정하게 유지하는 데 중요한 기능을 하는 혈압수용체의 민감도가 낮아져 혈압이 떨어지는 것에 대한 반사적인 혈압상승작용이 더뎌진다. 그 결과 앉았다 일어날 때 어지럼증을 일으킬 수 있다.

(5) 폐

폐는 콜라겐섬유의 퇴행적 변화에 따라 탄력을 잃으면서 숨을 내쉰 뒤에도 폐에 남아 있는 공기의 양이 증가하고 허파꽈리의 산소교환 면적이 줄어들면서 산소교환능력 또한 감소한다. 그러나 이러한 변화는 적기 때문에 계속 운동을 하는 노인은 오히려 젊은 사람보다 폐기능이 좋을 수 있다. 노년기에는 갈비뼈나 가슴뼈의 연골과 관절이 석회화하여 호흡할 때 흉곽의 움직임이 감소하게 된다. 따라서 노년기에는 호흡할 때 횡격막의 움직임이 더 커지기 때문에 횡격막에 더 의존하게 되는데, 다행히 횡격막은 노화의 영향을 거의 받지 않는다. 노화에 따라 기관지에 나타나는 변화는 기관지 내벽의 점액분비 증가와 이것을 제거하는 데 필요한 섬모의 수와 기능의 감소이다. 이러한 변화는 기관지나 폐에 염증이 생겼을 때 노인의 신체에 불리하게 작용한다.

(6) 위장관

위나 장은 노화에 따라 구조가 크게 변하지 않으나 위장관의 벽에 있는 근육의 운동을 조절하는 기능에는 문제가 생길 수 있다. 이 현상이 대장에 나타나면 변비가 생기고 식도에 나타나면 삼키는 작용에 문제가 생기며 위산이 식도로 역류하는 식도역류증이 일어날 수 있다. 노화에 따라 산의 분비가 적어지는 것은 노인에게 많이 발생하는 위축성 위염에 따른 무산증에 의한 경우가 많다. 위산이 거의 생산되지 않는 무산증은 과거에는 노화의 결과로 알려졌으나 현재는 위에 서식하는 헬리코박터라는 균에 의한 만성위염의 결과로 알려지고 있다. 위축성 위염이 있는 노인은 평소에는 증상이 거의 없지만 몇 년 후에 비타민 B_{12} 결핍증이 나타날 수 있다.

노년기에는 소장의 영양분 흡수량이 크게 변하지 않으나 일부 영양소는 적게 흡수된다. 또 비타민 A 같은 지용성 비타민의 흡수와 대사는 빨라지고 비타민 B 같은 수용성 비타민은 효율이 떨어진다. 철분과 칼슘은 주로 소장에서 흡수되는데, 노년기에는 적게 흡수되어 빈혈과 골다공증을 악화시킬 수 있다. 우유에 들어 있는 탄수화물의 주성분인 유당을 소화하는 능력도 떨어져서 우유를 먹으면 배탈이 나는 사람이 증가한다. 노화에 따라 대장벽의 근육이 약해지고 변비 등으로 인하여 대장 내의 압력이 올라가면 대장벽의 일부가 밖으로 밀려나가 주머니(대장 게실)를 형성한다. 대장 게실은 흔한 증상으로 노인의 약 1/3에서 발견되는데 일부에서는 염증이 생기거나 출혈이 일어날 수 있다.

(7) 간 및 췌장

노년기에 들어서면 간으로 가는 혈액량이 감소되고 간의 크기 자체가 조금 줄어든다. 또 간조직이 손상되었을 때 재생되는 능력 또한 감소한다. 그러나 노년기에 들어서도 간기능 자체는 약간의 약물 대사기능의 감소 외에는 크게 떨어지지 않기 때문에 건강상의 문제를 일으키지는 않는다.

췌장 또한 노화에 따라 위치가 약간 변하고 지방조직이 늘어나지만 소화액 분비는 크게 줄지 않기 때문에 기능은 감퇴되지 않는다.

(8) 신장 및 방광

노인의 신장은 젊은 사람의 신장에 비해 25~30% 정도 크기가 작아지고 신장에서 소변을 생산하는 데 가장 기본적인 단위인 사구체 수도 30~40% 감소한다. 이 결과 노인의 신장은 젊은 사람의 신장에 비해 소변을 여과하고 농축시키는 능력이 감소하지만 특별한 신장질환이 없는 노인에서는 일상생활에 문제가 될 정도로 인체의 수분이나 전해질의 조절기능이 나빠지지는 않는다. 그러나 노인의 신장은 젊은 사람의 신장에 비해 적응력이 떨어져서 인체에 일시적으로 탈수나 각종 독성물질로 인한 부담이 오면 문제를 일으킬 수 있다. 노년기에는 방광에 소변을 저장할 수 있는 양이 줄고 소변을 보고 난 뒤에도 방광에 남아 있는 산뇨량이 증가하여 소변 보는 횟수가 늘어나며 요실금 위험이 증가할 뿐만 아니라 세균에 감염될 위험도 커진다.

(9) 내분비기관

난소나 고환, 갑상선, 부신, 뇌하수체, 시상하부 등의 내분비기관은 노년기에 들어서면서 호르몬 분비가 감소한다. 호르몬 분비의 감소 정도는 호르몬의 종류나 사람에 따라 다르고 나타나는 증상 또한 부족한 호르몬의 종류나 양에 따라 차이가 난다. 인슐린은 췌장에서 분비되는 호르몬으로 체내 당분의 대사를 조절한다. 따라서 체내 인슐린의 양이 모자라면 당뇨병이 발생한다. 노년기에는 인슐린 분비량은 감소하지 않으나 인슐린이 주로 작용하는 근육이 인슐린에 덜 민감하게 되는 인슐린 저항성이 생겨 같은 양의 인슐린이라도 실제 혈당조절 효과는 떨어지기 때문에 당뇨병 위험이 증가하게 된다.

(10) 생식기관

성기능도 노화에 따라 떨어지는데, 개인차가 심하다. 노화에 따른 신경내분비적인 변화로 성적 반응이 감퇴되지만 건강한 노인들은 대부분 만족스러운 성생활을 지속하는 데 문제가 없다. 남성은 노화가 진행됨에 따라 고환의 크기가 줄어들고, 개인차가 크지만 일반적으로 정자의 생산이나 남성호르몬의 분비가 줄어든다. 또 전립선이 비대해져 소변을 보거나 성생활을 하는 데 지장을 받을 수 있다. 여성은 골반근육의 약화로 요실금이 발생하고, 갱년기 이후에는 여성호르몬의 부족으로 질이 위축되고 건조하게 되며 유방과 외부 성기의 변화가 일어난다.

(11) 신경계

얼마 전까지만 하더라도 뇌나 등골 등 중추신경계에는 노화에 따라 비가역적인 기능 손상이 일어난다고 여겨졌고 또 노년기에는 매일 백만 개가량의 신경세포를 잃는 것으로 알려졌으나 최근의 연구 결과 이것은 사실이 아닌 것으로 밝혀지고 있다. 비록 어린아이의 뇌 같지는 않지만 노인의 뇌도 손상된 조직의 기능을 대체할 수 있는 능력을 가지고 있기 때문에 뇌조직이 손상되더라도 적극적인 치료로 어느 정도 기능 회복을 기대할 수 있다는 것이다.

노화에 따라 일어나는 신경조직의 변화를 보면 우선 20세 무렵에 가장 무겁던 뇌의 무게는 그 뒤로 점점 가벼워지는데, 이는 주로 뇌 바깥 부위의 조직인 회색질이 퇴화하기 때문이다. 그리고 뇌세포 수상돌기의 수가 감소하고 축색돌기를 싸고 있는 절연물질인 수초가 감소되어 신경자극의 전달이 감소되는 것을 볼 수 있다. 이러한 뇌세포의 변화는 뇌의 사고기능을 둔화시켜 새로운 정보에 대한 반응이 느려지고 새로운 것을 배우는 데 시간이 더 걸리게 한다.

노화에 따른 뇌기능의 변화를 구체적으로 보면, 우선 어떤 사물이나 일에 대한 주의력은 노년기에도 크게 떨어지지 않는다. 언어능력 중에서 사물의 이름을 빨리 대는 능력은 70세 이후에는 감소하나 언어능력의 다른 분야인 단어의 뜻을 답하는 능력이나 단어를 조합하는 능력 등은 아무리 나이가 들어도 감퇴하지 않는다.

노인들이 가장 많이 장애를 호소하는 뇌기능은 기억력이다. 기억력 감퇴가 노인 특유의 증상으로 보이나 사실은 이를 호소하는 사람의 수는 45세 이후 꾸준히 증가한다. 어떠한 사실을 기억하는 것은 처음에는 보거나 들은 정보를 자기의 뇌에 저장할 수 있는 형태로 바꾸는 부호화 단계, 부호화된 정보를 자기의 뇌에 저장하는 저장 단계, 저장된 정보를 필요할 때 꺼내 쓰는 검색 단계 등의 세 단계를 거친다. 노년기에 나타나는 기억력장애는 주로 첫 단계인 부호화 단계에 문제가 생긴 것이다. 노인들은 새로 얻은 정보를 신속히 처리하지 못하여 부호화 단계의 다음 단계인 저장 단계나 검색 단계에 아예 도달하지 못하는 것이다. 이런 이유로 노인들은 새로운 사실을 배우고 기억하는 능력이 떨어져 최근에 있었던 일을 잘 기억하지 못하지만 과거에 배웠거나 알고 있어서 이미 저장해놓은 사항은 70세가 훨씬 넘어서까지 기억한다. 쉬운 예로 치매 환자들도 최근에 가르쳐준 사항은 전혀 기억하지 못하는데 과거에 자기가 무엇을 했다는 사실은 기억해내는 것을 많이 볼 수 있다. 이렇게 부호화 단계가 느려지는 것은 꼭 대뇌기능의 장애에 의한 경우만이 아니라 새로운 정보를 얻는 데 꼭 필요한 시각과 청각의 장애에 의한 경우도 많다. 따라서 노인들의 경우 시력과 청력을 회복하는 것이 기억력 회복에도 도움이 될 수 있다.

뇌기능의 또 다른 분야인 시·공간감각은 노화에 따라 감소한다. 그 결과 노인들은 3차원적인 이해력, 그림이나 형태에서 빠진 부분을 찾는 능력 등 시각적이거나 공간적 능력의 감퇴를 보이고 정도가 심한 노인은 사람의 얼굴을 잘 알아보지 못하고 또 길을 찾는 능력이 떨어져 길을 잃기도 한다. 개념설정이나 추상적 사고능력도 70대 이후에는 감소한다.

이와 같이 노년기에는 뇌의 기능이 전반적으로 저하되나 오랜 경험에서 얻어진 특정 사항에 대한 판단력 등은 젊은이보다 더 나은 경우가 많다. 그리고 앞에서 언급한 노화에 따른 뇌기능 저하도 반복적인 기억력 훈련과 문제를 해결하는 훈련 등을 통해 두뇌를 계속 사용함으로써 상당 부분 예방할 수 있다.

시각이나 청각, 후각 등은 노화에 따라 점점 감퇴된다. 그러나 생활에 지장을 줄 정도의 기능장애는 노화 자체에 의한 경우보다는 노년기에 발생하는 감각기관의 각종 질환에 의한 경우가 대부분이다.

4. 노인 환자의 진찰

노인 환자의 문제점을 전체적으로 파악하기 위해서는 충분한 시간을 갖고 노인 건강에 영향을 줄 수 있는 여러 항목을 점검해야 한다. 다음에 소개하고자 하는 것은 노인과 전문병동의 진료팀이 충분한 시간 여유를 갖고 노인 환자를 처음 진찰할 때 점검하는 사항들이기 때문에 일반 병원의 외래 진찰 시에는 이루어지기 힘들다. 여기에 열거된 사항 중에는 일부 노인에게는 필요하지 않은 것도 있지만 대부분은 노인의 건강상태를 이해하는 데 필요한 사항들이므로 몇 번에 걸쳐서라도 가능한 한 점검하는 것이 바람직하다.

(1) 병력

주증상　　현재 호소하고 있는 주증상과 증상의 원인이 무엇인가를 조사한다. 특히 증상이 노화에 의한 것인지, 약물부작용으로 오는 것인지, 이미 가지고 있던 만성질환의 증상인지 아니면 새로 발병한 질환에 의한 증상인지 구별한다.

과거력　　노인에게 흔한 고혈압, 당뇨병, 심장질환, 뇌졸중, 치매, 관절염 등의 질환이 있었는지 확인하고 과거에 수술이나 입원 병력이 있는지, 있다면 어떠한 질환을 치료하기 위한 것이었는지 알아본다.

복용 약물　　현재 복용하고 있는 치료제와 영양제 등 모든 약물의 성분과 용량 및 처방한 의사가 누구인지를 확인한다. 특히 약물을 제대로 복용하고 있는지 또 비슷한 약물을 이중, 삼중으로 복용하고 있지는 않은지, 약물부작용은 없었는지 확인한다.

**약물
알레르기**　　특정 약물에 알레르기 반응이 있었는지, 그에 따른 증상은 무엇이었는지 점검한다.

가족력　　가족, 특히 부모와 형제자매들이 가지고 있던 만성질환이나 암 유무를 확인한다.

생활습관　　음주나 흡연 정도와 기간을 알아보고 평소의 식사량이나 식사의 종류에 대해 알아본다.

규칙적인 운동을 하는지 또는 취미나 여가활동은 즐기고 있는지 확인하고 사회활동이나 종교활동 여부를 확인한다.

차를 탈 때는 사고 예방을 위하여 항상 안전벨트를 매는지 운전을 하는 노인의 경우에는 안전하게 운전하는지 알아본다.

사회적 여건　　교육 정도와 과거 직업, 은퇴한 시점 등을 알아본다. 현재 어디서 거주하고 있는지(아파트, 단독주택, 수용시설 등), 배우자나 자식 또는 친구 등 같이 살고 있는 사람이 있는지, 주로 누구의 도움을 받고 있는지를 점검한다. 의료보험 혜택을 받고 있는지, 기본 생활비가 보장되는지 등 경제적 여건도 점검한다.

병원에 가거나 사회활동을 할 때 어떤 교통수단을 이용하는지도 알아본다. 또 장래에 심각한 질환에 걸려 자기 의사를 제대로 표현할 수 없을 때를 대비하여 그 상황에서의 치료방법(인공호흡기, 인공영양, 심폐소생술 등의 사용 여부)을 결정한 사전 치료지침이 있는지를 알아보고 없다면 그것을 작성할 의향이 있는지 알아본다(379쪽 사전 치료지침 참조).

심리상태 우울증이나 불안감 또는 외로움을 느끼고 있는지 점검하고 이러한 증상이 있다면 혹시 자살 충동을 느낀 적이 있는지 확인한다.

건강관리 독감과 폐렴, 파상풍, B형 간염 등에 대한 예방주사를 맞았는지 확인한다. 정기적인 혈액검사를 언제 마지막으로 받았는지 알아보고 혈액검사 결과 콜레스테롤 수치가 높은지, 갑상선기능 이상이나 전립선암, 빈혈 등이 발견되었는지 확인한다. 또 위·장내시경, 안과검사, 치과검사, 청력검사를 언제 받았으며 결과가 어떠했는지 확인하고 직장수지검사와 혈변검사를 받았는지 확인한다. 여성인 경우 유방암과 자궁암검사를 언제 받았는지 확인한다.

기타 증상의 점검 환자가 주증상으로 호소하는 증상 외에도 노인에게 흔한 증상 유무를 확인한다. 중요한 증상들로는 체중감소, 피로, 가슴통증, 숨찬 증상, 기침, 가래, 누울 때 호흡곤란, 다리부종, 가슴 두근거림, 어지럼증, 실신, 복통, 삼킴(연하)장애, 변비, 설사, 배변습관의 변화, 빈뇨, 요실금, 야뇨, 혈뇨, 질출혈, 시각장애, 청각장애, 귀울림, 두통, 관절통을 비롯한 각종 통증, 근육경련, 보행장애, 떨림증, 불안감, 우울감, 기억력장애, 불면증 등이 있다.

(2) 신체검사

신체검사를 시행할 때는 일반 환자에 적용되는 기본 신체검사 항목 외에 다음 사항들에 특히 주의하여 점검한다.

활력징후 혈압, 맥박, 호흡수, 체온 등 활력징후와 신장과 체중을 잰다. 신장과 체중을 이용한 신체비만지수를 계산하여 비만도나 영양부족 유무를 판정한다.

피부	피부의 건조 정도와 각종 피부암 유무 그리고 욕창 발생 여부를 확인한다.
눈	시력검사표에 의한 시력검사와 시야검사를 한다.
이비인후 기관	외이를 점검하여 귀지가 외이도를 폐쇄하고 있는지 확인하고 간이 청력계를 사용하여 난청 여부를 확인한다. 한편 치아의 보존상태와 틀니의 상태도 점검한다.
목	목의 림프선이 부었는지 경동맥에 잡음이 들리는지 확인한다.
흉곽과 폐	등이 앞으로 굽었는지 척추뼈를 누르거나 가볍게 칠 때 통증이 있는지 확인한다. 폐를 청진하여 쌕쌕거리는 소리가 들리는지, 숨을 내쉬는 시간이 긴지, 수포음이 들리는지 확인한다.
심장	심장박동이 규칙적인지 심잡음이 들리는지 확인한다.
복부	간이나 비장의 비대나 비정상적인 덩어리가 만져지는지, 복부대동맥의 크기가 큰지, 신장동맥이나 복부동맥, 넓적다리동맥에 잡음이 들리는지 확인한다.
비뇨생식기	직장수지검사로 직장과 전립선의 상태를 점검하고 혈변검사를 시행한다.
근골격계	손발의 부종 여부를 확인하고 말단 동맥의 맥박 강도를 확인한다. 관절의 변형이나 움직이거나 누를 때의 통증과 관절의 운동범위를 점검한다.
신경계	신체 한쪽으로만 나타나는 감각이나 운동기능의 장애, 반사장애가 있는지 확인하고 말초신경장애 여부를 점검한다. 걸음걸이의 안정성을 점검한다.

(3) 기타 검사

혈액검사, 소변검사	기본적인 혈액검사인 빈혈, 간, 신장기능, 콜레스테롤 등 혈중지방검사와 소변검사 외에도 갑상선기능검사, 비타민 B_{12}와 엽산, 전립선표지항원검사도 실시한다.
흉부 엑스선검사, 심장검사, 골다공증검사	흉부 엑스선검사와 심전도검사에 더하여 통증을 느끼는 관절의 엑스선검사를 시행하고 여성은 골다공증검사를 추가한다. 가슴통증이 있거나 심잡음

이나 혈관잡음이 들리고 그것과 연관된 증상이 있는 사람은 운동부하검사와 초음파검사를 시행하여 심장기능과 동맥경화의 진행 정도를 확인한다.

보행능력 측정

팔걸이가 있는 의자에 앉아 있는 상태에서 일어나는 것부터 시작하여 3m를 걸어갔다가 돌아와서 다시 의자에 앉기까지 걸리는 시간을 재어 보행능력을 측정한다. 이때 20초 이상 걸리면 좀더 자세한 보행능력분석검사를 시행한다.

치매검사, 우울증 검사

치매나 기억력장애 여부를 검사하기 위해서는 가장 많이 쓰이고 있는 간이정신상태검사*mini-mental state examination; MMSE*를 시행하는데, 30점 만점에 24점 미만일 때는 좀더 자세한 심리검사를 시행하여 치매 여부를 확인한다. 물론 간이정신상태검사 결과를 해석할 때는 환자의 교육 정도나 검사에 임하는 태도 등 여러 요소를 고려해야 한다. 우울증 여부는 15문항이나 30문항의 노인 우울증 측정 척도를 이용하여 점검한다.

독립생활능력의 평가

노인이 혼자서 독립적으로 살 수 있는가를 평가하는 주요 지표로 쓰이는 것이 기본적 일상활동*basic activities of daily living; BADL* 수치와 도구적 일상활동*instrumental activities of daily living; IADL* 수치이다.

기본적 일상활동 수치는 자기 자신을 돌보는 기본적인 능력을 평가하는 것으로 여러 가지 질환 때문에 상당히 장애가 진행된 사람들은 이상을 보인다. 기본적 일상활동 수치를 평가하는 항목은 여러 가지가 있는데, 카츠*Katz*가 제안한 6가지 항목(혼자서 목욕하기, 옷 입기, 화장실 사용하기, 몸을 움직여 잠자리에 들고 나거나 의자에 앉았다 일어나기, 요실금이나 대변실금의 유무, 도움 없이 혼자서 식사하기)이 가장 많이 사용되고 있다. 일반적으로 노년기에는 혼자서 목욕하는 것이 가장 먼저 힘들어지고 혼자서 식사할 수 없는 기능장애가 맨 나중에 나타난다. 혼자서 목욕하기를 제외한 다른 항목에 이상이 있는 사람들이 노인병원 등 24시간 간호가 가능한 노인수용시설의 입원 대상자가 된다.

도구적 일상활동이란 기본적 일상활동에 비하여 좀더 고도의 신체능력이나 정신능력을 요구하는 일상활동들로 노인이 독립적으로 사회생활을 하면서 살 수 있는지 평가하는 척도가 된다. 도구적 일상활동에 속하는 일상활동 중에 중요한 것을 보면 전화 사용하기, 직접 운전하거나 대중교통수단을 이용하여 이동이 가능한지 여부, 음식이나 의복을 살 수 있는 능력, 음식을 준비할 수 있는 능력, 혼자서 약물을 관리하고 복용할 수 있는 능력, 자신의 돈을 관리할 수 있는 능력 등이 있다. 이러한 기능에 장애가 있는 노인은 음식이나 빨래를 해주고 제시간에 약물을 주는 등의 기본적인 생활 서비스를 제공하는 노인거주시설 입주 대상자가 된다.

▎제2장▎ 심장질환 및 혈관질환

1. 피로 및 무력증

기운이 없고 쉽게 피로를 느끼는 증상은 노년기에 자주 나타나는 증상 중 하나이다. 심한 피로나 무력증이 있을 때는 우선 중증 근무력증 등 특유의 근육질환에 의한 근육 약화에 의한 것인지 아니면 근육의 강도나 지구력은 문제가 없고 단순히 전신의 피로에 의한 것인지 구별할 필요가 있다. 인체는 40대에 들어서면 근육이 쇠퇴하기 시작해 60대에는 기본적인 일상생활을 하는 데도 불편을 느끼는 사람이 생길 수 있는데, 이런 자연적인 노화현상이 극심한 피로감을 일으키는 경우는 드물다. 심한 피로감을 호소하는 노인 환자는 대부분 대개 특정 질환이나 약물부작용에 의한 경우가 많다.

만성질환　노인들에게 흔한 만성질환 중에서도 심부전증이나 만성 폐쇄성 호흡기질환(폐기종, 만성 기관지염)을 가진 환자는 인체조직에 산소를 공급하는 능력이 떨어져 일상적인 활동에도 숨이 차며 심한 피로감을 느끼게 된다. 만성 신장질환 환자나 간질환 환자도 비슷한 증상을 보이고 당뇨병을 오래 앓은 사람은 만성 합병증으로 말초신경장애와 근육위축이 나타나 쉽게 피로감을 느낀다. 특히 혈당조절이 되지 않을 때는 소변량이 많아지고, 갈증으로 물을 많이 마시게 되며 전신 무력감이 심해진다.

기타 질환 피로감이 심한 노인 환자는 혈액검사를 통해 갑상선기능장애나 만성 빈혈 또는 영양장애가 있는지 반드시 확인해야 하며 때에 따라서는 아직 발견되지 않은 암이 피로감을 일으킬 수 있으므로 평상시에 정기적인 검사를 통해 암을 조기에 발견하기 위한 노력을 꾸준히 해야 한다.

노인층에 특유한 질환으로 류마티스성 다발성 근육통이 있는데, 이 질환을 가진 사람은 특히 어깨근육의 통증과 심한 전신 피로감을 호소한다. 그러나 이 질환은 적은 양의 스테로이드를 투여함으로써 극적인 효과를 볼 수 있다. 이 밖에도 노인들에게 흔한 수면무호흡증을 가진 사람은 수면장애와 더불어 낮 시간 동안에는 심한 피로감을 느끼게 된다. 이때는 피로감과 함께 심한 졸음이 동반되는 것이 특징이다. 이 밖에도 우울증 또한 신체적인 증상으로 피로감을 동반한다. 따라서 우울증 증상을 보이면서 피로감을 호소하는 환자는 신체적인 질환 유무를 확인한 후에 우울증치료제를 투여하면 우울증의 호전과 더불어 피로감도 감소하게 된다.

여성호르몬 부족 대부분의 여성들은 갱년기를 지나면서 피로감이 심해지는데, 이 증상은 1~3년가량 나타나다가 그치지만 일부에서는 2년 이상 또는 평생 동안 지속되기도 한다. 따라서 노년기 여성 환자가 다른 특별한 질환 없이 장기간 지속되는 피로감을 호소할 때는 여성호르몬을 몇 주 동안 시험적으로 투여할 필요가 있다. 여성호르몬을 사용한 결과 피로감이 현저하게 감소하면 이는 곧 치료와 더불어 여성호르몬 부족에 의한 피로감이었다는 확진이 된다. 그러나 여성호르몬의 장기 사용을 가급적이면 피하도록 권장하고 있기 때문에 장기간 사용을 원할 때는 의사의 세밀한 감독하에 사용해야 된다.

약물부작용 특별한 만성질환이 없는 노인이 심한 피로감을 느낀다면 점검해야 할 사항이 몇 가지 있는데, 우선은 최근에 복용하기 시작한 약물을 먼저 살펴보아야 한다. 노인들이 많이 복용하면서 심한 피로감을 일으키는 약물은 고혈압치료제 중 베타차단제 계통약(아테놀롤*atenolol*, 프로프라놀롤*propranolol* 등 일반명이 -olol로 끝나는 약물)이나 이뇨제, 각종 알레르기치료제, 전립선비대증치료제, 진정제, 감기치료제, 수면제 등이 대표적이고 이 밖에도 수많은 약물이 부작용으로 피로감을 일으킬 수 있다.

피로감을 호소하는 노인 중에는 평소 운동 부족에 의한 심폐기능의 감소와 근육의 쇠퇴에 의한 경우가 흔하다. 이 경우에는 움직일 때 쉽게 숨이 차는 증상과 함께 피로감을 느낀다(아래의 숨찬 증상 참조).

2. 숨찬 증상

(1) 운동 부족

대부분의 노인들은 거의 움직임 없이 하루를 보내기 때문에 실제로는 심폐기능이 많이 떨어져 있으면서도 '숨이 찰 정도'로 움직이는 경우가 없어 스스로 숨이 차는 증상이 없다고 말한다. 노년기에 들면 일반적으로 젊었을 때에 비해 운동능력이 감소하기 때문에 평소 지속적으로 운동을 하지 않는 노인들은 가벼운 운동에도 쉽게 숨이 찬다. 그러나 노년기에 들어서도 특별한 만성질환이 없는 한 걷기나 한두 층 계단 오르기, 쇼핑백 들기 등 일상생활에 필요한 에너지를 소비할 때는 숨찬 증상이 없어야 한다. 이러한 숨찬 증상의 원인 중 가장 흔한 것이 운동 부족이다. 즉 노화에 따른 심폐기능의 감퇴와 근육 감퇴 등으로 젊은 사람에 비해 지구력과 근력이 떨어지는 노년기에는 최소한의 현상 유지를 위한 운동을 지속적으로 하지 않으면 피로감이나 숨찬 증상이 빠르게 진행된다. 운동 부족에 의한 숨찬 증상은 운동을 함으로써만 완화시킬 수 있다. 특히 노인들은 만성질환이나 수술로 인해 장기간 침대에 누워 있거나 해서 활동을 할 수 없을 경우 현저하게 근육이 약화된다. 젊은 사람과 달리 노인들은 기력이 쇠퇴하는 속도가 빨라 하루에도 근력의 1~5% 가 감소해 1~2주일만 가만히 누워 있어도 심한 전신적 기력 손상이 나타난다. 이때의 숨찬 증상은 폐기능이 약화되어서 나타난다기보다는 전신이 쇠약해져 나타나는 것이므로 점진적으로 활동을 재개하고 영양을 보충하면 호전된다.

(2) 질환에 의한 경우

노인들이 숨찬 증상을 호소할 때는 운동 부족을 생각하기 전에 우선 신체 기관에 이상이 있어 그러한 증상이 나타나는 것은 아닌지 생각해 보아야 한다. 흔히 숨이 차면 폐에 무슨 문제가 있지 않을까 생각하지만 노인들은 폐질환이 없어도 숨찬 증상이 생기는 경우가 많다. 숨찬 증상은 크게 장기간에 걸쳐서 지속적으로 일어나는 만성적인 경우와 평상시는 숨찬 증상을 크게 느끼지 못하다가 때때로 갑자기 나타나는 경우로 나눌 수 있다. 간헐적으로 숨찬 증상을 보이는 대표적인 경우가 불안신경증과 여성호르몬 부족에 의한 갱년기 증상이다.

불안신경증, 갱년기 증상, 비염

불안신경증이 있는 환자는 주기적으로 갑자기 숨찬 증상이 일어나는데, 특별히 정신적인 스트레스를 받았다는 증거를 발견할 수 없을 때가 많다. 이때 숨찬 증상과 더불어 심장이 두근거리고 식은땀이 나면서 마음이 불안해진다. 이러한 불안신경증 증상은 심각한 폐질환이나 심장질환의 초기 증상과 비슷해 대부분 심장과 폐에 관련된 각종 검사를 받게 되지만 결과는 별다른 이상이 없는 것으로 나타난다. 불안신경증에 따른 숨찬 증상의 가장 큰 특징은 운동을 하거나 힘을 쓰는 것과 무관하게 증상이 나타난다는 점이다. 불안신경증 환자는 먼저 신체적인 질환이 없는지 확인한 뒤 적당한 진정제를 사용해서 치료해야 한다. 갱년기 여성호르몬 감소로 생기는 증상은 불안신경증 증상과 비슷한데, 숨찬 증상과 더불어 피로감, 심장박동 증가, 얼굴 화끈거림 등이 나타난다. 여성호르몬제를 복용하면 숨찬 증상과 다른 증상이 호전된다. 간헐적으로 숨찬 증상을 일으키는 환자 중에는 알레르기성 비염을 가지고 있는 경우가 종종 있다. 이때는 환자의 증상이 주로 코에 국한돼 콧물이 나고 재채기를 하게 되며 코가 막혀 숨을 쉴 수 없게 된다. 이럴 경우 숨찬 증상은 코에 사용하는 스프레이나 경구용 약물을 투여하면 대부분 호전된다.

심장질환　　노인에게 숨찬 증상을 일으키는 질환은 꽤 많은데, 그중 상당 부분을 여러 가지 심장질환이 차지한다. 협심증은 심장에 혈액을 공급하는 심장동맥이 동맥경화로 인해 좁아지고 운동이나 정신적 흥분으로 심장에서의 산소요구량이 많아질 때 혈액을 충분히 공급하지 못해 생기는 질환이다. 협심증의 일반적인 특징은 가슴을 조이는 듯한 느낌이나 무거운 바위가 누르는 것 같은 압박감과 통증이다. 그러나 협심증을 가진 노인들 중 상당수는 가슴에 아무런 통증을 느끼지 못하고 그저 숨찬 증상만 느낄 뿐이다. 이런 경우에는 협심증 치료제인 니트로글리세린을 혀 밑에 넣어주면 숨찬 증상이 감소된다. 협심증은 심장운동부하검사나 심장혈관의 사진을 찍어 확진하고, 증세가 심할 때는 심장혈관 성형수술이나 심장혈관 우회수술을 통해 교정하면 심장마비에 의한 사망을 막을 수 있다.

고혈압을 장기간 앓거나 과음을 자주하는 사람 또는 심장질환을 장기간 앓아 심장근육이 손상된 사람의 경우에는 울혈성 심부전증이 발생한다. 울혈성 심부전증의 대표적인 증상도 숨참이다. 이때 역시 협심증같이 운동을 하거나 힘이 드는 일을 할 때 숨찬 증상이 나타나는데, 심한 환자는 가만히 앉아 있어도 숨찬 증상을 경험한다. 특히 심부전증은 협심증과 달리 자리에 누우면 숨찬 증상이 심해지고 자다가도 숨이 차 자주 일어나게 된다. 또 숨이 차면서 팔다리가 붓는 부종현상이 나타나고 심하면 복수가 차기도 한다. 심부 전증의 치료에는 이뇨제와 강심제를 쓰고 각종 혈압치료제 등도 사용한다.

폐질환 갑자기 호흡곤란이 일어나면서 가슴 아픈 증상이 나타나는 원인 중에는 폐동맥색전증이 있다. 이는 주로 하지정맥에 생긴 응고된 핏덩이가 떨어져나가 심장을 거쳐 폐동맥의 한 가지를 막아 생기는 현상으로 심하면 몇 시간 내에 생명을 잃을 수도 있다. 폐 자체에는 문제가 없지만 폐가 들어 있는 흉곽의 기형이나 위축에 의해 숨찬 증상이 나타나는 경우도 있다. 특히 노년기 여성에게 생기는 골다공증은 심한 경우에 척추뼈를 함몰시켜 흉곽 내부 공간을 좁게 만든다. 이런 현상은 등이 앞으로 많이 굽은 노인에게서 나타나는데, 특히 다른 질환으로 복부에 물이 차거나 횡격막의 기능이 떨어지면 숨찬 증상이 심해진다. 비만증이 심한 노인에게도 숨찬 증상이 발생한다. 이는 무거운 몸을 움직이려면 힘이 많이 들 뿐만 아니라 복부나 흉부의 근육과 지방이 폐가 팽창하는 것을 방해하기 때문에 나타난다.

폐에 생기는 각종 감염 증상도 노인들의 숨찬 증상을 일으키는 주요 원인이다. 흔히 걸리는 감기는 주로 콧물, 재채기, 목의 통증, 기침 등의 상기도감염 증상을 보이나 숨찬 증상은 대개 일어나지 않는다. 그러나 감기가 악화돼 2차적인 세균감염에 의한 기관지염이 심해지거나 폐 자체에 세균이 침입해 폐렴을 일으키면 숨찬 증상이 생긴다. 이런 증상은 대개 며칠 사이에 갑자기 나타나고 노인에게서는 폐렴의 특징적인 증상인 가슴통증, 발열, 기침, 가래 등은 동반되지 않은 채 그저 심한 피로감과 숨찬 증상만 나타날 수 있다. 따라서 어떤 원인에 의한 것이든 갑자기 숨찬 증상이 생겼을 때는 의사의 진단을 받아야 한다.

기관지를 좁게 만들어 숨찬 증상을 일으키는 질환으로는 천식과 만성 폐쇄성 폐질환이 있다. 천식은 기관지 주위의 근육이 일시적으로 수축해 기관지 내경이 좁아져 나타나는 질환이다. 주로 어린이들에게 많이 발생하는데, 성인이나 노인에서도 종종 발생한다. 만성 폐쇄성 폐질환은 주로 흡연자에게 생기고 다소 경중은 있으나 대개 늘 숨찬 증상이 나타난다. 두 질환 모두 기관지확장제를 복용하여 치료하고 심하면 스테로이드제제를 단기간 사용한다. 일부 심한 만성 폐쇄성 폐질환 환자는 지속적으로 산소호흡기 같은 기구를 사용해 산소를 보충해야 하는 경우도 있다. 식도역류증이 있는 환자는 천식발작이 더욱 잦아지고 만성 폐쇄성 폐질환까지도 일으킬 수 있으므로 적절한 치료를 계속해야 한다. 천식이나 만성 폐쇄성 폐질환 모두 독감이나 알레르기 또는 흡연 등에 의해 증상이 악화되므로 평소에 독감 예방주사를 맞고 알레르기 치료를 하며 금연하는 것이 바람직하다.

3. 가슴통증

(1) 허혈성 심장질환

가슴에 통증을 일으킬 수 있는 질환은 여러 가지가 있는데, 그중에서 가장 심각한 것은 심장질환이다. 동맥경화가 진행되면 신체 각 부위의 동맥이 좁아져 혈액순환장애가 생기는데, 심장에 혈액을 공급하는 심장동맥에 이 현상이 나타나는 것을 이른바 허혈성 심장질환이라 하고 협심증이나 심근경색의 형태로 나타난다. 과거에는 이러한 심장혈관질환이 드물었으나 식생활의 서구화, 운동 부족, 비만 등으로 근래에는 증가하고 있다. 또 심장질환은 노년기에 들수록 더욱 빈번하게 발생하는데, 평균수명의 증가로 노인 인구가 늘어남에 따라 허혈성 심장질환 환자 또한 빠른 속도로 증가하고 있다.

증상 및 진단　심장혈관질환에 의한 가슴통증은 다른 가슴통증을 일으키는 질환에서 나타나는 통증과는 다른 특징적인 소견을 보인다. 통증은 대개 가슴 중앙부에서 발생하고 무거운 것이 누르는 느낌 또는 죄는 듯한 느낌으로 나타나 목이나 턱 또는 왼팔로 퍼져나간다. 그러나 일부 환자들은 신체 어느 부위에서도 통증을 아예 못 느끼거나 가슴통증 없이 목이나 턱 또는 팔에서만 통증을 느끼기도 한다. 통증은 운동이나 힘든 일을 하거나 정신적으로 흥분하거나 불안할 때 또는 스트레스를 받을 때 나타나며 쉬고 있을 때는 생기지 않는다. 대개 휴식을 취하거나 심리적인 안정을 취하면 통증은 몇 분 내에 사라지며 30분 이상 지속되는 경우는 드물다. 따라서 통증이 아주 짧게 몇 초 동안만 나타나거나 심하지 않은 통증이 몇 시간 또는 며칠씩 지속되면 심장질환이 아닌 경우가 대부분이다. 통증이 발생하면 숨이 차고 심장박동이 빨라지며 식은땀이 나고 구역질이 나기도 한다.

이와 같이 간헐적으로 통증이 생기는 경우를 협심증이라고 하는데, 이는 심장동맥이 좁아져 운동을 하거나 흥분하게 되면 상대적으로 심장으로 가는

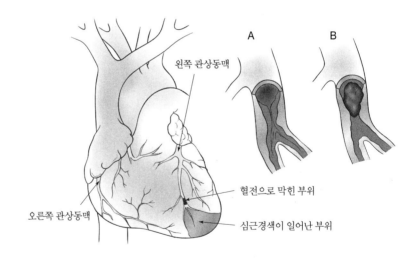

A : 동맥경화로 관상동맥이 좁아지면 협심증 증상이 나타난다.
B : 좁아진 관상동맥이 혈전에 의해 완전히 막히면 막힌 동맥으로부터 혈액을 공급받고 있던 심장근육 부위에 근육괴사가 일어나는 심근경색이 발생한다.

그림 2-1 관상동맥질환

혈액이 부족해지기 때문에 나타난다. 만약 좁아진 동맥 내에서 혈액이 응고되는 혈전증 등에 의해 심장동맥의 일부가 완전히 막히면 휴식을 취해도 통증이 감소하지 않고 몇 시간이고 심하게 지속된다. 이는 혈액공급이 완전 차단되어 심장근육의 괴사가 일어나 생기는 증상으로 심근경색이라 한다. 이때 응급치료를 하지 않으면 사망에 이를 수도 있다. 이와 같이 심장근육에 공급되는 혈액이 부족하여 생기는 허혈성 심장질환을 진단하려면 우선 심전도검사와 심장운동부하검사를 시행해야 되는데, 관절염 등으로 빨리 걷기가 불편한 노인은 심장운동부하검사가 불가능한 경우가 많아 약물에 의한 심장운동부하검사를 시행하기도 한다. 최종적인 진단은 심장동맥에 조영제를 투입해 심장혈관을 촬영하는 심장혈관조영술을 통해 이뤄진다.

치료 허혈성 심장질환의 통증이 나타날 때 할 수 있는 응급치료는 일단 질산염제제(니트로글리세린)를 써서 통증을 감소시키는 것이다. 응급 시 사용하는 질산염제제는 혀 밑에 넣어서 흡수시키는 정제나 입 안 점막에 뿌리는 스프레이를 사용한다. 장기적인 치료방법은 질산염제제에 베타차단제, 칼슘통로차단제 등을 사용하는 것이다. 또 하루 한 번 아스피린을 소량 복용해 혈액이 엉기는 것을 예방하여 협심증이 심근경색으로 진행되는 것을 막기도 한다. 이러한 약물치료 외에도 정기적인 운동으로 심장의 지구력과 산소이용률을 높여야 한다. 심장혈관조영술 결과 상당한 협착 부위가 발견되면 우선 풍선을 이용해 좁아진 부위를 넓혀주는 심장혈관 성형술을 시행하거나 조그만 튜브를 넣어 혈관이 막히는 것을 방지하는 시술을 하기도 한다. 이런 시도가 실패하거나 협착 부위가 많을 때는 새로운 혈관을 설치하는 심장혈관 우회술을 시행한다. 허혈성 심장질환을 예방하기 위해서는 우선 이 질환과 연관된 각종 위험인자를 없애야 한다. 즉 고혈압, 당뇨병, 비만증, 고지혈증 등을 사전에 예방하거나 일단 생기면 철저히 치료하고 규칙적인 운동과 금연을 하면서 항상 마음에 여유를 가져야 한다.

(2) 가슴통증의 다른 원인들

가슴근육 및 골격의 염증

가슴에 통증이 생기면 먼저 심장질환을 염려하지만 실제로 가슴통증을 일으키는 질환은 대부분 심장질환이 아닌 경우가 많다. 가장 흔한 가슴통증 원인으로는 갈비뼈와 갈비뼈 연골, 가슴근육이나 인대의 손상이나 염증반응을 들 수 있다. 이때는 통증이 대개 날카롭게 느껴지고 윗몸을 움직이거나 가슴의 특정 부위를 누르면 나타나는데, 마사지나 더운물 찜질, 일반 진통제로 치료하면 통증이 감소한다. 통증이 심하고 치료에 반응이 없을 때는 국소 스테로이드 주사를 통해 신속한 효과를 볼 수 있다.

위장질환

위나 십이지장, 식도의 질환도 가슴통증을 일으키는 경우가 많다. 그중에서도 위산이 식도로 역류해 염증반응을 일으켜 명치나 가슴 중앙부에 심한 통증을 가져오는 식도역류증은 협심증과 혼동하기 쉽다. 저녁 식사를 하고 일찍 자리에 눕거나 커피나 오렌지 주스 등을 많이 마시면 증상이 심해진다 (103쪽 식도역류증 참조). 식도근육 자체가 심하게 수축을 일으키는 질환도 심한 통증을 일으키는데, 이때는 니트로글리세린이나 칼슘통로차단제 등의 협심증치료제를 사용한다. 노인들은 대개 많은 종류의 약물을 복용하는데, 때로는 약물이 식도에 걸려 가슴통증을 일으킬 수도 있다. 이를 방지하기 위해서는 항상 많은 양의 물과 함께 약물을 복용하는 습관을 가져야 한다.

폐질환 및 기타 질환

만성적으로 폐질환을 앓고 있는 사람이나 흡연자에서는 늑막 자극에 의한 날카롭고 짧게 지속되는 통증이 나타날 수 있는데, 이 통증은 대개 숨을 깊게 쉬거나 기침할 때 발생한다. 또 노인들에게는 목관절에 생기는 퇴행성 관절염 때문에 눌린 척추신경이 자극을 받아 그 신경이 지배하는 가슴 부위에 통증이 올 수도 있고, 바이러스에 의한 대상포진의 후유증으로 가슴통증이 올 수도 있다.

4. 팔다리부종

노인층에서 아주 흔한 증상 중 하나가 팔이나 다리가 붓는 것이다. 초기에는 육안으로 붓는 것을 잘 구별할 수 없으나 평소에 끼고 있던 반지가 잘 안 빠진다든지 신발에 발이 잘 안 들어가는 등의 증상으로 부종을 발견하는 경우가 많다. 부종은 대개 말단부위인 손이나 발부터 시작한다.

원인 및 증상 부종을 일으키는 질환은 다양하고 또 특별한 질환이 없어도 부종이 나타나는 경우가 많으므로 진단을 통해 원인을 규명하는 것이 중요하다. 부종은 크게 전신부종과 신체 일부가 붓는 국소부종으로 나눌 수 있다. 특히 팔이나 다리 어느 한 부위가 붓고 붉게 변하면서 열이 나고 누르면 아플 때는 세균감염이 의심되므로 즉각적인 조치가 필요하다. 또 다리정맥에 피가 응고되는 심부정맥혈전증일 때는 한쪽 다리가 갑자기 붓고 통증이 생긴다. 이 질환 또한 폐동맥색전증이라는 심각한 합병증을 유발할 수 있으므로 즉시 조치를 취해야 한다(79쪽 정맥혈전증 참조).

전신부종은 심장, 신장, 간, 갑상선 등의 내부 장기의 만성질환에 의해 나타난다. 대개의 부종은 누르면 쑥 밀려 들어가서 한참 뒤에야 피부가 편평하게 회복되나 갑상선질환에 의한 점액성 부종은 부은 부위를 눌러도 잘 들어가지 않는다. 신장이나 간에 질환이 있으면 팔다리부종과 더불어 눈자위가 붓고, 심장질환이 있을 때는 주로 다리 부위에서부터 부종이 생기며 잘 때는 숨이 차서 베개를 높게 하고 자야 하는 정도가 된다. 노인들에게 가장 흔한 부종은 주로 다리와 발에 생긴다. 이는 위에서 말한 신체 내부장기의 이상이 없는 사람에게도 많이 발생한다. 다리에 있는 정맥에는 판막이 있어서 정맥혈액이 다리에서 심장으로 돌아올 때 역류하는 것을 막아주는 역할을 하여 다리에 혈액이 정체되고 부종이 생기는 것을 막는다. 노년기에 들어서면 정맥의 판막기능이 부실해져 다리에 혈액이 정체되어 다리가 붓는다. 장기간 부종이 지속되면 피부 색깔이 짙게 변하고 단단해지면서 정체성 피부염 증상이 나타나고 작은 상처에도 피부궤양을 일으켜 심하면 다리를 절단해야 하는 경우도 생긴다. 고혈압치료제인 칼슘통로차단제와 일부 관절염치료제 등 노년기에 많이 사용되는 여러 약물의 부작용으로 부종이 생기는 경우도 흔하다.

치료　　　다리부종은 쉴 때나 잘 때 다리를 심장 위치보다 높게 올려놓는 자세를 취하고 특별히 고안된 압박스타킹을 신으면 예방할 수 있다. 부종이 심할 때는 이뇨제를 사용하기도 한다. 이뇨제를 사용하면 쉽게, 효과적으로 부기를 가라앉힐 수 있지만 약물 사용에 따른 부작용을 주의해야 한다. 즉 탈수에 의한 저혈압과 그에 따른 실신, 수분손실과 함께 생기는 전해질의 손실로 인한 무력증이나 근경련, 혈당 증가에 따른 당뇨병 악화 등 수많은 부작용을 동반할 수 있으므로 이뇨제 사용은 가능하면 피하고 부종 원인을 찾아 교정하려는 노력을 해야 한다.

5. 실신

갑자기 일시적으로 정신을 잃는 현상을 실신이라고 하는데, 실신은 정신을 잃은 상태가 장시간 지속되는 혼수상태와는 다르다. 실신은 대개 몇 초, 길면 몇 분 동안 지속되고 특별한 조치를 취하지 않아도 환자 스스로 의식을 회복한다. 정신을 잃고 있는 동안에는 환자는 외부자극에 반응하지 않고 팔다리 근육의 이완현상을 보인다. 또 일부 환자에서는 간질발작 같은 신체 경련이 나타나는데, 이는 실신을 일으킨 원인 질환이 반드시 신경계질환이 아니더라도 나타날 수 있다.

실신현상은 노년기에 들어서면서 빈도가 증가해 65~69세 노인에서는 2% 정도가 이런 증상을 보이나 85세가 넘어가면 약 12%가 이런 증상을 보인다. 또 실신 증상이 있는 노인은 이런 증상이 없는 노인에 비해 사망률이 50% 정도 증가하는데, 이는 실신 자체보다는 실신을 일으키는 원인 질환에 의한 것으로 생각된다. 특히 실신의 원인이 심장혈관계의 이상인 경우 1년 이내 사망률이 33%에 이른다. 실신은 뇌로 가는 혈류량이 갑자기 감소함으로써 뇌에 산소와 포도당의 공급이 부족해 일어나는 현상이다. 노년층의 실신 원인으로는 노화에 따른 신체 내부 장기의 변화나 각종 만성질환 또는 이런 질환을 치료하기 위해 사용되는 약물 등이 지적되고 있는데, 실신을 일으키는 질환에는 다음과 같은 것들이 있다.

(1) 체위성 저혈압

발생기전   정상적인 인체는 눕거나 앉아 있다가 일어서면 약 0.5~1L의 혈액이 다리에 몰리게 된다. 그 결과 상체의 혈압이 떨어지는데, 정상적인 젊은 사람에게서는 이때 순간적으로 심장박동이 빨라지고 다리에 있는 혈관들이 수축되어 상체와 뇌의 혈압이 떨어지는 것을 예방한다. 그러나 노인의 심장은 이런 변화에 신속히 반응하지 못한다. 심장박동수를 늘리지 못할 뿐만 아니라 가능한 최대 심장박동수도 젊은이에 비해 훨씬 적어 상체, 특히 뇌의 혈류량을 유지하지 못하여 실신할 수도 있다. 또 노년기에 들면 신장의 기능도 감퇴해 쉽게 수분을 잃게 되고 체내 수분이 모자라도 갈증을 느끼지 않아 탈수증에 빠질 위험이 높다. 이런 때는 체위 변화에 따른 뇌혈류량의 감소가 더욱 커서 실신 위험이 증가하기도 한다. 이 같은 체위 변화에 따라 나타나는 혈압 감소를 체위성 저혈압이라 하는데, 이는 노인 실신의 가장 중요한 원인 중의 하나이다. 특히 이 현상은 고혈압치료제를 복용하는 환자에게 많이 나타난다. 운동량이 부족하거나 자리에 오래 누워 있거나 파킨슨병이나 뇌졸중이 있는 노인에게서도 체위성 저혈압에 의한 실신 증상이 생긴다.

식후 저혈압   자세의 변화에 따라 혈압이 떨어지는 체위성 저혈압 외에도 식사 후에 혈압이 떨어지는 식후 저혈압 증상도 실신을 일으킬 수 있다. 이는 식후 내장기관의 소화작용으로 인해 혈액이 내장기관으로 몰려 나타나는 현상으로 노인들은 대개 식사 후 평균 1시간 안에 혈압이 11mmHg 정도 떨어진다. 대부분은 이 정도의 혈압 강하에 아무런 증세를 보이지 않으나 일부에서는 혈압 강하 정도가 심해 어지럼증을 보이고 심하면 실신하는 경우도 있다. 따라서 이런 증상이 있는 사람은 식사량을 줄여 자주 먹고 고혈압치료제를 복용할 때는 작용 기간이 짧은 약물을 매번 식후 1시간 내에 복용하는 것이 좋다.

(2) 심장판막질환 및 심근질환

노인에서 실신을 일으키는 원인 중에는 각종 심장질환이 상당수를 차지한다. 대동맥판막협착증은 노화에 따른 판막의 퇴행성 변화에 의해 생기는데 실신뿐만 아니라 협심증이나 심부전증도 일으킬 수 있다. 심장근육이 비대해지는 비대성 심근질환은 60세 이상의 노인의 1/3 정도가 앓고 있다. 특히 만성적으로 고혈압이 있는 환자에게서 고혈압성 비대성 심근질환이 발견되는데, 이 또한 실신 증상과 더불어 가슴통증이나 호흡곤란 증상을 일으킬 수 있다. 심장판막증이나 심근질환의 진단에는 기본적인 흉부 엑스선검사와 심전도검사 외에 심장에코검사도 필수적이다. 이 검사는 초음파로 심장의 단면을 보여줘 판막이나 심장벽의 구조적인 이상이나 운동성을 확인할 수 있고 판막을 통한 혈류의 속도와 방향까지도 파악할 수 있다. 심장판막증이나 심근질환이 있는 노인은 대개 내과적인 방법으로 증상을 치료한다. 내과적인 치료로 호전되지 않으면 수술을 통해 심장판막을 성형하거나 교체할 수 있으나 이때는 심장질환 외에 다른 건강상의 문제가 없어야 한다.

(3) 부정맥

부정맥도 일시적으로 심장박출량을 감소시켜 실신을 일으킬 수 있다. 노인에서는 부정맥이 아주 흔하다. 60~85세 노인의 약 13%는 심방성 부정맥이 있고, 약 50%는 심실성 부정맥이 있다. 또 노인들은 나이에 반비례해 심장박동수가 감소하는데, 심장박동을 조절하는 조직에 이상이 생기는 질환이 있을 때는 심장이 늦게 뛰는 증상이 아주 심해 현기증이 나타나고 심하면 실신할 수도 있다(73쪽 서맥 참조).

심장이 너무 빨리 또는 늦게 뛰거나 불규칙하게 뛰는 부정맥에 의한 실신을 진단하기 위해서는 심전도검사가 필요하다. 그러나 이런 부정맥이 간헐적으로 나타나는 사람은 일반적인 심전도검사에서 이상 소견을 발견하지 못하는 경우가 많으므로 이때는 24시간 동안 심장의 활동을 기록하는 홀터검사가 필요하다. 아직까지는 실신 환자에서 부정맥치료제를 사용하면 효과가 있다는 사실을 명확하게 입증한 연구 결과가 없다. 또 일반적으로 부정맥치료제는 많은 부작용을 일으키는데, 특히 노인은 부작용의 정도와 횟수가 아주 심하다. 따라서 노인에게 부정맥치료제를 사용할 때는 신중해야 한다. 심장박동이 느리거나 일시적으로 정지해 생기는 실신은 심장박동기를 체내에 삽입해 실신이나 현기증 횟수를 줄일 수 있다.

(4) 미주신경성 실신

혈관 미주신경성 실신은 주로 젊은 사람에게 많이 생기지만 노인에게도 종종 관찰된다. 이는 질환이라기보다는 현상이라고 부르는 것이 옳을 정도로 별다른 부작용을 동반하지 않으며 예후도 좋은 편이다. 미주신경성 실신은 환자가 통증이나 불안을 느낄 때 또는 기분 나쁜 상황을 예견하거나 실제로 경험할 때 일어난다. 대표적인 예가 병원에서 검사를 위해 채혈할 때 환자가 실신하는 경우다. 환자는 실신하기 전에 진땀을 흘리거나 숨을 가쁘게 쉬며 구역질을 하거나 명치 부위에 아픈 증상을 느끼다가 정신을 잃게 된다. 대부분은 바로 정신을 회복하는데, 앞에서 말한 전구증상이 올 때 가만히 누워 있으면 실신으로 이어지지는 않는다.

(5) 경동맥성 실신

목에 있는 동맥(경동맥)의 혈압수용체가 유달리 민감해 생기는 실신을 경동맥성 실신이라고 한다. 인체는 목이나 다른 부위에 있는 혈압수용체에서 혈압을 감지해 혈압이 너무 오를 때는 낮추는 반사작용을 한다. 목에 있는 혈압수용체인 경동맥 혈압수용체가 민감한 사람은 이 수용체에 대한 혈압 자극뿐만 아니라 목의 움직임이나 외부 압력에 의한 자극에도 민감하게 반응해 혈압이 너무 떨어지는 때가 있다. 이런 사람은 목이 조이는 옷을 입거나 머리를 돌리는 행동에도 실신할 수 있다. 이 질환은 경동맥 등을 마사지하면서 맥박과 혈압이 어떻게 변하는지 관찰하는 방식으로 진단할 수 있다. 예방책은 목 부위에 자극을 줄 수 있는 옷을 피하고 목을 급격히 움직이는 행동을 피하는 것이다.

노인들 중에는 대변이나 소변을 볼 때, 음식물을 삼킬 때, 기침을 심하게 할 때 실신하는 사람도 있다. 이렇게 특정 행위에 의해 생기는 실신은 먼저 원인을 찾아 교정해야 한다. 즉 변비가 있는 환자는 변을 부드럽게 하는 약물을 복용하고, 전립선질환을 치료해 소변을 볼 때 힘쓰는 것을 줄이며 반드시 앉아서 소변을 보도록 해야 한다. 또 만성 기관지염 등으로 기침이 심한 환자는 항생제 외에 기침을 멎게 하는 약물을 사용해 증상을 완화시켜야 한다.

6. 동맥경화증

동맥이 두꺼워지고 단단하게 되는 동맥경화증은 과거에는 노인들에게만 나타나는 노화현상으로 알려졌으나 한국전쟁과 베트남전쟁에서 사망한 젊은 병사들을 부검한 결과, 빠르면 20~30대에서부터 초기 동맥경화성 변화가 시작되는 것으로 밝혀졌다. 동맥경화는 수십 년에 걸쳐서 서서히 진행되는 것이 대부분이지만 진행 속도가 일정하지 않고 경우에 따라서는 진행이 멈추거나 가속화되기도 한다. 이렇게 장기간에 걸쳐서 생기는 혈관의 변화는 대부분 노년기에 각종 질환으로 나타나는데, 실제로 동맥경화성 심장혈관계 질환의 80% 이상이 65세 이상 노인에게서 발견된다. 동맥경화 초기에는 지방이 동맥벽에 선 모양으로 축적된다. 이는 혈중콜레스테롤농도가 높은 상태에서 일어나는데, 동맥벽에 축적된 지방 성분은 국소적인 염증반응을 일으켜 각종 염증세포를 불러들이게 된다. 염증반응이 지속돼 지방 축적이 가속화되면 결과적으로 동맥벽에 지방 덩어리를 형성하고 동맥벽에 있는 근육의 비대를 가져온다. 이렇게 되면 동맥내 구경이 좁아지고 동맥의 탄력이 줄어든다. 또 이 지방 덩어리를 덮고 있는 부분에 손상이 와서 터지는 경우가 있는데, 이때는 손상된 부위에 혈소판과 적혈구에 의한 혈전이 형성돼 동맥의 일부 또는 전부를 막는다.

동맥경화로 인한 질환

　심장동맥에 생기는 동맥경화증은 초기에는 운동을 하거나 흥분했을 때 가슴에 통증을 일으키는 협심증 형태로 나타나는데, 진행되면 심장동맥의 완전 폐쇄에 의한 심근경색증이 나타나 사망할 수도 있다. 또 경우에 따라서는 평상시에 아무런 증상이 없다가 갑자기 심근경색증에 의한 심장마비 형태로도 나타날 수 있다.

　뇌혈관의 일부 또는 전부가 막혀서 생기는 허혈성 뇌졸중은 뇌혈관 자체의 동맥경화성 변화에 의하거나 경동맥에 생겼던 지방 덩어리가 떨어져 나가 뇌혈관의 일부를 막아서 나타나는 현상이다. 또 동맥경화성 변화는 다리의 큰 동맥에도 일어난다. 초기에는 일정한 거리를 걸었을 때 종아리근육이나 허벅지근육이 뭉치고 땡기면서 통증을 일으키는 증상을 보이다가 동맥이 완전히 폐쇄되면 폐쇄 아래 부위가 괴사해 다리나 발가락을 절단해야 하는 경우가

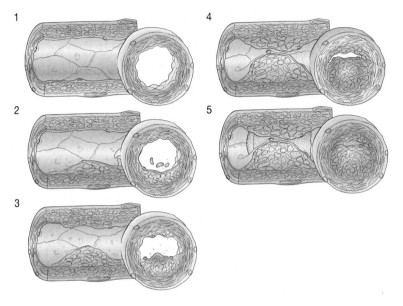

1. 정상 동맥
2. 소년기나 청년기부터 동맥벽에 지방세포들이 증가하기 시작한다.
3. 중장년기를 거치면서 지방세포의 증식이 일어나고 지방세포 가운데에 순전히 지방으로만 이루어진 죽종이 형성된다.
4. 죽종이 커지면 석회화가 일어나서 단단한 덩어리를 형성하는데, 그 결과 동맥벽의 탄력이 떨어지고 동맥이 좁아져서 혈액의 흐름이 크게 감소된다.
5. 동맥경화가 더욱 진행되면 혈관이 완전히 막히거나 혈관내벽의 손상에 이은 혈관내 혈액응고로 인하여 혈관이 막히게 된다.

그림 2-2 동맥경화증의 진행

생긴다. 신장으로 가는 동맥에 생기는 동맥경화증은 신장기능의 약화뿐만 아니라 심한 고혈압을 일으키며 또한 심한 고혈압이 동맥경화증을 가속화시키기도 한다. 대동맥에 생기는 동맥경화증은 대동맥의 벽을 약하게 하여 대동맥의 직경이 커지고 심하면 대동맥이 파열되어 사망할 수도 있다.

동맥경화의 예방　　동맥경화증이나 이와 관련된 질환은 노인 사망원인의 상당 부분을 차지하고 있다. 뇌졸중, 고혈압, 심부전증 등은 동맥경화가 원인이며 당뇨병으로 사망하는 환자도 대부분 동맥경화와 관련되어 있다. 따라서 건강한 노후생활과

장수를 위해서는 동맥경화 예방이 필수적이지만 동맥경화를 완전히 예방할수는 없다. 따라서 차선책으로 동맥경화의 진행을 늦추기 위하여 동맥경화를일으키고 가속시키는 여러 위험인자들을 제거하든지 조절해야 된다. 위험인자 중에서도 가장 큰 영향을 미치는 것은 총 콜레스테롤 수치가 높거나 몸에이로운 콜레스테롤인 고밀도지질단백high-density lipoprotein; HDL 콜레스테롤(이하 'HDL 콜레스테롤'이라 함) 수치가 낮은 경우이다. 또 고혈압, 당뇨병환자이거나 가족 중에 허혈성 심장질환 환자가 있는 경우 그리고 흡연을 하는 경우도 동맥경화 위험이 높다. 이런 위험인자 중에는 교정할 수 없는 인자도 있으나 대부분 교정할 수 있다. 콜레스테롤은 동맥경화의 형성과 진행에직접 관계하는 물질로 지금까지 동맥경화 예방과 치료의 가장 중요한 대상이었다. 콜레스테롤 외에 중성지방의 농도가 높아도 동맥경화의 위험이 증가한다. 약물치료로 콜레스테롤 수치를 낮추고자 할 때는 실제로 콜레스테롤 중어느 성분이 증가했는지, 콜레스테롤 외에 다른 위험인자가 무엇인지, 환자의 나이는 얼마나 되는지 등을 고려해 사람마다 합당한 목표치를 산출해야한다(60쪽 고지혈증 참조). 근래에 발표된 연구 결과들을 보면 과거에 생각했던 것과는 달리 동맥경화가 생겼다고 해서 호전되지 않는 것은 아니다. 저밀도지질단백low-density lipoprotein; LDL 콜레스테롤(이하 'LDL 콜레스테롤'이라함) 수치를 아주 낮게 조절하면 기존의 심장혈관질환도 호전되는 것을 볼 수있다. 그러나 이는 극단적인 노력을 한 경우에나 가능한 일이어서 모든 노인들이 이 방법을 사용할 수는 없다. 규칙적인 운동과 다이어트에 의한 적정 체중의 유지, 금연, 고혈압 및 당뇨병의 조절 등이 모두 동맥경화의 진행을 막는데 중요하다. 또 최근에 많이 거론되고 있는 항산화제의 복용도 동맥경화를예방하는 데 도움이 된다는 보고가 나오고 있다.

7. 고지혈증

고혈압, 심장질환, 뇌졸중 등 노년기 건강을 위협하고 사망을 초래하는 만성질환들의 근본 원인은 동맥경화증이다. 동맥경화증의 발생 및 악화에 기여하는 것으로 알려진 요소는 흡연, 고혈압, 당뇨병, 비만증, 가족력, 고지혈증 등이다. 이 중에서도 고지혈증은 식사 습관의 서구화, 과영양 등으로 인해 근래에는 우리나라 사람에게서도 많이 나타나고 있다. 고지혈증은 혈액에 지방 성분이 많아지는 것을 말한다. 혈액 내 지방 중에서도 콜레스테롤과 중성지방이 동맥경화증 발생과 관련이 있다.

(1) 좋은 콜레스테롤, 나쁜 콜레스테롤

혈중콜레스테롤은 단백질과 결합해 운반되는 형태에 따라 여러 가지로 구별되는데, 그중에서도 LDL 콜레스테롤은 많을수록 동맥경화증을 악화시키는 '나쁜 콜레스테롤'이고, HDL 콜레스테롤은 '좋은 콜레스테롤'로 많을수록 동맥경화를 방지하는 효과가 있다. 따라서 동맥경화에 따른 심장질환의 위험은 LDL 콜레스테롤이 많을수록, HDL 콜레스테롤이 적을수록 높아진다. 또 중성지방 수치가 높으면서 HDL 콜레스테롤이 적을 때 문제가 되는 것으로 알려져 있다. 이 밖에 LDL 콜레스테롤 절대치가 높지 않아도 LDL 콜레스테롤 대 HDL 콜레스테롤의 비율이 높으면 심장질환 위험이 높아지는 것으로 알려져 있다. 따라서 콜레스테롤 수치가 높을 때는 실제로 어떤 종류의 콜레스테롤 수치가 높은지 살펴볼 필요가 있다.

(2) 노년기 콜레스테롤

정상치　대부분의 의사들이 혈중콜레스테롤 정상치를 미국 콜레스테롤 교육프로그램*National Cholesterol Education Program; NCEP*(이하 'NCEP'라 함)이 정한 기준치를 따르고 있다. 그런데 이 수치는 20세 이상 성인을 기준으로 한 것이어서 65세 이상 노인들에게 적용하기에는 부적합한 점이 많다. 왜냐하면 혈중콜레스테롤은 노년기에 이를 때까지 계속 증가하는데 NCEP 권장 수치인 '총 콜레스테롤의 양 200mg 이하'를 적용하면 65세 이상 노인 인구의 60%가 고지혈증에 해당되기 때문이다. 또 현재까지는 75세 이상의 노인에서는 고지혈증 치료가 실제로 심장질환을 예방한다는 증거가 나타나지 않은 점을 감안할 때, NCEP 기준치는 노인에게는 정상치로서의 의미가 미약하다. 따라서 노인의 콜레스테롤 기준치는 단순히 혈액검사 보고서에서 이용하는 기준치와 다르게 조정할 필요가 있다. 아직도 어떤 기준치를 노인들에게 적용시켜야 하는지는 노인과 전문의들 사이에서도 의견이 다르다.

치료 목표　　어떠한 방법으로 고지혈증을 치료할 것인가는 환자의 나이와 콜레스테롤 수치 외에 동맥경화를 일으키는 다른 위험인자의 유무나 현재 동맥경화에 의해 실제로 협심증이나 심근경색 같은 허혈성 심장질환이 있는지 여부, 말초혈관장애, 복부동맥류, 경동맥협착증이 있는지 여부에 따라 정해진다. 즉 일반적으로 노인의 경우에는 명백한 심장질환 증거가 없고 또 동맥경화의 다른 위험인자가 없으면 식이요법과 운동요법을 시행하여 체중을 조절하고 심장질환이 있거나 동맥경화의 위험이 있을 때는 여기에 약물치료를 병행한다. 높은 LDL 콜레스테롤 수치 외의 위험인자로는 고혈압, 흡연, HDL 콜레스테롤 40mg/dL 이하, 환자 자신의 나이가 남성은 45세 이상, 여성은 55세 이상일 때, 직계가족 중에 아버지나 형제는 55세 이전, 어머니나 자매는 65세 이전에 심장질환을 앓은 경우 등을 꼽는다. 당뇨병은 과거에는 하나의 위험인자로 취급되었으나 동맥경화 진행에 기여하는 바가 커서 요즘은 당뇨병이 있으면 이미 허혈성 심장질환이 있는 환자와 거의 동등한 위험이 있는 것으로 간주한다. 심장질환이나 당뇨병이 있는 사람은 LDL 콜레스테롤 수치를 100mg/dL 이하로 낮추고 심장질환이나 당뇨병이 없으면서 앞에서 말한 위험인자가 없거나 하나인 사람은 LDL 콜레스테롤 수치를 160mg/dL 이하, 위험인자가 둘 이상인 사람은 LDL 콜레스테롤 수치를 130mg/dL 이하로 조절해야 한다.

(3) 식이요법

단계적 접근 콜레스테롤 수치를 낮추는 방법으로는 식이요법, 운동, 체중 감량, 약물치료 등이 있다. 모든 환자에 대해 처음에는 저지방 식이요법부터 실시한다. 제1단계 저지방 식이요법은 총 칼로리 중 지방이 차지하는 비율을 30% 이하로 줄이고 1일 콜레스테롤 섭취량을 300mg 이하로 줄이는 것이다. 이렇게 하기 위해서는 1일 육류 섭취량을 180g 이하로 제한하고 기름기가 많은 부분은 먹지 말아야 한다. 또 기름에 튀긴 음식은 피하고 우유도 저지방 우유로 대체해야 한다. 달걀 노른자는 일주일에 4개 이하로 제한하고 소나 돼지의 내장은 피해야 한다. 제1단계 저지방 식이요법을 6주간 실시하고 혈액검사 결과 여전히 콜레스테롤 수치가 높으면 제2단계 저지방 식이요법을 실시해야 한다. 제2단계 저지방 식이요법은 지방 비율 7% 이하, 1일 콜레스테롤 섭취량을 200mg 이하로 줄이는 것으로 환자 자신이 직접 실시하기는 어렵기 때문에 영양사의 도움이 필요하다.

자기에게 맞는 목표 설정 콜레스테롤을 낮추기 위해 식이요법을 시행할 때 주의할 사항 중 하나는 총 칼로리나 단백질, 칼슘, 철분, 비타민이 부족하게 되는 무리한 식이요법을 피하는 것이다. 일반적으로 콜레스테롤 수치가 높다는 말을 처음 들으면 음식으로 이를 낮춰야겠다는 의욕이 앞서 장기간 지속할 수 없는 무리한 식이요법을 시행하는 경우가 많다. 이런 환자들은 한두 달 식이요법을 시행하다가 더 이상 못하겠다고 포기하게 되는데, 이렇게 극단적인 방법보다는 큰 스트레스 없이 지속할 수 있는 식이요법을 시행하고 이것으로 충분하지 않으면 먹는 약물을 통하여 콜레스테롤 수치를 떨어뜨리겠다는 마음가짐을 갖는 것이 중요하다.

일반적으로 콜레스테롤 수치를 높인다고 알려진 식품들(육류, 달걀, 유제품, 새우 등)은 단위 무게당 콜레스테롤 함량이 높은 것들이다. 그런데 혈중콜레스테롤은 음식으로 섭취한 콜레스테롤 총량에 좌우되므로 단위 무게당 콜레스테롤 함량이 많은 음식이라 할지라도 적게 먹으면 혈중콜레스테롤 수치에 큰 영향을 미치지 않는다. 따라서 새우 몇 마리를 먹는 것이 콜레스테롤 수치가 낮다는 닭고기를 많이 먹는 것보다 더 안전할 수도 있다. 이것은 노년기 삶의 질이라는 측면에서 볼 때 아주 중요한 문제이다. 즉 노년기에는 입에 맞는 음식을 즐기는 것이 얼마 되지 않는 삶의 기쁨의 하나인데, 식이요법을 한다며 먹고 싶은 것을 먹지 않고 참거나 조금 먹었다가 배우자나 가족들로부터 핀잔을 듣고서 스트레스를 받는 사람을 종종 보게 된다. 아무리 콜레스테롤 수치가 높은 음식이라 할지라도 맛보기로 조금씩 먹으면 콜레스테롤 수치에 큰 영향을 주지 않고 설령 콜레스테롤 수치가 조금 올라가더라도 치료제 복용으로 떨어뜨릴 수 있으므로 거기에 너무 매인 생활은 피하는 것이 바람직하다.

(4) 약물치료

제1, 2단계의 저지방 식이요법으로도 콜레스테롤 수치를 낮추는 데 실패하면 약물치료를 시작해야 한다. 고지혈증치료제는 여러 가지가 있는 만큼 작용기전과 부작용의 양상이 각각 다르므로 환자가 가지고 있는 만성질환과 고지혈증의 종류에 따라 신중히 선택해야 한다. 콜레스티라민이나 니코틴산 등의 기존 치료제들은 대개 안전하고 비용이 적게 드나 복용량이 많고 각종 위장장애를 일으키는 경우가 많다. 최근에 많이 쓰이는 로바스타틴이나 프라바스타틴 같은 스타틴 계통의 약물은 사용하기 간편하고 효과가 우수하지만 간기능장애와 근육 이상을 일으킬 수 있으므로 주의해서 사용하는 것이 바람직하다.

　많은 노인들이 단지 콜레스테롤 수치가 정상치보다 높다는 이유로 치료제를 복용하고 그에 따른 약물부작용이나 경제적 손실을 감수하고 있는 것을 볼 수 있다. 그러나 젊은 사람과는 달리 고지혈증이 있는 노인들은 먼저 고지혈증이 남은 여생에서 실제로 얼마나 큰 건강상의 문제를 일으킬 수 있는가를 고려하여 치료 여부나 치료 목표, 치료방법 등을 선택해야 된다. 일단 치료를 하기로 결정하면 다른 모든 질환에서와 마찬가지로 비약물적 요법(식이요법, 운동, 체중 감량) 등을 우선 시도해야 하는데, 노인들은 여러 가지 신체나 건강상의 이유로 대부분 약물요법에 의존하게 된다.

8. 고혈압

　고혈압은 노인들에게 가장 흔한 질환의 하나로 치료하지 않고 방치하면 뇌졸중, 심장질환, 신장질환 등 심각한 합병증을 유발한다.

(1) 진단

　고혈압은 대개 병원에서 측정한 혈압이 수축기 혈압 기준으로 140mmHg, 이완기 혈압 기준으로 90mmHg 이상일 때 진단이 내려진다. 노년기 고혈압의 특징 중 하나는 수축기 혈압만 상승해 수축기 혈압은 160mmHg 이상이고 이완기 혈압은 90mmHg 이하인 '수축기 고혈압'이 많다는 것이다.

올바른 혈압 측정　혈압 측정은 간단하게 보일지도 모르지만 개인의 일상활동, 감정 기복, 외부 환경 등 실제로 혈압에 영향을 주는 많은 요소들을 감안하면 평상시 혈압을 정확하게 측정하는 것은 간단한 일이 아니다. 우연히 측정한 혈압이 높아 고혈압 환자로 낙인이 찍히고 바로 고혈압치료제를 복용하기 시작해 이를 평생 지속하는 노인들을 자주 본다. 그러나 혈압 측정이 잘못돼 평상시 혈압이 정상인 사람을 고혈압 환자로 진단한다면 그 사람은 불필요한 고혈압치료제를 장기 복용하는 오류를 범하게 될 뿐만 아니라 복용에 따른 번거로움이나 경제적인 손실을 보는 것은 물론, 약물 자체의 부작용이나 과잉치료에 의한 저혈압 증상을 얻거나 심지어 사망할 수도 있다. 이러한 현상은 이미 고혈압이 확진돼 약물치료를 받고 있는 사람에게도 똑같이 적용된다. 즉 치료 중이라도 혈압을 평상시 혈압보다 높게 측정하면 필요 이상의 약물을 복용하게 되어 앞에서 말한 불이익을 당할 수 있다.

개인의 평상시 혈압을 정확히 측정하기 위해서는 여러 가지 조건이 충족돼야 한다. 우선 고혈압을 처음으로 진단하기 위해서나 고혈압으로 진단된 환자의 치료제 용량을 바꾸기 위해서는 매번 2회 이상 혈압을 측정하여 일주일 간격으로 3주간 측정한 혈압을 기준으로 개인의 평균 혈압을 산출한다. 이렇게 함으로써 우연히 측정한 혈압에 근거해 치료제를 복용하기 시작하거나 치료제 용량을 늘리는 것을 막을 수 있다. 혈압을 재기 전에는 항상 5분 이상 자리에 앉아 휴식을 취한 후에 측정하되 등받이와 팔걸이가 있어 편안히 기댈 수 있는 의자에 앉아야 한다. 혈압을 측정하기 15분 전에는 담배를 피워서는 안 되고 1시간 전에는 카페인이 함유된 음료수를 마시면 안 된다. 감기치료제나 안과용 약물 중에는 혈압을 올리는 것이 있으므로 이런 약물을 복용한 뒤에 잰 혈압은 평상시 혈압보다 더 높게 나오는 경우가 많다. 처음 혈압을 측정할 때는 항상 두 팔을 모두 검사하여 한쪽 팔이 더 높게 나오면 다음부터는 그 팔을 혈압 측정에 사용한다.

의사가운 증후군

일반적으로 병원에서 측정한 혈압은 환자가 집에서 측정한 혈압보다 높은 경향이 있다. 이 현상은 환자가 처음 병원을 방문했을 때 더욱 두드러지는데, 병원을 정기적으로 방문하면서 차차 혈압이 낮아진다. 그러나 병원에만 가면 계속 혈압이 상승해 아무리 고혈압치료제 용량을 늘려도 잘 조절되지 않는 환자도 일부 있다. 이 현상을 의사가운증후군이라 하는데, 이런 경향은 간호사가 혈압을 측정할 때보다 의사가 직접 혈압을 측정할 때 심하다. 이 증후군이 있는 환자들은 쉽게 불안감을 느끼는 성격인 경우가 많으나 일부 환자는 겉으로는 전혀 불안한 내색을 하지 않는다. 이런 환자들의 평상시 혈압을 재기 위해서는 환자 자신이 집에 혈압계를 비치하고 수시로 혈압을 측정하여 그것을 기준으로 삼아야 한다. 매일매일의 혈압을 비교하기 위해서는 매일 같은 시간에 측정하는 것이 바람직하며 또 하루 중 혈압 변화의 추이를 보기 위해서는 하루에도 여러 번 측정하는 것이 좋다.

가성 고혈압

노인들에게 자주 나타나는 현상으로 가성 고혈압이 있다. 이는 노화나 당뇨병, 고지혈증 등으로 동맥경화가 진행되면서 동맥벽에 석회질이 침착해 동맥이 단단하게 변하여 나타난다. 이런 환자의 혈압을 측정하면 혈압계로 압력을 올려도 혈관이 쉽게 함몰되지 않아, 혈압계로 잰 혈압이 실제 혈관내 혈압보다 더 높게 나타난다. 이러한 경우에는 고혈압치료제의 단위를 높여도 혈압이 잘 떨어지지 않고 그에 따라 의사가 혈압을 조절하기 위해 치료제의 양을 계속 증가시키면 혈관내 실제 혈압은 너무 떨어져서 일어설 때 어지럼증이나 무력증 등 저혈압 특유의 증상을 보인다. 따라서 노인 고혈압 환자가 치료제 용량을 늘려 복용해도 혈압이 조절되지 않고 저혈압 증상을 호소하면 가성 고혈압을 의심할 필요가 있다. 이러한 증상을 찾기 위해서는 노인 환자의 혈압을 측정할 때 앉은 자세에서 측정하는 것은 물론 선 자세에서 측정할 필요도 있다. 이는 가성 고혈압을 가진 노인 환자들에게서는 선 자세에서의 혈압이 앉은 자세에서의 혈압보다 훨씬 낮은 체위성 저혈압 현상이 더 심하게 나타나기 때문이다.

체위성 저혈압

가성 고혈압이 없는 노인 중에도 체위성 저혈압 때문에 앉아서 측정한 혈압은 높고 서서 측정한 혈압은 정상이거나 정상보다 낮게 나타나기도 한다. 체위성 저혈압이 있으면 일어설 때 어지럼증이나 현기증을 느끼게 되고 심하면 기절하는 수도 있다. 이러한 현상이 심한 환자는 앉아서 측정한 혈압을 정상치로 유지하면 서 있을 때의 혈압이 너무 낮아지므로 치료 목표치를 서서 측정한 혈압 기준으로 잡는 것이 바람직하다.

(2) 치료

고혈압은 예로부터 '침묵의 살인자'라는 별명이 붙을 만큼 평상시에는 증상이 없다가 갑자기 나타난 합병증에 의해 문제가 드러날 때가 많다. 흔히들 고혈압이 있으면 목덜미가 뻣뻣하거나 두통이 있는 것으로 알고 있기 때문에 이러한 증상이 없으면 혈압은 정상일 것으로 생각하는 경향이 있다. 그러나 이러한 생각은 잘못된 것이다. 혈압은 상당히 위험한 수준까지 갑자기 오르지 않는 한 아무런 증상이 없다. 쉬운 예로 "뒷골이 당겨서 혈압을 쟀더니 160에 90이더라"라고 말하는 환자를 자주 보게 되는데 의학적으로 보아서는 이 정도 혈압으로는 증상이 없으므로 아마도 이 사람은 스트레스 등 다른 이유로 두통이 있었고 그에 따른 이차적 결과로 혈압이 일시적으로 상승하였거나 아니면 원래 고혈압이 있었지만 혈압과는 무관하게 다른 이유로 두통이 생긴 것으로 보인다. 따라서 고혈압치료제는 증상 유무에 관계없이 실제 혈압 측정치를 기준으로 하여 사용 여부를 결정해야 된다.

비약물요법 노년기 고혈압을 치료할 때 염두에 두어야 할 점은 우선 비약물요법을 최대한 활용한다는 것이다. 비약물요법은 약물을 복용하지 않고 치료하는 방법으로 우선은 정기적인 유산소운동(걷기, 수영, 줄넘기 등 심폐기능을 강화하는 운동)과 체중 감량을 들 수 있다. 또 다른 비약물요법으로 식이요법을 들 수 있는데, 이를 통하여 나트륨(염분) 섭취를 줄이고 마그네슘이나 칼슘, 칼륨(과일이나 채소에 많음)의 섭취를 늘린다. 지방이나 알코올 섭취를 줄이고 금연하는 것도 혈압 강하에 도움이 된다. 명상이나 참선, 요가, 태극권 등을 수행하거나 여가활동을 통하여 스트레스를 감소시키는 것도 혈압 강하에 도움이 된다. 그러나 상황에 따라서는 이런 방법이 현실적이지 않을 때도 있다. 예를 들어 관절염이 심한 노인 환자는 운동을 할 수 없고, 또 염분 섭취를 지나치게 줄이면 입맛을 잃게 되어 심하면 영양장애를 일으키기도 한다. 이런 경우에는 의사와 상의해 염분 섭취를 과도하게 제한하지 않고 이뇨제 투여를 통해 염분을 제거하는 방법을 쓸 수도 있다.

고혈압치료제에 대한 오해

고혈압치료제의 복용에 대하여 일반적으로 잘못 알려져 있는 상식 중의 하나는 '한번 복용하면 평생 복용해야 하므로 가능하면 시작하지 않는 게 좋다'는 것이다. 이러한 생각의 바탕에는 고혈압치료제를 복용하기 시작했다가 나중에 중단하면 복용하지 않은 것보다 더 나쁜 결과를 가져온다는 인식이 깔려 있다. 사실 고혈압치료제를 복용하기 시작한 사람들은 평생 복용해야 되는 경우가 대부분이다. 그러나 고혈압은 일단 생기면 다시 좋아지지 않는 동맥경화라는 비가역적인 혈관 변화의 결과로 나타나는 질환이기 때문에 일부 환자를 제외하고는 한번 진단되면 평생 지속되어 고혈압치료제를 계속해서 복용하게 되는 것이다. 고혈압을 치료하지 않았을 때 생기는 심각한 합병증 등을 고려한다면 치료는 반드시 해야 한다. 고혈압 치료를 하다가 그만두더라도 그동안 치료하였기 때문에 치료하지 않은 사람보다 더 문제가 생기는 것은 결코 아니다. 오히려 그동안 치료를 받아온 사람은 약물을 복용하는 동안 동맥경화의 진행이 늦춰지는 이익을 본 것이다. 즉 고혈압치료제를 복용하다 중단하면 아예 복용하지 않은 사람보다 위험한 것이 아니라 치료를 한 기간 만큼 유리한 것이다.

치료제의 선택

당뇨병이나 고지혈증 등 특별한 다른 질환이 없는 노인 고혈압 환자의 치료에 일차적으로 권장되고 있는 약물은 이뇨제와 베타차단제 종류이다. 이러한 약물은 값이 저렴하고 안전하며 효과적이기 때문에 고혈압 환자의 초기 치료에 사용된다. 그러나 실제로는 많은 의사들이 처음부터 강력한 혈압강하제를 사용하는 경향이 있는데, 이는 환자의 경제적 부담뿐만 아니라 부작용의 증가 측면에서도 바람직하지 않다. 이뇨제는 가능하면 아침에 복용해 잦은 소변에 의한 수면 방해를 예방하는 것이 좋다.

일차적으로 사용한 이뇨제나 베타차단제가 잘 듣지 않거나 고혈압 외에 다른 질환을 가지고 있을 때는 다른 고혈압치료제를 하나 또는 그 이상 복합적으로 사용한다. 즉 칼슘통로차단제 계통의 약물은 고혈압과 더불어 협심증이나 심방성 부정맥 또는 급박성 요실금이 있는 환자에게 유용하다. 베타차단제는 특히 협심증이나 심방성 부정맥, 심부전증, 손떨림증, 갑상선기능항진증, 당뇨병 등을 동반한 환자에게는 유용하지만 기관지천식이나 만성 폐쇄성 폐질환, 우울증, 고지혈증이 있는 고혈압 환자에게는 사용하지 않는 것이 좋다. 안지오텐신전환효소억제제는 고혈압과 더불어 심부전증이나 당뇨병이 있는 환자에게는 효과가 있지만, 신장동맥이 좁아져 혈압이 높아진 환자에게는 위험하며 만성적인 기침을 일으키기도 한다. 안지오텐신수용체차단제는 안지오텐신전환효소억제제와 비슷한 특성을 가지고 있으면서도 기침을 일으키는 부작용은 없는 장점을 가지고 있다. 알파차단제는 전립선비대증이 있는 고혈압 환자에게 유리하다. 요실금이 있는 환자는 가능하면 이뇨제를 피하여 요실금 증상이 악화되는 것을 방지해야 한다. 요즘에는 앞에서 말한 여러 약물을 조합하여 한 알로 만든 약물(베타차단제와 이뇨제 조합이나 안지오텐신전환효소억제제와 이뇨제 조합 등)이 시판되고 있으므로 환자의 조건에 맞게 잘 선택하면 복용해야 하는 약물의 수를 줄일 수 있다.

(3) 예방

고혈압은 대부분 중년기나 노년기 초기에 발생하여 남은 일생 동안 지속된다. 또한 고혈압 환자의 90% 이상이 원인이 뚜렷이 발견되지 않는 본태성 고혈압 환자이다. 부모로부터 물려받은 유전적인 형질이나 섭취하는 음식, 육체적 활동 정도, 정신적 스트레스 등이 본태성 고혈압의 발병에 기여한다고 알려져 있으나 환자 개인에게서 구체적인 발병 원인을 찾아내는 것은 현실적으로 불가능하다. 그렇기 때문에 대부분의 고혈압 환자는 고혈압이 진단되고 나서야 비로소 혈압 조절에 관심을 갖게 된다. 그러나 가만히 앉아서 고혈압이 발생할 때까지 기다리는 것보다는 미리 적극적으로 고혈압을 방지하거나 발병하더라도 이를 지연시키는 예방책을 실시하는 것이 바람직하다.

생활습관을 바꿔라

고혈압 예방의 핵심은 생활습관을 바꾸는 것이다. 우선은 적정 체중을 유지하는 것이 중요하다. 비만한 사람은 체중을 줄이면 혈압이 내려간다. 실제로 체중이 5kg가량 줄면 혈압은 5~10mmHg 정도 감소하는 효과를 볼 수 있다. 또한 이미 고혈압치료제를 복용하는 환자는 체중이 감소하면 치료 효과가 커진다. 술을 많이 마시는 경우에는 고혈압과 더불어 뇌졸중에 걸릴 확률이 높아진다. 따라서 남성은 1일 알콜 섭취량을 순수 알콜 기준으로 30g 이하, 여성은 15g 이하로 제한해야 한다. 평상시 운동을 하지 않고 주로 앉아서 지내는 사람은 몸을 움직여 일하는 사람보다 고혈압 발생률이 20~50%가량 높다. 따라서 신체를 많이 사용하지 않는 일을 하는 사람들은 따로 운동을 할 필요가 있다. 매일 30~45분 정도 빨리 걷는 것도 고혈압 예방에 효과적인 방법이 될 수 있다. 음식물에서 섭취하는 염분과 고혈압의 관계는 잘 알려져 있다. 특히 노인이나 당뇨병 환자는 염분에 의한 혈압 상승이 현저하므로 조심해야 한다. 우리나라 전통 음식에 쓰이는 소금의 양은 고혈압 예방의 차원에서 보면 엄청나게 많으므로 김치, 젓갈, 간장 등의 양을 줄이고 될 수 있으면 가공하지 않은 자연식품을 섭취하는 것이 바람직하다. 또 포타슘(칼륨)이 혈압을 낮추는 효과가 있기 때문에 이 성분이 들어 있는 과일이나 채소를 많이 섭취하는 것도 바람직하다. 한 가지 주의할 점은 포타슘이 혈압에 좋다고 해서 약물로 나와 있는 정제나 액체 제제를 함부로 복용하는 것은 위험하다. 적정량의 혈중칼슘이나 혈중마그네슘을 유지하는 것도 고혈압을 예방하는 데 중요하다. 지방을 적게 섭취하면 동맥경화가 진행되는 것을 늦춰 고혈압 발생을 지연시키는데, 금연하는 것도 혈압 강하와 더불어 동맥경화 위험을 감소시킨다.

9. 심부전증

심부전증은 신체가 요구하는 충분한 양의 혈액을 심장에서 제대로 내뿜지 못할 때 생긴다. 심장이 수축할 때의 힘이 약해 혈액을 잘 짜내지 못하는 수축기 부전은 과거에 심근경색 등으로 심장근육에 손상이 있었던 사람에게 주로 나타나는데, 이는 심장근육이 늘어나서 심장의 크기가 커지고 심장수축력이 미약하게 되는 형태의 심부전증이다. 심장이 이완기에 충분히 늘어나지 못해 심장으로 돌아오는 혈액량이 줄고 이에 따라 다음 심장수축 시에 내뿜는 양이 감소해 나타나는 이완기 부전은 대부분 장기간에 걸친 고혈압의 영향으로 심장근육이 비대해져 일어난다. 노인층에서는 고혈압 등으로 심장근육이 비대해져 젊은 사람에 비해 이완기 부전이 상대적으로 많기 때문에 치료방법에 차이가 있다.

원인 질환
노년기에 발생하는 심부전증은 여러 가지 만성 심장질환이나 대사질환의 합병증으로 나타난다. 특히 협심증이나 심근경색 같은 허혈성 심장질환 환자, 고혈압을 치료하지 않고 장기간 방치한 사람, 심장박동이 불규칙하거나 너무 빠르게 뛰는 부정맥 환자 또는 만성 신장질환이나 간질환으로 부종이 있는 사람, 빈혈이나 갑상선질환 환자에게서 발생한다.

증상
심부전증의 특징적인 증상은 우선은 숨찬 것을 들 수 있다. 숨찬 증상은 가벼운 일상활동에서도 나타나는데 휴식을 취하면 감소한다. 숨찬 증상은 또 자리에 누우면 심해지고 눕더라도 상체를 올려주면 감소한다. 잠을 자다가 갑자기 일어나는 경우가 생기고 밤마다 기침을 하기도 한다. 심부전증 환자는 또 숨찬 증상과 더불어 심한 피로감이 생기며 팔다리가 붓고 심하면 복부까지도 붓게 된다.

치료　심부전증의 진단은 환자의 증상이나 신체검사 소견으로 비교적 쉽게 이루어진다. 그러나 심부전증의 발병 원인, 특히 치료할 수 있는 원인의 유무나 심부전증의 정도를 보기 위해서는 혈액검사, 엑스선검사, 심장초음파검사 등이 필수적이다.

심부전증의 치료는 심부전증이 수축기장애에 의한 것인지 이완기장애에 의한 것인지를 결정하는 데서부터 시작한다. 이뇨제는 두 경우 모두 사용되는데, 이뇨제를 쓸 때는 종종 혈액검사로 이뇨제에 의한 혈액내 전해질 이상이 있는가를 확인해야 한다. 디지탈리스 계통의 약물은 주로 수축기 부전에 쓰이는데, 심장근육의 수축력을 증가시키므로 이완기 부전 시 사용하면 오히려 증상을 악화시킬 수 있다. 베타차단제는 이완기 부전에 주로 사용하는데 각종 부작용을 일으킬 수 있으므로 특히 노인에게는 조심해서 사용해야 한다. 가장 많이 사용되고 있는 안지오텐신전환효소억제제는 두 경우에 다 같이 쓰인다.

심부전증 환자는 자신이 숨찬 증상이나 피로감의 변화가 있는지를 잘 관찰하고 또 정기적인 병원 방문을 통해 혈액의 약물농도나 전해질 이상 유무, 체중 변화를 점검해야 한다. 심장수축기능이 심하게 손상된 심부전증 환자에게는 혈액응고에 의한 뇌졸중 등을 막기 위해 항응고제를 사용할 수도 있다. 그러나 이 약물을 사용하면 걸음걸이가 불안하고 거동이 불편한 노인은 넘어질 때 뇌출혈을 일으킬 위험이 크게 증가하므로 이런 노인들에게는 사용하지 않도록 해야 한다.

10. 서맥

서맥은 심장박동이 느린 경우를 말하는데, 일반적으로 심장박동이 1분에 60회 이하일 때를 말한다. 특별한 심장질환이 없어도 나이가 들면 심장박동수는 감소하기 때문에 노년기에 들어서면 서맥현상을 보이는 사람이 많아진다. 모든 연령층을 대상으로 한 대규모 조사에 의하면 안정된 상태에서 누워서 측정한 심장박동수는 젊은 사람과 노인 사이에 큰 차이가 없으나 앉아서 잰 심장박동수는 연령의 증가에 반비례하여 감소하는 현상을 보였다.

노년기에는 심장에서 박동을 시작하는 조직과 전기자극을 전달하는 조직에 퇴행성 변화가 일어나서 맥박이 느려진다. 이에 더하여 노년기에 흔한 각종 심장질환이나 저체온증, 심근경색증, 뇌압 상승 등의 급성질환이 있을 때는 서맥이 심해진다. 또한 심한 통증이나 구토증이 있을 때도 미주신경이 자극되어 심장박동이 느려지며 목에 있는 경동맥동이라는 압력수용체가 민감한 사람은 목에 힘을 주거나 목을 돌릴 때, 목이 꽉 죄는 옷을 입었을 때 심장박동이 느려진다. 노인들이 많이 사용하는 각종 고혈압치료제나 심장질환치료제, 신경안정제 등의 약물 또한 서맥을 일으킬 수 있다.

대부분의 노인들은 심장박동이 1분에 50회 가까이 떨어져도 별다른 증상이 없는 경우가 많다. 심장박동수가 심하게 떨어지면 심장에서 단위시간당 내뿜는 혈액량이 줄어들어 이에 따른 신체 각 조직의 허혈현상이 나타난다. 즉 어지럼증, 가슴 두근거림이 나타나고 행동이 이상해지며 심하면 의식장애나 실신이 일어나고 협심증이나 심부전증이 나타날 수 있다.

심장박동이 느린 환자는 우선 심전도검사로 어떠한 종류의 이상이 있는지를 살펴보아야 한다. 그 후 24시간 동안의 심전도를 기록하는 홀터검사를 통하여 서맥이 하루 중에 얼마나 나타나는지 어떠한 행동이나 일상활동과 연관되어 나타나는지 또는 서맥이 있을 때 증상이 동반되는지 확인해야 한다.

일반적으로 서맥은 증상이 있을 때만 치료하는데, 우선은 각종 질환이나 약물 사용 여부를 확인하여 원인을 제거한 뒤 증상이 호전되는가를 본다. 이러한 조치에도 심장박동수가 증가하지 않고 그에 따른 증상이 지속될 때는 치료를 시작해야 한다. 응급상황을 제외하면 서맥의 치료에는 특별한 약물이 없다. 서맥은 일반적으로 심장박동기를 체내에 설치하여 치료한다. 심장박동기 전지의 수명은 보통 10년 정도이며 심장박동기는 다시 피부를 절개하지 않고 외부에서 자석을 이용하여 조절할 수 있다.

11. 심방세동

심장의 전기적 활동에 이상이 생겨 심장이 너무 빠르게 뛰거나 느리게 뛰는 것 또는 불규칙하게 뛰는 것을 부정맥이라고 한다. 부정맥의 종류는 매우 다양한데, 그중에서도 만성적으로 자주 재발하거나 지속되는 부정맥으로는 심방세동이 가장 흔하다. 심방세동은 심장의 4개의 방 중 작은 방(심방)에서 일어나는 전기활동이 규칙성을 잃고 무수히 많은 자극을 일으켜 일어난다. 이에 따라 심장박동은 1분에 120~170회 정도로 빨라지고 또 심장박동 리듬이 불규칙하게 된다. 심장이 이렇게 빠르고 불규칙하게 뛰게 되면 심장의 혈액 방출에 장애가 생기고 또 심장에 핏덩어리가 생기는 등의 현상이 일어난다. 환자는 가슴이 심하게 두근거리는 증상을 느끼고 심하면 숨이 차고 가슴에 통증을 느끼면서 어지럼증을 호소하게 된다. 이때 자신의 맥을 짚어보면 맥이 매우 불규칙하게 뛰는 것을 느낄 수 있다. 심장에 핏덩어리가 형성되면 일부가 떨어져나가 뇌졸중을 일으킬 수도 있다.

심방세동은 노년기에 들어서면 빈도가 증가한다. 50대에서는 약 0.5%가 심방세동을 가지고 있으나 80대에서는 약 9%로 증가한다. 이는 노년기에 중

가하는 각종 심장질환에 의한 것으로 보인다. 심방세동의 원인은 각종 허혈성 심장질환, 고혈압, 심장판막질환 등의 심장혈관계질환이 주를 이룬다. 또 갑상선기능항진증이나 각종 폐질환도 심방세동을 일으킬 수 있다. 심방세동이 있는 환자는 우선 심전도검사나 홀터검사를 통하여 심방세동현상이 지속적인지 아니면 간헐적으로 나타나는지 조사하고 혈액검사나 심장에코검사 등을 통하여 원인 질환을 규명해야 한다.

치료   심방세동이 있을 때는 우선 심장박동수를 감소시켜 심박출량을 유지하고 두근거리는 증상을 감소시켜야 한다. 즉 안정 시 심장박동수를 1분에 100회 이하로 조절하기 위해 디지탈리스나 베타차단제 계통의 약물을 쓴다. 심방세동에 의한 불규칙한 심장박동을 완전히 정상적인 심장박동으로 바꾸기 위해서는 전기충격이나 강한 부정맥치료제를 사용하나 이에 따른 부작용도 상당하므로 항상 치료에 의한 이익과 장기간 사용에 의한 부작용을 저울질하여 결정해야 한다. 만성적으로 심방세동이 지속될 때는 심장에 생기는 핏덩어리에 의해 발생할 수 있는 뇌졸중을 예방하기 위하여 항응고제치료를 장기적으로 시행해야 한다.

12. 대동맥류

원인   동맥벽의 일부가 약해져 동맥이 방추형이나 꽈리형으로 늘어나는 것을 동맥류라고 한다. 동맥류의 가장 흔한 원인은 동맥경화증이다. 동맥경화증이 일어나면 콜레스테롤 같은 지방물질이 동맥벽에 축적되어 동맥벽에 손상을 준다. 그 결과 동맥벽의 근육층이 약해지고 손상된 동맥 부위는 늘어나게 된다. 동맥류는 신체 모든 동맥에서 생기는데, 대동맥에 발생하는 대동맥류는 주로 노인들에게 많은 질환이다. 또 대동맥 중에서도 복부대동맥에 많이 발생하는데, 대개는 명치 부위에서부터 골반 부위 사이의 대동맥이 늘어난다. 대동맥류는 장기간 지속된 동맥경화증의 합병증 때문에 나타나는데, 특히 고혈압을 장기간 치료하지 않은 사람이나 신체 다른 부위에 협심증, 뇌졸중, 말초혈액 순환장애 등의 동맥경화증의 소견을 보이는 경우에 빈도가 높다.

진단 　복부동맥류는 주로 65세 이상의 남성 노인층에서 발생하지만 일부는 50대에 나타나기도 하고 약 15%에서는 여성에서 발생한다. 대부분의 동맥류는 크기가 상당히 커지거나 합병증이 발생하기 전까지는 아무런 증상이 없다. 실제로 대다수 복부동맥류의 진단은 다른 질환을 진단하기 위해 실시한 복부 엑스선검사, 초음파검사, 컴퓨터단층촬영computed tomography; CT 등에서 우연히 발견돼 이루어진다. 또 다른 경우는 환자 자신이나 의사에 의한 신체검사 중에 복부에 심장이 뛰는 것같이 박동하는 덩어리가 만져질 때 이를 초음파검사나 컴퓨터단층촬영으로 확인하다가 진단된다.

　동맥류 환자가 증상을 보이기 시작하면 이는 곧 동맥류 파열 가능성을 보여주는 신호가 될 수도 있다. 동맥류에 의한 증상은 동맥벽에 조그만 파열이 생겨 여기서 나온 혈액이 위장 출혈로 나타나거나 동맥벽이 벗겨지면서 복부나 가슴에 심한 통증을 일으키는 형태로 나타날 수 있다. 이 두 경우 모두 몇 분 내지 몇 시간 내에 환자가 쇼크상태에 빠져 사망할 수도 있고 또 동맥류 자체가 파열되었을 때는 대량출혈에 의해 사망할 수 있다. 동맥류의 파열은 대개 동맥류 지름이 5cm 이상인 사람에게서 주로 나타나는데, 동맥류의 직경이 5~6cm인 사람은 1년 내 사망률이 약 25%에 이르고 6cm 이상인 사람은 1년 내 사망률이 50%나 된다. 따라서 동맥류는 조기 발견에 의한 치료가 중요하다.

치료 　치료법은 수술로 늘어난 동맥류를 인조혈관으로 교체하는 것이다. 복부동맥류 자체가 노인들에게 많은 질환이기 때문에 환자의 연령과는 상관없이 환자가 다른 말기 질환이 없고 수술을 감당할 수 있는 체력이 있으면 수술하는

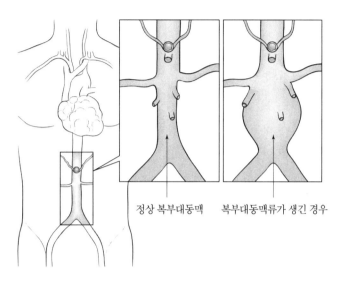

정상 복부대동맥   복부대동맥류가 생긴 경우

그림 2-3 복부대동맥류

것이 좋다. 동맥류의 크기가 어느 정도일 때 수술해야 되는가에 대해서는 아직 의사들 간에 완전한 의견 일치를 보지 못하고 있지만 동맥류 지름이 5cm를 넘으면 대부분 수술을 시행한다. 복부동맥류 수술은 대수술이어서 수술에 따른 사망 위험성도 상당하다. 즉 특별한 다른 위험이 없는 환자도 수술과 연관되어 사망할 수 있는 확률이 4~6%에 이르고 다른 증상이 동반되거나 파열이 임박해서 하는 응급수술 경우에는 사망 위험이 17%까지 증가한다. 최근에는 복부를 열지 않고 다리 혈관을 통하여 복부대동맥에 튜브를 넣어서 동맥류가 파열되는 것을 예방하는 수술이 개발되었는데 수술이 간편하고 수술에 따른 위험은 적지만 응급환자에게는 사용할 수 없다.

13. 대동맥판막협착증

심장에는 4개의 방이 있고 각 방 사이나 방과 동맥 사이에는 혈액이 역류하는 것을 막는 판막이 있다. 심장의 4개 판막 중에서 노인들에게 가장 많이 이상을 보이는 판막은 좌심실과 대동맥 사이에 위치한 대동맥판막이다. 노인의 대동맥판막은 장기간의 손상과 마모에 의해 두꺼워지고 석회화되어 완전히 열리지 않는다. 따라서 심장이 수축할 때 좌심실에서 대동맥으로 나가는 혈액량이 감소하게 되어 이에 따른 각종 증상이 나타난다. 이 질환은 주로 70세 이상의 노인들에게서 발견되고 과거에 류마티스성 심장질환이나 심장기형이 없었던 사람들에게도 많이 발생한다.

증상 대동맥판막협착증은 초기에는 아무런 증상이 없는데, 어느 정도 협착이 진행되면 각종 증상을 일으킨다. 증상은 대개 걷거나 계단을 오르거나 무거운 것을 드는 등 힘을 쓰는 상태에서 나타나고, 숨이 차고 가슴에 통증이 느껴지며 심하면 잠깐씩 정신을 잃는 실신현상을 보일 수 있다. 질환이 지속되면 체중감소나 신장과 간의 기능에 이상이 나타나고 결국에는 심부전증으로 악화돼 숨찬 증상이 심해지며 전신부종 등이 생길 수 있다. 또 이런 증상들은 심장혈관이 좁아져 생기는 협심증 등과 같은 심장동맥질환에서 오는 증상과 매우 비슷하고 실제로 두 질환이 동시에 나타나는 경우도 많다.

심장판막질환의 대표적인 청진 소견 가운데 하나는 심잡음이다. 이는 심장이나 혈관을 흐르는 혈류가 이상적으로 좁아진 부분을 지날 때 나는 소리로 청진기상으로는 액체가 갑자기 분출되는 소리처럼 들린다. 그러나 심잡음은 노인들의 60~80%에서 흔히 나타나므로 이런 증상이 있다고 해서 반드시 심장판막질환이 있는 것은 아니다. 심전도검사, 흉부 엑스선검사 등은 진단에 도움을 주지만 확진하기에는 부족하다. 이에 비해 심장에코검사는 실제로 대동맥판막이 얼마나 열리는지와 판막의 변형이나 석회화가 있는지를 보여

줄 뿐만 아니라 대동맥판막협착으로 인해 생기는 좌심실 비대 또는 대동맥판막을 통과하는 혈류의 속도 등을 파악할 수 있어 이 질환을 진단하는 데 필수적이다.

치료　　대동맥판막협착증 증상이 있는데도 치료하지 않으면 1년 내 사망할 확률이 30~50%에 이른다. 대동맥판막협착증 외에 건강에 이상이 없는 노인은 수술로 판막 교체를 시도할 수 있다. 판막을 교체할 수 없는 경우에는 풍선을 이용해 판막성형술을 시도할 수 있다. 이 수술에 의한 사망률은 적으나 수술 결과가 만족스럽지 못한 단점이 있다.

14. 정맥혈전증

　　몸속 깊이 존재하는 큰정맥이 응고된 혈액에 의해 막히는 것을 심부정맥혈전증이라고 한다. 이 질환은 어느 연령에서나 나타날 수 있는데 노년기에 들어서면서 발생 위험이 훨씬 높아진다. 정상적인 사람은 혈액이 응고되지 않도록 하는 기능이 유지되어 정맥에 혈액이 엉기지 않는다. 그러나 수술이나 약물 사용 등으로 정맥에 염증반응을 일으켜 정맥의 내면이 거칠어지거나, 장기간 침대에 누워 있거나 앉아 있어서 정맥내 혈액의 흐름이 정체되거나 아니면 고관절이나 대퇴골 골절이 있거나 전립선 수술을 받을 때 또는 췌장암이나 전립선암이 있을 때 발생률이 높아진다. 또한 만성 심부전증, 중풍, 비만증, 정맥류 등이 있는 노인들도 정맥혈전증이 발생한다.

증상　　정맥혈전증이 있을 때는 다리가 붓고 통증이 있으면서 국소적으로 다리 부위의 체온이 올라갈 수도 있다. 정맥혈전증은 임상적인 증상이나 관찰만으로는 정확한 진단이 힘들다. 따라서 대개의 진단은 초음파검사를 통하고 확진을 내리기 위해서는 정맥 사진을 찍어야 한다.

합병증   심부정맥혈전증은 합병증으로 폐동맥색전증을 일으킬 수 있다. 이는 다리 정맥에 형성된 응고된 핏덩어리 일부가 떨어져나가 혈관을 타고 이동하여 폐 동맥의 가지를 폐쇄함으로써 나타나는 것으로 환자의 상당수가 사망하게 되 는 무서운 질환이다. 일부 환자 중에는 다리정맥혈전증이 있으면서도 다리부 종이나 통증 등의 특징적 증상이 없다가 갑자기 폐동맥색전증 증상이 처음 증상으로 나타나는 경우도 있다. 폐동맥색전증 증상은 대개 갑자기 나타나는 데 호흡곤란, 가슴통증, 심장박동의 증가로 심하면 혈압강하에 의한 쇼크에 빠질 수도 있다. 따라서 정맥혈전증이 있는 노인은 즉시 입원하여 치료를 시 작하는 것이 중요하다.

치료   정맥혈전증의 치료에는 항응고제를 사용한다. 항응고제에는 주사제인 헤 파린과 경구투여제인 와파린이 있는데, 병원에서 치료를 받고 퇴원한 뒤에도 와파린은 계속 사용해야 하며 한 달에 1~2번씩 혈액검사를 통하여 용량을

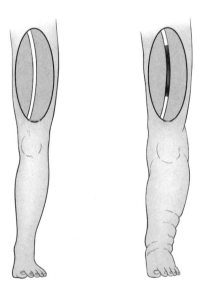

그림 2-4 정상적인 다리(왼쪽)와 정맥혈전증이 있는 다리(오른쪽)

조절해야 한다. 항응고제치료는 6개월간 지속되는데, 이 기간 동안에는 가벼운 외상에도 출혈이 심하므로 특별히 조심해야 한다. 또 심부정맥혈전증이 재발한 환자나 여러 질환 등으로 혈액응고력이 증가되어 있거나 가족 중에 같은 질환을 앓은 사람이 있다면 항응고제를 평생 동안 사용해야 한다.

예방 심부정맥혈전증을 예방하기 위해서는 오랫동안 움직임 없이 앉아 있는 것은 피해야 한다(347쪽 여행 건강 참조). 또 다리에 압박스타킹을 착용하여 심부정맥으로 흐르는 혈액량을 증가시키고 앉거나 누울 때는 가능하면 다리를 높이 올려주는 자세를 취해야 한다. 걷는 운동 또한 다리에 혈액이 정체되어 혈액응고 위험이 높아지는 것을 막아준다. 담배를 피우는 사람은 금연을 하여 혈관벽의 손상을 감소시키는 것도 혈전증을 예방하는 데 중요하다. 정맥혈전증을 심하게 앓거나 자주 앓는 사람은 후유증으로 쉽게 다리가 붓는다. 이는 하지정맥에 있는 판막이 파괴되어 나타나는데, 이러한 환자는 평상시에 신축성이 강한 스타킹을 신어 부기를 방지하고 누워 있을 때는 항상 다리를 높이 올려준다.

15. 돌연사

평소에 건강했던 사람이나 만성질환이 있었어도 그동안 큰 문제 없이 생활하던 사람이 갑자기 사망하는 경우가 있다. 이러한 갑작스런 죽음은 당한 사람에게 큰 불행일 뿐만 아니라 가족이나 주위 사람에게도 커다란 충격을 주게 된다. 돌연사는 어느 연령에서나 나타날 수 있으나 1세 미만의 영아에서 나타나는 급성 영아돌연사증후군 외에는 주로 45~75세 연령에서 나타나는데, 돌연사는 세계 각 지역마다 여러 가지 다른 형태로 나타난다. 대표적인 예가 타이 북동부 지역에서 나타나는 '라이타이*laitai*'로 건강한 젊은 남성이 잠자다가 갑자기 사망하는 것이다. 우리나라와 상황이 비슷한 일본의 한 연구에 의하면 돌연사의 90% 이상이 심장혈관계의 질환 때문에 발생하는 것으로 조사됐다. 또 발생빈도도 계절별로, 하루 중에도 시간대별로 다르게 나타난다. 하루 중에는 가장 바쁜 시간대에 나타나고, 특히 수면시간이 부족하거나 최근 일주일 사이에 스트레스가 크게 증가한 경우에 주로 발생하는 것으로 관찰됐다.

돌연사 원인 중 가장 큰 비중을 차지하는 것이 심장질환이다. 평소에 건강했는데 돌연사한 중장년층을 부검하면 대부분 이미 심장에 이상 소견이 있었음을 알 수 있듯이 심장질환을 가지고 있는 환자는 돌연사 발생 위험이 더욱 높다. 특히 심장혈관이 막혀서 심장근육의 일부가 손상되는 급성 심근경색증을 앓은 뒤에는 돌연사 위험이 크게 증가한다. 심장박동에 이상이 생기는 부정맥 환자나 수면중호흡장애가 있는 환자들도 돌연사 위험이 상대적으로 높아진다. 대부분의 돌연사가 심장질환과 연관되므로 돌연사를 근본적으로 예방하기 위해서는 심장질환을 일으키는 위험인자들을 치료하거나 피해야만 한다. 즉 고혈압, 당뇨병, 고지혈증, 비만증을 치료하고 금연을 하며 규칙적인 운동을 해야 한다. 또한 이미 심장질환이 있는 환자는 정기적인 검진과 치료를 통하여 심장의 기능을 최대로 유지해야 한다. 특히 부정맥이 심한 환자는 심장의 전기생리검사를 통하여 가장 이상적인 치료제를 선택하고 돌발적인 심장마비에 대비해 체내에 자동으로 작동하는 전기충격기를 설치하기도 한다. 또 돌연사는 대부분 평소에 아무런 증상 없이 건강하던 사람에게서 나타나므로 중년 이후에는 정기검진을 통하여 증상 없이 존재하는 심장질환을 발견하는 것도 중요하다.

|제3장| 호흡기질환

1. 만성 기침

(1) 우선 점검해야 할 질환들

감기나 기관지염 또는 폐렴 등에 의한 기침은 세균이나 바이러스 감염에 의해 생기는 이물질을 폐나 기도에서 제거하기 위해 나타나는 생리적인 반응으로 폐의 건강 유지에 필수적인 현상이다. 따라서 기침이 심하지 않은 한 무턱대고 기침을 없애려고 노력하기보다는 세균이나 바이러스 감염 자체를 치료하도록 해야 한다. 이런 흔한 폐감염증에 의한 기침은 대개 며칠 내지 몇 주 내에 사라지는데, 한 달 이상 지속되면 만성 기침으로 간주한다.

만성 기침은 특히 노인들에게 많이 발견되는데 흔히 폐질환, 심장질환과 연관되어 나타나는 경우가 많으므로 만성 기침이 의심되면 기본적인 신체검사와 함께 엑스선검사나 심전도검사 등을 통해 폐질환이나 심장질환이 있는지 먼저 점검해야 한다. 이런 검사의 결과로 종종 심부전증이나 폐기종, 만성

기관지염, 폐암 등이 기침의 원인으로 발견된다. 문제는 만성 기침이 있으면서도 흉부 엑스선검사를 비롯한 기본적인 검사에 전혀 이상 소견을 보이지 않는 경우가 의외로 많다는 것이다. 이런 원인불명의 만성 기침을 가진 환자는 대개 장기간에 걸쳐 기침을 멎게 하는 약물이나 항생제를 많이 복용하거나 민간 처방을 따르거나 한약을 복용하는 경우가 많지만 대부분 뚜렷한 효과를 얻지 못한다.

(2) 원인불명의 만성기침

확실한 원인이 없는 상태에서 기침이 몇 달 동안 지속되는 환자는 대개 다음 다섯 가지 경우 중 하나에 속한다.

고혈압치료제 부작용

첫째로 노인들에게 많은 고혈압이나 심장질환의 치료제로 쓰이는 안지오텐신전환효소억제제 계통의 약물을 복용하는지 확인해야 한다. 현재 많이 쓰이고 있는 이 계통의 약물은 캅토프릴captopril, 에날라프릴enalapril, 포시노프릴fosinopril(고혈압치료제 중 일반명이 –pril로 끝나는 약물) 등이 있는데, 이런 약물을 복용하는 환자의 약 15%에서 만성 기침이 발생한다. 이 경우에는 해당 약물을 중단하고 다른 계통의 고혈압치료제나 심장질환치료제를 사용해야 되는데, 약물을 중단한 지 며칠 내지 몇 주 내에 기침이 자연히 사라진다.

알레르기성 비염

두 번째로 생각해 보아야 할 만성 기침의 원인은 축농증이나 코알레르기 등으로 평소에 콧물이 혀 뒤쪽 목구멍(인후) 부위나 기관지에까지 흘러들어 기침을 일으키는 경우다. 이런 환자들의 기침은 콧물이 많을 때 더 심해지고 특히 머리를 뒤로 젖히고 누우면 증상이 더 악화된다. 치료는 만성 알레르기성 비염에 사용하는 항히스타민제를 복용하거나 코에 스테로이드 분무제 등을 사용한다. 항히스타민제는 즉각 효과가 나타나 복용하면 즉시 콧물의 양이 줄어든다. 그러나 알레르기에 의한 콧속의 국소적 염증 자체를 가라앉히는 데는 효과가 지속적이지 않고 또 노인에서는 입안건조나 졸음, 전신 무력

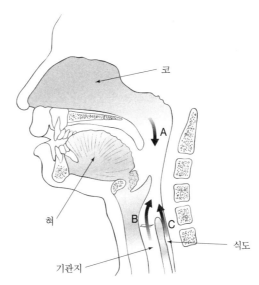

코

A

혀

B C

기관지

식도

A : 알레르기성 비염 B : 만성 기관지염, 천식 C : 식도역류증

그림 3-1 만성 기침과 가래의 원인

감 등 부작용이 심한 경우가 많다. 코에 뿌리는 스테로이드제제를 사용하여 효과가 있는지 알아보려면 최소한 4~5일 이상 사용해야 한다. 환자들은 약물을 사용하면 즉각적인 반응이 올 것이라는 기대로 하루 이틀 사용해 보고 기침이 가라앉지 않으면 효과가 없는 것으로 단정하고 사용하지 않는 경우가 많다. 스테로이드 분무제는 전신적인 부작용이 적기 때문에 노인 환자에게 적합한 치료방법이다. 축농증 소견이 보이는 환자는 장기간 항생제치료나 수술을 받아야 한다.

식도역류증   만성 기침의 원인으로 생각해 보아야 하는 세 번째 질환은 식도역류증이다. 식도역류증은 식도와 위의 연결 부위에 있는 괄약근의 기능이 약화돼 위산이 식도로 거꾸로 역류하는 현상을 말하는데, 위산이 목까지 올라와서 기관지를 자극해 발작적인 기침이나 천식을 일으킨다. 식도역류증의 특징적인 증상은 명치나 가슴 중앙부의 타는 듯한 통증인데, 누운 자세로 있을 때 더 자주 발생한다. 식도역류증 환자의 약 1/3은 가슴통증 등의 특징적인 증상 없이 기침이나 천식 같은 비특징적인 증상만 있다. 따라서 만성 기침이 있는 환자는 한 번쯤 식도역류증을 의심할 필요가 있다. 식도역류증이 의심되면 위의 산도를 떨어뜨리는 약물이나 식도하부괄약근을 강화시키는 약물을 사용해 치료하고 치료 후 증상이 감소되면 진단이 확인되는 것이다(103쪽 식도역류증 참조).

천식　　다음으로 생각해 보아야 할 질환은 천식이다. 천식은 기관지가 일시적으로 수축하여 호흡곤란이 오고 심한 기침을 하게 되는 질환으로, 특히 알레르기를 잘 일으키는 체질을 가진 사람에게서 많이 발생한다. 호흡곤란과 기침이 같이 일어나는 환자는 천식을 쉽게 의심할 수 있고 또 대개 그런 진단이 내려지지만 일부 환자들은 호흡곤란 없이 기침만을 호소하기도 한다. 천식은 우선 폐기능검사를 시행하여 기관지가 좁아진 현상이 보이는지 확인하고 이상이 없으면 기관지자극제를 투여한 다음 다시 폐기능검사를 실시해 기관지의 민감성을 검사하여 진단한다. 천식을 치료할 때는 기관지확장제 분무제나 스테로이드 분무제 등을 사용하고 경구로 약물을 복용하기도 한다.

만성 기관지염　　감기를 앓고 난 뒤에 감기 증상은 나았으나 기침을 오랫동안 계속할 때는 가래가 동반되는 것과 상관없이 특수한 균에 의한 기관지염이 아닌지 의심할 필요가 있다. 이때는 에리트로마이신 계통의 약물 중 근래에 새로 나온 약물로 치료하면 기침이 멎는 경우가 많다.

(3) 치료 원칙

단계적으로 치료해야 하는 이유　　위에서 말한 여러 질환들 중 어느 질환이 기침의 원인인지 알아보기 위해서는 제일 의심이 가는 질환부터 단계적으로 하나씩 최소 2주일 이상 치료해야 한다. 즉 만성 기침과 더불어 신트림이나 가슴통증 등의 식도역류 증상이 보이면 식도역류증에 대한 치료를, 콧물이나 재채기가 기침과 같이 나타나면 알레르기성 비염에 대한 치료를 시작하는 등 기침과 동반되는 다른 증상들을 근거로 치료 순서를 결정한다. 가능성 있는 모든 질환을 동시 다발적으로 치료하지 않고 하나씩 단계적으로 치료하는 것은 여러 질환에 대한 약물을 동시에 사용하여 치료하면 치료가 성공했다 하여도 기침의 원인이 무엇이었는지 알 수 없고 또 약물부작용이 나타났을 때도 어느 약물에 의한 것인지를 알 수 없기 때문이다.

그래도 안 되면 앞에서 말한 모든 질환을 검사하고 약물치료를 충분한 기간 동안 실시했는데도 기침이 멎지 않는다면 국소마취제 증기를 들이마시는 치료를 시도할 수 있다. 어떤 환자들은 한 번만에 만성 기침이 사라지는 경우도 있고 어떤 환자들은 몇 주 내지 몇 달 동안 지속해야 하는 경우도 있다. 국소마취제치료는 기관지뿐만 아니라 입 안이나 목의 감각도 둔하게 하므로 치료 전후 1시간 안에는 음식물을 먹거나 음료를 마시면 안 된다.

2. 만성 가래

가래는 목구멍이나 기관지 부위에 염증이 있을 때 점막에서 분비되는 물질들과 염증에 의해 파괴된 신체조직이나 염증세포들이 모여 생기는 것으로 염증의 원인이나 정도에 따라 여러 색을 띠게 된다.

기관지 및 폐에서 생기는 가래 기관지염이나 폐렴같이 열이나 숨찬 증상 등 다른 소견을 보이면서 가래가 나오면 대부분 항생제로 치료할 수 있지만, 특별한 증상 없이 만성적으로 가래가 나올 때는 원인을 발견하기 힘든데, 원인을 규명하기 위해서는 먼저 신체 어느 부위에서 가래가 생기는지 조사할 필요가 있다. 일반적으로 기관지에서 생기는 가래는 기침을 해야 올라오므로 기침과 같이 튀어나오는 가래가 있을 때는 기관지의 염증이 가래를 생기게 하는 것으로 짐작할 수 있다.

혀와 목젖 뒷부분의 목구멍 부위에 생기는 가래는 '카악' 하고 소리가 날 정도로 목을 긁어서 뱉어야 나온다. 어느 정도 진해야 가래라고 할 수 있다는 기준은 없지만 일반적으로 어느 정도의 덩어리를 형성할 때 가래로 부르는 것이 타당하다. 의사가 보기에는 약간 진한 침에 지나지 않는 것을 가래로 생각하고 이를 치료하고자 고생하는 사람들도 종종 있다. 목구멍 부위에 생기는 가래는 특별한 질환이 없어도 많은 사람들에게서 종종 발견되는데, 자고 일어난 아침에 주로 나타난다. 이는 자는 동안에는 말도 하지 않고 음식도 먹지 않아 침 분비량이 줄어들어 입 안이 건조해지기 때문이다. 더구나 노인의 경우에는 복용하는 각종 약물들이 침의 생산을 줄여 이 증상이 악화된다. 또 입을 벌리고 자는 노인이 많은데, 이때는 입안건조가 더 심하여 아침이 되면 목에 가래가 붙어 있는 느낌을 받게 된다. 이렇게 입안건조에 따라 진한 침이 나오거나 목에 가래가 걸리는 느낌이 주증상인 사람은 가래를 치료하고 항생제를 남용하는 것을 피해야 한다.

잇몸이나 혀에 있는 만성 염증도 가래를 일으키는 원인이 되는데, 이때는 항생제치료로 증상이 일시적으로 호전되지만 대부분 곧 재발하게 된다. 또 만성 기침에서 언급한 질환들도 만성 가래의 원인이 될 수 있으므로 이에 대한 단계적인 치료도 시도해야 한다.

3. 각혈

  기침을 할 때 피가 나오거나 가래에 피가 섞여 나오는 것을 각혈이라 하는데, 이는 위에서 출혈이 있을 때 나타나는 토혈과는 구별된다. 각혈의 원인은 감기에서부터 생명에 위협을 주는 질환에 이르기까지 다양한데, 특히 노인들의 각혈은 심각한 질환의 결과로 나타나는 경우가 많다.

위험 수준의 각혈

각혈은 장기간에 걸쳐 조금씩 출혈이 있는 것이 대부분이나 일부에서는 단시간에 출혈량이 많아 쇼크나 호흡장애 등을 일으킬 수 있다. 의학적으로는 출혈량이 24시간 내에 600cc 이상일 때를 위험한 수준의 다량각혈로 보고 있으나 실질적으로 출혈량을 측정할 수 없을 때가 많다. 각혈이 있으면서 저혈압이 있거나 각혈로 인한 호흡장애 등이 생기면 위험하므로 즉각적인 입원과 치료를 요한다.

원인 질환

노인들의 각혈은 감기 후유증으로 오는 기관지염에 의한 경우가 가장 흔한데, 일부 환자에서는 심각한 질환으로도 나타날 수 있다. 우려되는 주요 질환으로는 폐암, 폐결핵, 폐렴, 폐동맥색전증 등을 들 수 있다. 일반적으로 폐암 환자는 소량의 각혈을 간헐적으로 하며 심하게는 하지 않는다. 특히 과거에 담배를 많이 피운 경력이 있고 만성적인 기침이 있을 때는 폐암 가능성을 생각해야 한다. 결핵에 의한 각혈은 붉은 피를 다량으로 보이는 경우가 많고 각혈 외에도 기침, 피로감, 체중감소 등의 증상을 동반한다. 폐렴일 때는 가래에 피가 섞여 나오고 호흡곤란, 발열, 가슴통증 등의 전신 증상이 갑자기 나타난다. 폐동맥색전증은 하지정맥에 생긴 핏덩이가 폐로 이동하여 폐동맥 가지를 막아서 생기는 질환으로 장기간 자리에 누워 있거나 고관절이나 골반, 전립선수술을 한 사람에게서 나타난다. 이때는 출혈량이 많고 가슴통증과 호흡곤란을 동반한다.

이 밖에도 각혈을 일으키는 질환은 무수히 많기 때문에 각혈 환자의 진단을 내리기 위해서는 혈액검사와 흉부 엑스선검사나 컴퓨터단층촬영이 필요하고 대부분 기관지내시경이 필요하다. 또 가래를 모아서 세균배양 및 암세포 검사를 하는 것도 중요하다. 일반적으로 노인 환자가 각혈할 때는 입원해서 진단과 치료를 하는 것이 바람직하다. 특히 다량각혈이 있는 환자는 즉시 입원하여 응급수혈을 통하여 혈압을 유지하고 출혈에 의한 기관지폐쇄를 막아야 한다. 각혈의 근본적인 치료는 각 원인 질환을 치료함으로써 이루어진다.

4. 만성 폐질환

폐기능은 나이가 많아지는 것에 반비례해 점점 약화되는데, 이에 따라 혈중산소농도도 감소한다. 그러나 특별한 폐질환이 없는 노인들은 감소 정도가 심하지 않아 호흡에 장애를 줄 정도까지는 떨어지지 않는다. 정상 노인에서 숨이 차는 증상이 발생하는 것은 주로 평소 운동량이 부족해 근육이 약화되어 있고 또 근육의 산소이용효율이 감소하기 때문인데, 평소에 지속적인 운동으로 심폐기능을 유지하면 정상적인 일상생활을 하는 데 큰 장애를 줄 정도로 심하지는 않다(43쪽 숨찬 증상 참조).

폐기종 및 만성 기관지염

노년기에 많은 폐질환으로는 만성 폐쇄성 폐질환을 들 수 있는데, 이 질환은 크게 두 종류로 나눌 수 있다. 첫째는 폐포(허파꽈리)와 가는 기관지조직이 손상돼 폐조직이 감소하고 탄력성이 떨어지는 폐기종 형태이고, 둘째는 기관지내 염증이 지속돼 기침과 가래가 계속되는 만성 기관지염 형태이다. 이 두 질환은 모두 공기가 통과하는 기도가 좁아지는 변화를 보이면서 호흡곤란 증상을 일으키는데, 만성 폐쇄성 폐질환 환자들은 대부분 이 두 질환의 요소를 어느 정도 가지고 있는 형태를 보인다. 만성 폐쇄성 폐질환의 주된 원인은 흡연이다. 평균 체격의 성인은 20세에 이르면 폐활량이 약 5L에 이르고 그 후로는 매년 약 25cc씩 감소한다. 80세가 되면 비흡연자의 경우는 폐활량이 약 3.8L에 이르나 흡연자의 경우는 1.1~2.4L밖에 되지 않는다.

증상

만성 폐쇄성 폐질환 환자의 가장 큰 고통은 사소한 움직임에도 숨이 차는 증상이 발생하여 일상생활에 지장을 받는다는 것이다. 기침과 가래 또한 이 질환의 주증상으로 주로 만성 기관지염 형태의 환자에게 나타난다. 특히 감기나 급성 기관지염을 앓게 되면 증상이 훨씬 심해져 심하면 말을 하는 데도 지장이 있을 정도로 숨이 차고 음식 섭취 감소 및 호흡운동량 증가로 영양실조에 빠질 수도 있다. 이 질환은 대개 환자의 병력과 신체 소견으로 진단할 수 있지만 심한 정도를 알기 위해서는 흉부 엑스선검사, 혈액검사, 폐기능검사가 필요하다.

치료　　만성 폐쇄성 폐질환의 치료는 폐조직 손상 및 증상 악화를 막는 것을 목표로 한다. 이를 위해 금연은 필수적이다. 또 기관지염이나 폐렴이 생기면 신속히 치료하고 감기를 예방하며 정기적으로 독감 예방주사와 폐렴 예방주사를 접종하는 것도 중요하다. 숨이 차는 증상을 치료하는 데는 우선 기관지확장제나 스테로이드 등의 분무제를 사용한다.

분무제는 올바르게 사용해야만 제대로 효과를 볼 수 있는데, 많은 노인들이 손떨림 증상이나 기억력장애 때문에 바르게 사용하지 못하는 경우가 많다. 이때는 스페이서라고 불리는 원통형 기구를 사용하는 것이 효과적이다. 분무제가 사용이 간편하고 효과도 빠르지만 큰 효과를 보지 못한 사람은 증기 발생장치를 이용하여 기관지확장제를 투여하면 효과를 높일 수 있다. 기관지확장제 중에도 복용 약물로 나와 있는 것도 있고 또 최근에 나온 기관지 내 염증완화제도 여러 종류가 있으므로 증상의 정도에 따라 의사와 상의하여 복용해야 한다.

일반적으로 기관지확장제는 교감신경흥분제 계통이기 때문에 혈압을 높이고 심장박동수를 늘리며 손발이 떨리는 부작용이 있을 수 있다. 또 노인에 흔한 입안건조 증상이 악화되는 것을 억제하기 위해서는 분무제 사용 후에 물로 입을 헹궈야 한다. 만성 폐쇄성 폐질환 증상이 심한 환자들은 스테로이드제제를 복용하거나 지속적으로 산소를 흡입해야 하는 경우도 있다.

5. 천식

천식은 임상적인 소견으로 진단이 내려지는 질환으로 발작적인 기침, 숨찬 증상, 가래와 특유의 천식음(숨을 쉴 때마다 들리는 고음으로 기관지가 좁아져 생기는 소리) 등이 나타난다. 천식은 일반적으로 어린아이나 젊은이에게 주로 나타나는 질환으로 알려져 있다. 그러나 실제로는 노년기에 들어서도 상당히 많이 발생한다. 노년기에는 천식 외에도 만성 기관지염, 폐기종, 심부전증 등 숨찬 증상을 일으키는 질환이 많기 때문에 천식 진단이 잘 내려지지 않는다. 특히 폐쇄성 폐질환인 만성 기관지염이나 폐기종은 천식과 매우 비슷하기 때문에 증상만 가지고는 구별하기 힘들고 또 이 두 질환을 동시에 가지고 있는 환자도 있다. 일반적으로 만성 폐쇄성 폐질환 환자는 장기간의 흡연 경력이 있으므로 만약 폐질환으로 숨찬 증상이 있는 환자의 흡연 경력이 하루 한 갑 기준으로 10년 미만일 때는 만성 폐쇄성 폐질환보다는 노년기에 새로 발생하는 천식을 의심할 수 있다. 또 천식은 질환의 특성상 아주 심한 경우를 제외하고는 발작과 다음 발작 사이에 증상이 현저하게 호전되므로 항상 숨이 차는 만성 폐쇄성 폐질환과는 구별된다.

진단　천식으로 인한 기침과 숨찬 증상은 주로 밤이나 새벽에 심해진다. 어린아이나 젊은 사람에게 나타나는 천식과는 달리 노인들은 꽃가루나 먼지 등 외부 물질에 알레르기반응을 보이지 않는 체질적인 천식 환자인 경우가 대부분이다. 만성 폐쇄성 폐질환 외에도 기관지에 이물질이나 폐암 등의 폐질환이나 만성 심부전증 등의 심장질환이 있으면 숨찬 증상과 천식음이 생기게 되는데, 이는 동반되는 다른 증상이나 엑스선검사 등으로 감별할 수 있다. 폐기능검사는 천식에 의한 기관지협착의 정도와 치료 후의 반응을 점검할 수 있는 필수적인 검사다. 기관지천식 환자의 흉부 엑스선검사 결과는 대부분 정상이다.

치료　노인의 천식 치료방법은 증상의 심한 정도나 다른 질환이 있는지 여부에 따라 달라진다. 특히 협심증 등 허혈성 심장질환이 있는 환자에게는 천식치료제가 심장근육을 자극해 심장질환을 악화시킬 수도 있으므로 조심해야 한다. 반대로 이미 심장질환을 갖고 있는 환자에게는 베타차단제를 사용하면 천식 증상이 악화될 수도 있다. 또 천식이 아주 심할 때 사용하는 스테로이드 제제는 노년기에 흔한 고혈압, 당뇨병 등을 악화시키기도 한다. 따라서 노인의 천식을 치료할 때는 현재 사용하는 치료제를 자세히 검토한 뒤 치료해야 한다. 천식을 치료할 때 가장 많이 사용하는 기관지 분무제로는 기관지확장제나 스테로이드제제 등이 있고 증상에 따라 각각 또는 여러 종류를 동시에 사용한다. 분무제만으로 증상이 호전되지 않으면 복용할 수 있는 약물을 추가해야 하고 또 감기나 기관지염을 적극 예방하여 천식이 자주 발생하는 것을 막아야 한다.

| 제4장 | **위장관질환**

1. 복부통증

남녀노소를 막론하고 자주 경험하는 통증 중의 하나가 복부통증이다. 복부통증은 대부분 몇 시간 안에 저절로 없어지는데, 소화불량이나 일시적인 위염, 장염 등이 원인이다. 이에 반하여 내장기관에 생긴 심각한 질환에 의한 통증은 정도가 심하고 지속적이다. 또한 자주 재발하며 복부통증 외에 발열, 구토, 설사, 혈변 등의 부수 증상을 보여 환자들이 병원을 찾게 된다.

심각한 질환 먼저 의심 그러나 다른 노인질환과 마찬가지로 노인의 복부통증 강도와 지속성 또는 다른 부수되는 증상은 원인 질환의 심각성과 일치하지 않는 때가 많다. 노인에게 생기는 맹장염을 예로 들면 맹장염이 진행돼 맹장이 터지고 복막염이 일어난 상태에서도 환자 자신은 심한 통증을 호소하지 않고 열도 없는 경우가 많다. 또한 혈액검사에도 심한 염증이 있을 때 나타나는 백혈구 증가현상을 보이지 않는 수도 있다. 노인들은 노령에 따른 기억력 감퇴로 그동안의 증상을 제대로 기억하지 못하거나 평상시에 가지고 있던 다른 만성질환에 의한 통증이나 여러 가지 약물 복용에 의한 부작용과 현재 가지고 있는 복부통증을 제대로 구별하지 못할 수도 있다. 따라서 복부통증이 있는 노인 환자에게는 복부통증의 강도와 지속성에 관계없이 항상 심각한 질환이 있을 가능성을 염두에 두고 진단과 치료를 해야 한다. 노인에게 갑자기 심한 복부통증이 생기거나 복부통증과 더불어 구토나 설사, 발열, 혈변, 혈뇨 등이 있을 때는 원칙적으로 병원에 입원시켜 원인을 규명하고 치료해야 한다. 또 만성적으로 복부통증이 있으면서 앞에서 말한 심한 동반 증상이 없을 때에도 자세한 검사를 통해 복부통증의 원인을 찾아내야 한다.

위치 및 원인 질환

복부통증은 식도, 위, 소장, 대장, 담도, 췌장 등 복부 내에 위치한 장기뿐만 아니라 복부 뒤쪽의 신장이나 방광, 요관 등 비뇨기 계통, 흉곽 내에 있는 심장이나 폐 그리고 허리근육이나 척추의 질환으로도 생긴다. 일반적으로 상복부 중앙에 생기는 복부통증은 위나 식도 또는 췌장의 질환이 원인이고 오른쪽 상복부에 생기는 복부통증은 담낭이나 담도 또는 간과 연관이 있다. 오른쪽 하복부는 맹장염이나 대장질환, 왼쪽 하복부는 대장질환과 연관이 있다. 소장에 이상이 있어 생기는 복부통증은 주로 배꼽 주위에서 느껴지고 방광에 이상이 있어 생기는 복부통증은 주로 하복부 중앙에서 느껴진다. 신장에 이상이 있을 때는 옆구리가 아프거나 배꼽 주위에 통증이 있다. 이 밖에도 폐의 하부에 폐렴이나 늑막염이 생겼을 때는 상복부 한쪽에 통증이 느껴지는데, 심근경색이나 협심증 등 심장질환도 상복부에 통증을 일으킬 수 있다.

노인에 흔한 질환

복부통증을 일으키는 질환은 연령과 성별에 따라 다르다. 노인들에게서 주로 만성적인 복부통증을 일으키는 질환으로는 위궤양이나 십이지장궤양, 장으로 가는 동맥의 협착이나 폐쇄, 만성 췌장염, 게실염, 장이 막히거나 꼬이는 질환, 담석증이나 담낭염, 복부대동맥의 동맥류 등을 들 수 있다. 또 위장관의 구조적인 변화 없이 기능적 장애에 의해 일어나는 과민성 대장증후군도 자주 복부통증을 일으킨다. 위암, 대장암, 췌장암 등은 노인들에게 흔한 복부암으로 만성적인 복부통증을 가져온다.

위·십이지장 궤양

위궤양이나 십이지장궤양에 의한 복부통증은 주로 명치 부위에 생기며 대개 공복일 때 심하다. 자극적인 음식을 먹었을 때는 위궤양은 식후 몇 분 내에, 십이지장궤양은 식후 몇 시간 내에 통증이 심해진다. 통증이 있을 때는 자극적인 음식을 피하고 제산제나 위산억제제 등을 사용하면 대개 진정된다. 궤양이 심해 위벽을 파고들 때는 심한 통증이 있으면서 통증이 허리 쪽으로 퍼진다. 이때 치료를 서두르지 않으면 위벽에 구멍이 생기면서 복막염으로

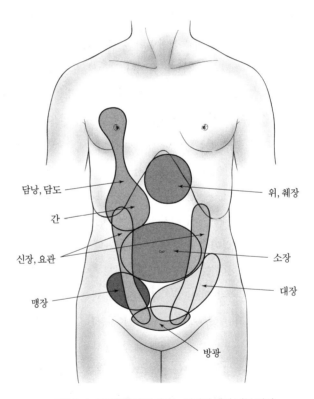

그림 4-1 복부통증이 발생하는 위치와 해당 내부 장기

진행되어 복부 전체에 통증이 있을 수 있다.

**소장의
동맥경화증**　　동맥경화로 소장이나 대장으로 가는 혈류가 감소할 때는 해당 부위의 조직에 산소결핍으로 인한 통증과 염증반응이 나타나고 혈액이 완전히 차단될 때는 해당 부위의 괴사에 의한 복막염이 일어날 수 있다. 상부 장동맥에 생기는 동맥경화증은 주로 소장의 혈액공급을 악화시켜 배꼽 주위에 통증을 일으킨다. 통증은 주로 소화작용 등으로 소장에서 혈액 수요가 증가하는 식후 15~30분부터 시작해 소화가 되는 몇 시간 동안 계속된다. 이 질환은 노인들에게 주로 나타나는데, 대개 다른 장기의 동맥경화증도 동반해 협심증이나 뇌졸중 또는 말초혈관장애 등을 같이 가지고 있는 경우가 많다. 이런 환자를 방치하면 동맥이 완전히 폐쇄되어 앞에서 말한 심각한 사태가 발생할 수 있다. 이 질환은 아직 특별한 약물치료법이 없기 때문에 가능한 빨리 복부동맥에 혈관 조영술을 실시해 막힌 부분을 열어주거나 인공혈관으로 대체하는 수술을 시행해야 한다.

**허혈성
대장염**　　대장에 공급되는 혈액량이 부족해 생기는 허혈성 대장염은 일부 환자에게는 심한 하복부통증과 혈변, 복막염 증상을 동반한 급성 복부통증으로 나타날 수 있으나 대부분은 2~4주에 걸쳐서 증상이 지속되는 아급성 대장염 형태로 나타난다. 이 질환 역시 주로 노인들에게 많이 생기는데 전신적으로 동맥경화증이 진행된 환자에게 많은 것으로 알려져 있으나 실제로 대장으로 가는 동맥을 촬영하면 대부분 특별히 막힌 부위가 없다. 이 질환은 다른 질환이나 약물부작용으로 혈압이 너무 떨어졌거나 탈수현상이 있을 때, 혈액응고가 촉진된 상황에서 나타날 수 있으므로 과거에 이미 허혈성 대장염이 있던 사람은 평상시에 수분 공급을 충분히 하여 이 질환이 재발하는 것을 막아야 한다. 이 질환은 병원에 입원 후 정맥주사로 수분을 공급하거나 항생제치료를 시행하면 대부분 치료되므로 외과적 수술까지 가는 경우는 드물다.

게실질환　　주로 대장에 생기는 게실은 대장점막이 약한 대장벽 부위를 뚫고 나와 조그만 주머니 형태로 돌출되는 것을 말한다. 이는 대장의 압력이 만성적으로 올라가 있는 사람에게 주로 생기는데, 노인들에게 아주 흔한 질환이다. 이 질환은 특히 식물성 섬유소를 적게 섭취하는 서구화된 식사를 하는 사람에게 많고 만성 변비와도 연관이 있다. 게실은 대부분 별다른 말썽을 일으키지 않지만 경우에 따라서는 염증이나 출혈을 일으킬 수 있다. 게실염은 소화가 되지 않은 음식이나 세균으로 인한 염증이 원인이 돼 생기는데, 주로 하복부가 아프고 열과 함께 국소적인 복막염 소견을 보인다. 일반적으로 게실이 완전히 터져서 복막염으로 진행되는 경우는 드문데, 노인에게서는 그래도 비교적 자주 발생한다. 게실염이 생긴 노인 환자는 병원에 입원해 항생제치료를 받고 금식을 해서 대장을 쉬게 해야 하며 심한 경우에는 수술을 받아야 한다. 게실에 생기는 질환을 예방하기 위해서는 평소에 변비를 치료하는 것이 중요하다.

장폐색증　소장이나 대장이 막히거나 꼬이면 소화된 음식이나 물이 통과하지 못해 복부팽창, 구토, 복부통증 등이 생긴다. 실질적으로 장이 막히지 않고서도 위와

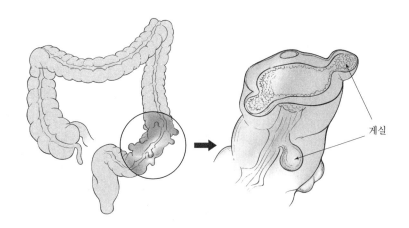

그림 4-2 대장 게실

같이 막힌 증상을 보이는 경우를 가성 장폐색이라 하는데, 이는 소장이나 대장의 운동이 심하게 감소될 때 나타나는 현상이다. 이 질환은 노년기에 많은 파킨슨병, 당뇨병, 뇌졸중, 아밀로이드증, 갑상선기능저하증 등을 가진 환자에게서 각종 마약성 진통제나 고혈압치료제의 사용에 따른 부작용이 발생할 때 또는 장기간 운동을 하지 않았을 때 많이 생긴다. 치료는 먼저 원인 질환을 치료하고 현재 복용하고 있는 약물을 검토해 장운동에 장애를 일으킬 수 있는 약물을 다른 약물로 대체하고 장운동촉진제나 식물성 섬유소제제를 사용한다.

췌장염 및 담도질환

만성 췌장염은 주로 술을 장기간 마신 사람에게 나타나는데, 상복부와 등쪽에 통증이 있고 체중이 감소하며 곱똥을 누게 되며 심하면 황달 증상을 보일 수도 있다. 담석증에 의한 복부통증은 심하고 지속적인 통증이 명치나 상복부에 생기고 몇 시간씩 통증이 지속되다가 소멸되고 다시 또 시작하는 주기를 반복하는데, 구토와 황달이 생길 수도 있다. 2차감염에 의한 담낭염이 의심될 때는 즉시 수술을 받아야 한다.

2. 위궤양

위궤양은 대부분 헬리코박터라는 균에 감염되어 위벽에 염증이 일어나고 위산 분비가 늘어나거나 아니면 관절염 등의 치료 목적으로 비스테로이드성 소염제를 사용하여 생긴다. 전형적인 위궤양의 특징은 공복일 때 명치 부위에 생기는 통증인데, 음식물이나 제산제에 의해 완화된다. 그러나 노인 환자들은 이렇게 전형적인 증상 대신 식욕부진, 소화불량, 막연한 복부 불쾌감, 체중감소 등의 증상만 나타나다가 나중에 위출혈이나 위에 구멍이 나는 위천공 같은 합병증이 나타나고서야 발견되기도 한다.

헬리코박터   헬리코박터는 십이지장궤양 환자의 90% 이상, 위궤양 환자의 60% 이상에서 검출되는데 한번 감염되면 치료하지 않는 한 일생 동안 위에 염증을 일으키는 것으로 알려져 있다. 그러나 헬리코박터에 감염되었다고 해서 항상 위궤양이나 위암 같은 합병증이 일어나는 것은 아닌데, 환자의 유전적인 형질이나 흡연 여부 또는 헬리코박터의 종류에 따른 발병 능력의 차이에 기인하는 것으로 보인다.

소염제   관절염치료제로 가장 많이 사용되는 비스테로이드성 소염제(관절염약, 소염진통제, 신경통약 등으로도 불림)는 노인들이 가장 많이 복용하는 약물 중 하나이다. 이러한 약물들은 위점막의 방어기전을 약화시켜 위염이나 위궤양 등을 일으키고 심하면 위장출혈이나 위천공 등 심각한 질환을 야기한다. 비스테로이드성 소염제에 의한 부작용은 노인에서 특히 더 많이 발생하는데, 비스테로이드성 소염제를 사용하지 않은 사람에 비해 위질환 위험이 5배가량 높아진다.

치료   위궤양이 발견된 환자의 치료는 헬리코박터 감염 여부에 따라 달라진다. 즉 헬리코박터에 감염된 환자는 강력한 항생제와 위산분비억제제의 조합으로 이루어진 치료를 1~2주간 지속해야 한다. 현재 나와 있는 여러 가지 항생제와 위산분비억제제 조합 사이에는 큰 차이가 없는 것으로 알려져 있기 때문에 어떠한 조합을 선택하여도 무관하나 치료 기간은 꼭 지켜야 한다. 헬리코박터가 없는 궤양 환자나 헬리코박터를 치료했어도 증상이 지속되는 환자는 지속적으로 위산을 떨어뜨리기 위해 H_2수용체차단제나 프로톤펌프억제제를 사용하는데, 프로톤펌프억제제의 효과가 더 강력하고 신경계통에 대한 부작용도 덜하다. 또 간헐적으로 위산이 증가하여 생기는 통증에는 그때그때 제산제를 사용하여 증상을 감소시킨다.

관절염치료제 사용으로 위궤양이 생긴 환자에게는 관절염치료제 사용을 중지해야 한다. 그러나 통증 때문에 꼭 관절염치료제를 사용해야 되는 경우

에는 최근에 많이 쓰이는 COX-2억제제 계통을 사용하고 위산분비억제제를
함께 사용해야 한다.

3. 구토증

구역질이나 구토증은 어느 연령층에서나 흔한 증상이다. 그러나 노인들에
게 나타나는 심한 구토증은 합병증으로 탈수현상이나 전해질농도의 이상, 영
양부족, 정신적인 혼돈상태를 일으킬 수 있고 심하면 생명이 위험할 수도 있
으므로 조기에 원인을 발견하여 치료하는 것이 중요하다. 다행히도 구토증은
대부분 일과성으로 장기간 지속되지 않아 후유증을 남기지 않고 소멸된다.
그러나 일부는 구토증이 만성적으로 지속돼 장기간 치료해야 할 수도 있다.

**구토중추의
자극** 구역질과 구토증은 뇌에 있는 구토중추가 자극을 받으면 일어나는데, 구토
중추를 자극하는 경로는 여러 가지가 있다. 첫째는 만성 신장질환이나 항암
제의 사용 등으로 혈액에 독성물질이 증가해 뇌에 있는 화학수용체가 자극을
받고 이어서 구토중추가 자극을 받아 구토를 하는 경우다. 둘째는 위나 장 등
각종 내장기관이 염증, 궤양 또는 가스에 의한 팽창 등으로 자극을 받고 이
자극이 미주신경이나 내장신경을 통하여 뇌에 전달되어 구토를 하는 경우다.
셋째는 인간의 지적 활동을 담당하는 대뇌피질을 자극할 때 나타나는 구토증
으로 불안이나 공포감이 있을 때나 특정한 소리나 형태 또는 냄새에 반응하
여 구토를 하는 경우다. 넷째는 귀에 있는 평형감각기관의 자극으로 나타나
는 구토증으로 차멀미나 배멀미, 내이질환으로 어지럼증과 구토증이 같이 나
타나는 경우다. 마지막으로 뇌염, 뇌막염, 뇌종양 등으로 뇌압이 상승할 때
중뇌에 있는 뇌압수용체가 자극을 받아 구토를 하는 경우도 있다.

기타 원인 뇌의 구토중추가 자극을 받아 나타나는 구토 증상 외에도 실제로 위나 장

이 막혀 음식물이 더 내려가지 못하여 나타나는 구토 증상도 있다. 특히 과거에 복부 수술을 받았던 사람은 장의 유착에 의해 장이 막히는 경우가 있고 또 배를 다치거나 복부 수술 뒤에 또는 전해질 이상이나 다른 이유로 장의 운동이 정지되어 장이 막히는 현상이 나타나는 장폐색증이 있을 때도 구토가 심하다. 당뇨병을 오래 앓은 노인들에게는 내장자율신경장애에 의한 위무력증으로 구토 증상이 나타날 수도 있다.

위에서 보듯 구토증을 일으키는 자극의 종류와 경로가 다양해 치료를 위해서는 먼저 정확한 진단이 필요하다. 대개 갑자기 생기는 구토증은 위장이나 비뇨기계통의 세균감염증이나 식중독 등 독소에 의한 것일 때가 많다. 또 노인층에서는 심근경색이나 관절염치료제 복용 등의 경우에도 갑자기 구토증이 생길 수 있다. 식후 한 시간 이상이 지나서 구토가 생기면 위운동이 감소한 경우나 위 출구가 좁아진 경우이고, 식후에 곧바로 구토가 생기면 위염 등으로 위벽이 자극을 받은 경우다. 아침 일찍 생기는 구토증은 대개 위 수술을 받았거나 신부전증이 있을 때, 술을 많이 마셨거나 뇌압이 상승했을 때 일어난다.

치료　　우선 원인이 되는 질환을 치료하고 증상을 감소시키기 위해 약물을 복용한다. 치료제는 여러 가지가 있는데, 원인에 따라 구분하여 사용한다. 심한 구토가 계속되는 경우에는 약물을 복용할 수 없으므로 항문에 좌약을 넣거나 주사제를 사용하고 또 탈수를 방지하기 위해 수액주사를 통하여 수분을 공급해야 한다.

4. 식도질환

(1) 식도역류증

위의 구조와 기능은 위산에 의해 점막이 손상을 받지 않도록 되어 있다. 그러나 위와 연결되어 있는 식도는 위산에 대한 방어기전이 없어 위산이 식도로 역류하는 경우가 있는데, 이런 때는 가슴이 답답하고 타는 듯이 아픈 느낌을 받는다. 이런 식도역류현상은 아주 흔하고 모든 연령층에 나타나지만 노년기에는 각종 근육질환, 신경계질환, 당뇨병 등 만성질환의 합병증으로 인해 발생빈도가 높아진다. 또 50세 이상의 환자 가운데 30%가량에서 나타나는 횡격막 틈새를 통한 식도 탈장도 식도역류증을 발생시킨다. 특히 식도의 운동에 장애가 있는 노인이나 각종 약물을 복용해 침의 생산이 줄어든 노인들은 식도로 올라온 위산을 다시 위로 밀어 내리거나 침이 위산을 완충하여 식도점막 자극을 줄일 수 있는 기능이 떨어져서 식도역류증 증상이 더 심해진다.

증상 식도역류증은 가슴통증 외에도 위산이 목까지 올라와 입 안으로 신물이 넘어오는 증상과 목점막을 자극해 침을 삼키거나 음식을 먹을 때 목이 아픈 증상을 일으킨다. 또 기관지에 염증을 가져와 만성적인 기침이나 숨찬 증상의 원인이 된다. 만성적으로 식도역류증이 계속될 때에는 식도에 협착을 가져와 음식을 삼키는 데 장애가 생기고 드물게는 식도암을 발생시키기도 한다. 식도역류증 증상은 대개 환자가 눕거나 음식을 먹은 후에 나타난다. 따라서 저녁식사를 많이 하고 잠자리에 누울 때 증상이 심해지는 경우가 많다. 노년기에 가슴통증을 일으키는 질환 중에서 가장 중요한 것은 심장동맥의 경화에 의한 허혈성 심장질환이다. 따라서 가슴통증을 호소하는 노인의 경우에는 우선 심장동맥질환 유무를 확인한 뒤에 식도역류증 진단을 내려야 한다. 식도역류증은 대개 앞에서 말한 특징적인 증상과 위산분비억제제에 대한 신속한 반응으로 진단할 수 있는데, 특징적인 증상이 나타나지 않을 때는 식도조영술, 식도 내시경, 24시간 식도 산성도 변화 관찰 등을 통해 진단한다.

치료 식도역류증은 우선 위산 분비를 감소시키는 항히스타민제 일종인 H_2수용체차단제나 프로톤펌프억제제 등을 사용하여 산의 생산을 줄이는 것으로 치료한다. 또 위운동을 촉진시켜 산이 역류하는 것을 감소시키는 약물을 사용하기도 한다. 이런 약물에 대한 반응은 일반적으로 좋은 편이나 식도역류증이 있는 사람은 대개 식도와 위장의 구조나 기능에 문제가 있기 때문에 사용약물을 중단하면 증상이 재발하는 경우가 많다. 따라서 약물 사용 외에도 잠자리의 머리맡을 높이 올리거나 취침하기 4시간 전에는 음식을 먹지 않고 각종 과일 주스 등 산이 많은 음식이나 자극적인 음식, 초콜릿 등 괄약근기능을 떨어뜨리는 음식은 피하는 것이 좋다. 또 약물을 복용할 때는 물을 충분히 마시고 비만인 사람은 체중을 줄이는 것도 증상을 감소시키는 데 도움이 된다. 노인 환자 중에서 횡격막 틈새를 통한 식도 탈장이 심하고 약물로도 증상이 호전되지 않는 사람은 복강경 수술을 통해 식도역류증을 감소시킬 수 있으며 성공률도 90%에 이른다.

(2) 식도염

노년기에는 노화 자체에 의해서뿐만 아니라 여러 질환이나 약물 복용으로 식도의 운동기능이 떨어지는 경우가 많다. 식도의 운동기능이 떨어지면 복용한 약물이 식도 중간에 정체되게 되고 정체된 약물에서 배어 나온 자극성 물질이 식도에 염증을 일으킬 수 있다. 약물에 의해 식도염이 발생한 환자의 특징적인 증상은 갑자기 가슴이나 목 부위에 생기는 통증인데, 음식물을 삼킬 때 악화된다. 증상이 심할 때는 침을 삼키는 것조차 힘드나 다른 염증의 경우와는 달리 열이 나거나 오한이 나지는 않는다. 특히 침의 생산과 삼키는 작용이 줄어드는 수면 중에 이러한 현상이 일어날 수 있으므로 약물을 복용할 때는 자기 30분 전에 충분한 물과 함께 복용하는 것이 중요하다. 식도에 염증을 일으킬 위험이 높은 약물로는 골다공증치료제, 항생제 중 테트라사이클린, 각종 관절염치료제, 아스피린, 철분제제 등이 있다. 약물 자극에 의한 식도염은 대개 며칠 내에 사라지나 액상제산제를 복용하여 식도점막을 보호해주면 증상이 빨리 호전된다.

5. 딸꾹질

딸꾹질은 어린아이에서부터 노인에 이르기까지 흔히 나타나는 증상으로 대부분 몇 분 내지 몇 시간 가량 일과성으로 나타난다. 그러나 일부에서는 며칠 내지 몇 달 이상 지속되는 경우가 있는데, 이럴 때는 체내의 질환과 연관돼 나타날 수도 있다. 특히 지속적인 딸꾹질은 여러 가지 질환이 자주 발생하는 노년기에 주로 나타난다.

**일시적
딸꾹질**

기침이나 구토 같은 증상과는 달리 딸꾹질은 특별한 생리학적 기능이 없는 현상이다. 딸꾹질은 횡격막신경, 미주신경, 교감신경 등과 관련해 이뤄지는 복잡한 반사작용에 의해 일어난다. 딸꾹질 빈도는 대개 1분에 4~60회 정도인데, 혈중탄산가스분압이 높아지면 횟수가 줄어들다가 아주 그치는 현상을 보인다. 일과성으로 나타나는 딸꾹질은 48시간을 넘기지 않는데 심각한 내부장기질환보다는 일시적인 소화기기능 이상이나 정신적인 스트레스에 의한 것이다. 일시적 소화기기능 이상은 과음이나 과식을 하거나 탄산음료를 많이 마시거나 습관적으로 공기를 삼키거나 껌이나 사탕을 많이 먹으면 일어날 수 있다. 이럴 경우 위에 공기가 차거나 또는 위가 갑자기 팽창되어 딸꾹질을 하게 된다. 또 찬물로 샤워를 하거나 찬 음료수를 마실 때도 신체 주위나 위 안의 온도가 갑자기 변해 딸꾹질을 하기도 한다.

　　며칠에서 몇 달 동안 장기적으로 지속되는 딸꾹질의 원인이 될 수 있는 질환은 무수히 많다. 중풍, 뇌종양 등 중추신경계질환, 폐렴, 폐암 등 흉곽내질환, 위염, 위암, 간질환, 췌장질환 등 복강내질환 등이 딸꾹질을 일으킬 수 있다. 또 신체의 대사이상으로 각종 전해질의 균형이 맞지 않거나 진정제나 스테로이드 등의 약물부작용으로도 만성적인 딸꾹질을 할 수 있다.

　　딸꾹질이 장기간 계속되면 음식물 섭취에 지장을 주어 체중감소, 피로감, 탈수 증상 등을 일으킬 수 있고 심하면 심장부정맥, 위산역류증 등이 생긴다. 딸꾹질을 그치게 하는 방법은 혈중탄산가스분압을 높이는 것인데, 숨을 참거나 종이봉지를 입에 대고 숨을 쉬면 된다. 또 조금씩 계속 물을 마시거나 숟가락으로 목젖을 들어올리는 등 여러 방법이 있다. 그 밖에 목이나 코의 점막을 자극하거나 미주신경이나 횡격막신경을 자극하는 방법도 있다. 이러한 시도로도 멈춰지지 않는 딸꾹질은 우선 내부 장기나 대사이상과 연관이 있는지 확인하여 원인 질환을 치료해야 한다. 특별한 원인 질환 없이 딸꾹질이 계속되는 때가 있는데, 이때는 약물을 투여하거나 수술적인 요법으로 아예 횡격막신경을 절단하기도 한다.

6. 변비

　　노년기의 흔한 증상 중의 하나가 만성적인 변비이다. 65세 이상의 노인 중약 30%는 변비증을 호소하고 있고, 약 20%는 정기적으로 변비치료제를 복용하고 있다. 노년기에 변비가 증가하는 이유는 여러 가지로 설명될 수 있다. 나이가 많아짐에 따라 대장의 운동성이 감소되어 대변이 대장에 머무는 시간이 길어지고 그 결과 대변에서 수분이 빠져나가 대변이 단단해지는 변비가 일어난다. 또 나이가 들면 운동량이 감소하고 섭취하는 음식물의 양이 감소함에 따라 섬유소도 적게 섭취하게 되어 변비가 생기며 당뇨병, 갑상선 질환, 대장암 같은 각종 만성질환을 치료하기 위한 약물 복용으로 인해 대장기능장애가 일어나 변비가 생기기도 한다. 노인층에 많이 사용되는 약물 중 우울증 치료제, 제산제, 고혈압치료제(특히 칼슘통로차단제), 이뇨제, 철분제제 등은 변비를 일으킨다. 따라서 변비가 있는 노인들이 이러한 약물을 복용하는지 확인하는 것이 좋다.

심상치 않은 변비

일반적으로 변비는 심각한 질환을 동반하지 않지만 변비와 함께 배가 아프거나 또는 최근에 새로 변비를 시작했거나 대변 굵기가 가늘어지거나 대변에 피가 섞여 나오면 즉시 의사를 찾아 대장암 같은 심각한 질환이 있는지 검사해야 한다. 변비를 치료하지 않고 오랫동안 방치하면 대장 끝 부분인 직장에 단단한 대변덩어리가 자리잡게 되어 역설적으로 설사 증상이 나타나기도 하는데, 이는 묽은 변이 단단한 대변덩어리를 우회하여 나오기 때문이다. 만성적인 변비의 다른 합병증으로는 대장이 늘어나는 거대결장증이나 장중첩, 항문 균열 및 출혈 등이 나타날 수 있으며 여성의 만성 변비는 대장암과 연관이 있다고 보고된 바 있다.

치료

변비를 치료하기 위해서는 규칙적인 배변훈련을 해야 한다. 평상시 변을 보는 시간을 택해 변의를 느끼는 것에 상관없이 매일 10분씩 대변을 보려고 시도해야 한다. 이때는 신문을 본다든지 하여 집중력을 분산시켜서는 안 된다. 가장 좋은 시간은 아침이나 저녁식사 직후이다. 변비가 있는 사람은 수분을 하루 1.5L 이상 충분히 섭취하고 운동량을 늘려서 대장의 운동을 촉진하도록 해야 한다.

섬유소

음식물 속에 있는 섬유소는 주로 식물의 세포벽 성분인 탄수화물의 복합체로 인간의 위나 장에 존재하는 효소에 의해 분해되지 않고 그대로 대변으로 빠져나가기 때문에 영양가는 전혀 없다. 그러나 오히려 이 때문에 노년기에 많은 변비, 당뇨병, 고지혈증, 심장질환, 대장질환 등의 치료와 예방에 효과가 있는 것으로 알려져 있다. 섬유소는 변비를 치료하는 데 가장 많이 쓰인다. 섬유소는 대장에서 대장에 있는 세균에 의해 일부 분해되지만 흡수되지는 않는다. 섬유소는 대장의 수분을 흡수하면서 부피가 팽창해, 대변의 양을 늘리고 대변을 부드럽게 만든다. 그 결과 대변의 이동이 빨라져 변비가 치료된다. 이때 주의할 점은 섬유소는 주로 변비 예방에 작용하기 때문에 이미 심한 변비로 대장이 꽉 막힌 사람은 대장을 어느 정도 비우기 전에는 섬유소를 사용하면 안 된다는 것이다.

**섬유소의
다른 효능**
섬유소를 많이 복용하면 대변을 볼 때 힘을 덜 주고 대장의 압력도 감소하게 돼 치질이나 대장게실질환, 식도 탈장이나 하지정맥류 등의 질환이 예방되고 만성적인 과민성 대장증후군 환자의 증상도 호전되는 것으로 알려져 있다. 동물실험에 의하면 섬유소는 대장암을 유발하는 물질을 억제하는 효과를 보이는데, 사람에게도 같은 효과가 있을 것으로 생각된다. 섬유소는 당뇨병 환자의 혈당 상승을 억제하는 효과도 있어 당뇨병 환자에게 하루 섬유소 섭취를 40g까지 늘릴 것을 권장하고 있다. 섬유소는 또한 콜레스테롤 등 혈중 지방성분을 낮추는 효과가 있어 그 결과 심장질환 위험도 줄이는 것으로 알려져 있다.

**섬유소는
어디에**
식물성 식품에는 거의 모두 섬유소가 들어 있다. 그중에서도 특히 브로콜리, 당근 등의 채소와 현미나 쌀겨, 밀기울, 귀리 등 정제되지 않은 곡물류, 각종 콩류에 많이 포함되어 있다. 가공된 식품 중에는 서구인들이 아침식사로 많이 먹는 시리얼에 많이 들어 있는데, 그중에서도 귀리나 밀로 만든 제품에 섬유소가 많이 들어 있다. 따라서 섬유소 섭취를 늘리려면 각종 과일이나 채소를 많이 먹고 흰 쌀밥보다는 현미나 콩 등을 섞은 잡곡밥을 섭취하거나 시리얼을 먹는 것이 좋다.

물론 섬유소는 앞에서 말한 자연식품을 통해 섭취하는 것이 바람직한데, 치아가 부실한 노인들은 채소나 과일을 먹는 데 불편함을 느낄 수도 있기 때문에 섬유소만 정제한 제품을 사용해도 된다. 이때는 찻숟가락으로 1~2술 정도의 양을 250cc 이상의 물에 타서 하루에 한두 번씩 마시는데, 수분을 같이 섭취하지 않으면 변비가 악화될 수도 있다. 섬유소를 복용하는 사람 중 일부는 배에 가스가 차서 포만감을 느끼기도 하는데, 이는 대장에서 섬유소가 세균에 의해 분해되면서 생기는 가스 때문이다. 이 증상은 시간이 지나면 사라지는데, 증상이 심하면 섬유소 복용을 중단할 수밖에 없다.

대변유화제　　대변유화제는 대변을 부드럽게 하여 수월하게 변을 볼 수 있게 한다. 이 또한 몸에 흡수되지는 않기 때문에 신체적인 부작용이 거의 없다. 섬유소나 대변유화제는 모두 대장의 움직임에 큰 이상이 없는 노인에게는 효과적이나 대장의 운동성이 많이 떨어진 노인에게는 오히려 역효과를 낼 수 있다.

움직이지 않는 대장　　대장의 운동성이 얼마나 떨어져 있는지는 조그만 금속 조각들을 먹고 엑스선검사를 통해 얼마나 빨리 그 조각들이 몸 밖으로 배출되는가를 확인하여 알아볼 수 있다. 대장의 운동성이 떨어져서 변비가 생긴 환자는 삼투성 설사제를 사용하고 그래도 안 되면 대장을 자극하여 변을 보게 하는 대장운동촉진제를 사용한다. 대장을 자극해 변을 보게 하는 약물은 효과는 탁월하나 장기간 사용하면 대장의 신경섬유를 파괴해 결과적으로 변비를 악화시키므로 가능하면 사용하지 않는 것이 좋다. 앞에서 말한 모든 방법이 실패할 때는 정기적으로 관장제를 사용하여 대변을 보게 해야 되는데 처음에는 물이나 생리식염수를 사용하고 그래도 되지 않으면 글리세린관장액을 사용한다.

7. 설사

설사는 젊은 사람에게는 별다른 문제를 일으키지 않지만 노인들에게는 대변실금(대변을 흘리는 것)과 거동장애, 심하면 탈수증에 의한 사망까지도 초래한다. 통계에 의하면 새로 생기는 설사질환의 절반 정도가 75세 이상 노인에게서 발생하고 설사에 의한 사망률도 노인이 소아에 비해 3배 이상 높은 것으로 나타났다.

설사와 탈수현상

설사에 의한 사망은 대개 심한 탈수현상의 합병증에 의해 발생한다. 심한 설사로 탈수가 일어나면 신체는 신장에서 소변으로 빠져나가는 수분을 감소시켜 체내 수분을 유지하려고 한다. 그러나 신장기능이 떨어지는 노인 환자는 이 작용이 약화돼 있어 탈수 증상이 더 빨리 일어난다. 또 탈수현상으로 생기는 갈증도 젊은 사람보다 감소돼 제때 물을 적절히 마시지 않아 탈수 증상이 더욱 가속화된다. 탈수가 진행되면 혈액량이 감소해 혈압이 떨어지고 혈액이 농축돼 혈액응고력이 높아져 뇌졸중이나 정맥혈전증이 생기고 신장에 손상이 와서 급성 신부전증이 생긴다. 또 각종 전해질의 농도가 변해 심장부정맥을 일으키기도 한다.

세균이나 독소에 의한 설사

설사는 크게 세균성 설사와 비세균성 설사로 나눌 수 있다. 상한 음식을 먹은 지 12시간 이내에 갑자기 물 같은 설사를 하면 포도상구균, 클로스트리듐, 장독소생성 대장균 등의 독소에 의한 것으로 수분만 적당히 공급하면 하루나 이틀만에 증세가 호전되고 5일 이내에 완치된다. 세균성 설사의 주원인은 이질균, 살모넬라균, 대장균 등이다. 세균성 설사는 대부분 세균에 오염된 음식물을 섭취한 뒤 48시간 정도 지나서 시작되고 대개는 3～5일 정도 지속되다가 별다른 후유증 없이 그친다. 그러나 대장균의 일종인 E. Coli O157균은 대장출혈을 동반한 설사를 일으키는데, 약 10%는 급성 신부전증이나 혈소판 이상에 의한 자반증 등 심각한 합병증을 일으킬 수 있다. 이때는 피나 점액이 섞여 나오는 이질성 설사가 나타나면서 전신발열 증상이 동반된다.

항생제 남용

최근에는 세균성 설사보다 항생제 남용에 의한 설사가 훨씬 더 많이 발생하고 있다. 항생제를 남용하면 대장에 정상적으로 기생하던 세균이 박멸되고 병원성 세균인 클로스트리듐 디피실이라는 세균이 번식한다. 항생제 사용 후 몇 주 내지 몇 개월 뒤에도 설사가 나타날 수 있기 때문에 약한 감기 증상이나 설사에 항생제를 남용하는 것을 피해야 한다.

변비에 의한 설사

비세균성 설사 중 가장 흔한 것이 변비치료제를 과용하여 생긴 설사다. 따라서 장기적으로 변비치료제를 사용할 때는 대장점막을 자극하는 제제보다는 효과가 약하지만 변 자체를 부드럽게 해서 변비를 완화시키는 제제가 좋다. 만성적으로 변비가 심한 노인 환자에게서는 역설적으로 아주 묽은 설사가 나타날 수 있다. 이는 대장 말단부위가 단단한 대변덩어리로 막혀 상부 위장관에서 내려오는 묽은 변이 막힌 부위 옆으로 새어 나올 때 나타나는 현상이다. 따라서 과거에 변비가 심했던 노인에게서 갑자기 설사가 나오기 시작하면 손가락을 직장에 넣어 단단한 대변이 대장 말단부위를 막고 있는지 확인해야 한다.

다른 원인들

노인층에 흔한 설사의 다른 원인으로는 각종 처방약을 들 수 있다. 특히 심장질환치료제인 디곡신, 키니딘, 각종 제산제, 위장약 등이 설사를 일으킨다. 또 영양을 보충할 목적으로 고농축 영양액을 마시는 노인에게도 만성 설사 증상이 있을 수 있다. 이런 경우에는 농축액을 물과 섞어 저농도로 만들어 마셔야 한다. 우유에 있는 젖산을 분해하는 효소가 결핍되어 만성 설사를 일으키는 노인도 많다.

치료

노인들의 설사를 치료하는 데 가장 중요한 것은 어떻게 하면 탈수 증상을 예방하느냐이다. 설사가 시작되면 설사를 줄일 목적으로 음식을 먹지 않고 심지어는 물을 마시는 것까지도 중단하는 사람이 있는데, 이는 매우 위험한 행동이다. 설사가 생기면 발병 초기부터 수분을 충분히 섭취해야 한다. 설사에 의한 수분 손실은 각종 전해질의 손실을 동반하므로 수분을 섭취할 때는 맹물보다 보리차나 전해질이 포함된 스포츠음료가 좋다. 특히 어린아이가 설사할 때 수분과 전해질을 보충할 목적으로 사용하는 전해질 용액도 설사 증상이 있는 노인들의 수분보충제로 아주 훌륭하다. 탈수에 의해 너무 기운이 빠지거나 혈압이 떨어지는 등의 소견이 있을 때는 정맥주사를 통해 즉시 수분을 공급해야 한다.

세균에 의한 설사는 대부분 항생제치료 없이도 일주일 내에 완치된다. 그러나 허약하고 면역력이 떨어지는 노인 환자는 혈액검사나 대변검사를 통해 세균성 설사가 의심되면 항생제치료를 시작해야 한다. 특히 열이 있거나, 배가 아프고, 장출혈이 동반될 때는 즉각적으로 시작해야 한다. 설사를 일으키는 세균의 종류에 따라 항생제를 선택해야 하므로 아무 항생제나 복용하는 것은 큰 효과를 기대하기 어렵고 오히려 항생제 사용에 따른 클로스트리듐 디피실에 의한 설사를 야기할 수 있다.

젖산분해효소가 부족한 사람은 우유나 유제품을 금하면 약 2주 후에는 설사가 감소한다. 또 대장이 단단한 변으로 막힌 사람은 손가락을 이용해 이를 제거해야 하고 설사를 일으키는 각종 치료제는 다른 약물로 바꾸어야 한다. 대증요법으로 많이 쓰는 지사제 또한 신중히 사용해야 한다. 처방 없이 구입할 수 있는 지사제들은 대개 안전하고 효과도 있는 것으로 알려져 있다. 그러나 대장의 운동을 감소시키는 지사제는 효과는 빠르지만 세균성 설사에서는 세균감염을 장기화시킬 위험이 있다.

8. 과민성 대장증후군

원인 및 증상　과민성 대장증후군은 위장 관련 질환 중 가장 흔한 질환으로 주증상으로는 배가 아프고 가스로 헛배가 부르며, 배변 습관이 달라지면서 평소에 없던 설사나 변비가 교대로 나타난다. 이러한 증상으로 병원을 찾아 여러 가지 검사를 시행해도 특별한 이상을 발견하지 못하는데, 이는 대장에 염증이나 종양 같은 조직이나 구조의 이상보다는 대장의 기능적 이상에 의해 생기기 때문이다. 과민성 대장증후군은 대장운동을 조절하는 기능의 이상 때문에 생기는 것으로 알려져 있다. 정상인에게는 별다른 문제를 일으키지 않는 자극에도 과민성 대장증후군 환자는 민감하게 반응해 대장이 심하게 수축하거나 운동이 증가하여 설사나 변비를 일으킨다. 예를 들면 정상인은 문제를 일으키지 않는 스트레스나 식사, 대장에 생기는 가스 등에도 과민성 대장증후군 환자는 반응을 일으켜 식사만 하면 대변을 보거나 조그만 스트레스에도 아랫배가 아프다는 등 흔히 '장이 약하다'고 할 때의 증상을 보인다. 과민성 대장증후군 환자는 대개 심한 증상을 호소하나 체중감소, 발열, 대장출혈 등의 다른 심각한 증상들은 동반되지 않는다.

치료　　과민성 대장증후군의 치료는 우선 환자가 과민성 대장증후군이 만성질환으로 치료하려면 환자 자신의 노력이 필요하다는 것을 이해하는 것부터 시작해야 한다. 특별한 치료제가 있는 것은 아니고 스트레스에 대한 대처 방안을 강구하거나 음식물의 종류나 먹는 방법을 바꿔보고 대장경련이완제 등의 약물을 사용한다. 스트레스나 신경불안증이 있는 환자는 우선 스트레스를 일으키는 상황을 피하거나 긴장이완훈련 등을 통해 스트레스가 대장 증상으로 발전하는 것을 감소시키도록 노력한다.

음식을 조절하는 방법으로는 우유나 유제품(치즈 등)을 피하는 방법을 시행하도록 한다. 또 커피나 탄산음료, 자극성이 강한 양념 등을 사용하지 않으면 증상이 호전되기도 한다. 장에 가스가 많이 차고 속이 더부룩한 것이 주증상인 사람은 음식물 중에 섬유소가 많은 식품(채소, 콩, 시리얼 등)을 줄이고, 식사를 천천히 하고, 껌이나 사탕을 피하여 외부에서 들어가는 공기를 감소시켜야 한다. 이와는 반대로 변비 증상이 주로 나타나는 사람은 오히려 섬유소 섭취를 늘리기 위해 채소나 과일을 많이 먹거나 섬유소제제를 복용할 수도 있다.

식사 후에 주로 증상이 나타나는 환자는 대장근육이완제를 식전에 한 알씩 복용할 수도 있으나 노인에게는 체위성 저혈압에 의한 어지럼증 등의 부작용이 있을 수 있으므로 조심해서 사용해야 한다. 설사가 주증상인 사람은 지사제를 쓰기도 하나 가능하면 빨리 중단하여 변비로 발전하는 것을 막아야 한다. 이 밖에도 대장의 가스를 제거하는 약물이나 소화효소제 등도 사용할 수 있다.

9. 대변실금

대변을 참거나 가누지 못해 흘리는 대변실금은 환자 본인에게는 심한 당혹감을 주고 사회생활에도 막대한 지장을 초래하며 동시에 배우자나 가족 등에게도 큰 부담이 된다. 대변실금 증상은 병원에 입원해 있거나 요양시설에 오랫동안 거주한 노인같이 건강상태가 악화된 노인에게 더 많다. 또 건강한 노인이라도 심한 질환을 앓거나 약물 복용에 의한 부작용이 있을 때는 일시적으로 대변실금 증상을 보일 수 있다.

대변을 참고 조절할 수 있으려면 대장의 말단부위인 직장과 이를 조절하는 중추신경계와 말초신경계가 정상적으로 기능해야 한다. 직장은 길이가 약 5cm로 직장의 내용물이 고체, 액체, 기체 중 어떤 상태인지 구별하는 기능을 가지고 있다. 가스가 나올 때 대변이 따라 나오지 않는 것도 직장의 섬세한 감각기능이 내용물의 상태를 구분해 그에 따른 적합한 운동을 하기 때문이다. 노년기에 들면 이러한 감각기능이 퇴화하는 데다 특히 만성 변비치료제나 변비치료제를 남용하면 직장 신경세포의 파괴를 촉진해 대변실금이 많이 발생한다.

노인에게 가장 흔한 대변실금은 만성 변비에 의해 직장에 딱딱한 대변덩어리가 자리잡을 때 생긴다. 따라서 대변실금이 있는 환자는 가족이나 담당 의사가 손가락을 직장에 넣어 단단한 대변덩어리가 있는가를 확인해야 한다. 이 덩어리를 제거하기 위해서는 먼저 올리브유가 들어 있는 관장제를 사용해 보고 안 되면 손가락으로 파내야 한다. 또 변비를 예방하기 위해 평상시에 섬유소가 많은 음식물을 섭취하거나 물을 충분히 마시고 규칙적인 운동을 해야 한다. 특히 대장의 신경을 자극하는 변비치료제는 피해야 한다. 만성 설사가 있는 경우에도 대변실금이 자주 나타나는데, 이때는 설사의 원인을 치료하는 것이 우선이다. 변이 너무 잦은 사람은 설사치료제를 사용하여 대장의 운동을 감소시켜 대변 횟수를 줄이고, 대변이 너무 무른 사람은 섬유소제제를 복용하여 대변이 어느 정도 형태를 갖추게 해야 한다.

배변훈련 노인들은 뇌졸중, 파킨슨병 등의 중추신경계장애가 원인이 되어 대변실금이 생길 수 있다. 이렇게 신경성 질환에 의한 대변실금이 있는 환자는 매일 규칙적으로 아침에 일어나서 또는 식사 직후에 대변을 보는 습관을 갖도록 노력해야 한다. 이를 위해서는 대변이 마렵지 않더라도 정해진 시간에 화장실에 가서 변기에 앉는 습관을 들여야 한다. 이러한 배변훈련은 아침에 일어난 뒤나 아침식사 직후에 하는 것이 그나마 남아 있는 신체 고유의 배변반사를 이용할 수 있어서 유리하다. 이때 변이 잘 나오지 않으면 글리세린좌약을 사용하여 항문괄약근의 이완을 자극할 수도 있다. 디스크 증상이 심할 때, 각종 복강내 수술에 의해 신경 손상이 생겼을 때 또는 당뇨병의 합병증으로 말초신경장애가 있을 때도 대변실금이 나타날 수 있다.

골반이나 복부의 근육을 훈련시키는 바이오피드백치료는 항문괄약근의 기능이 남아 있는 환자에게 시도할 수 있다. 증상이 너무 심하여 대변에 의한 항문 주위의 피부질환이 있거나 감염증이 재발할 때는 수술로 항문괄약근을 만들거나 아예 대장을 절단하여 인공항문을 만들기도 한다.

10. 간질환

우리나라 사람을 포함한 동양인에게는 각종 간질환이 많다. 과거에는 불결한 주거환경과 식생활 습관으로 인해 간디스토마 같은 기생충성 질환이 흔했으나 경제 발전에 따른 생활환경의 변화로 이는 많이 감소한 반면에 현재는 바이러스 감염에 의한 급·만성 간염과 폭음에 의한 알콜성 간질환 그리고 이런 질환의 후유증으로 오는 간경변이나 간암이 간질환의 대부분을 차지하고 있다.

(1) 간염

급성 간염은 어느 나이에서나 생길 수 있으나 만성 간염, 간경변, 간암 등은 주로 장년층이나 노년층에 나타난다. 바이러스성 간염은 주로 A형, B형, C형 간염바이러스에 의해 생기는데 이 중에서 B형과 C형은 각종 만성질환을 일으킬 수 있다. 만성 간염은 급성 간염을 앓은 환자의 일부에서 나타나지만 급성 간염을 과거에 앓은 적이 없는 사람이라도 노년기에 들어 만성 간염 증상을 보이는 경우가 있는데, 우리나라의 경우 간염바이러스 보균율이 높고 이에 따라 자신도 모르게 급성 간염을 증상 없이 앓고 지나가는 사람이 많기 때문인 것으로 생각된다. 만성 간염은 특별한 증상 없이 혈액검사상에만 간 기능 이상을 몇 년 동안 보이는 만성 지속성 간염과 수시로 황달, 피로감, 복부통증 등을 동반하다가 결국 간경변으로까지 발전하는 만성 활동성 간염을 들 수 있다. 간염의 진단은 혈액검사를 통한 간효소 수치 측정 및 간염바이러스 유무검사로 이뤄진다. 간효소 수치가 6개월 이상 지속적으로 높을 때는 만성 간염 진단이 내려지는데, 치료 방향을 결정하기 위해 간조직검사가 필요하기도 하다.

과거에는 간염을 치료할 수 있는 방법이 없다고 했으나 근래에는 주사제와 복용할 수 있는 약물이 개발되어 사용되고 있다. 그러나 이러한 치료제들은 아직은 몇 달 이상씩 장기간 치료해야 되는 불편함이 있고, 여러 가지 부작용도 심하며 무엇보다도 치료 성공률이 낮다. 따라서 노인에게는 이러한 치료 방법이 아직 적극적으로 권장되지 않고 있으며 증상 완화를 위주로 하는 보존적인 치료방법이 사용되고 있다. 이와 같이 만성 간염의 근본 치료는 일부 환자에만 국한될 뿐 아직도 간염은 예방이 최선이다. 이미 오래전부터 B형 간염에 대한 예방주사가 개발돼 많은 사람들이 접종을 받았고 어린이들에게는 정기 예방접종 항목으로 돼 있으나 아직도 장년이나 노년층에서는 B형 간염 예방접종이 제대로 이뤄지지 않고 있는 실정이다.

(2) 간경화 및 간암

만성 간염이 오래 지속되어 간조직이 단단하게 되는 간경화 환자는 복수가 차고 손발이 부으며 식도정맥류에 의한 위장출혈 또는 간성 혼수상태에 빠지는 등 아주 심한 증상을 보인다. 이 단계까지 이르면 이뇨제 사용이나 수혈, 영양보충 등 보존적인 치료방법만 시행할 수 있다. 나이가 아주 많지 않고 간 이외의 다른 장기의 이상이 없는 일부 환자들은 간이식을 통해 증상을 호전시키도록 해야 한다. 간암은 대개 발견이 늦어 수술할 수 없는 경우가 많으므로 과거 간질환이 있던 사람이나 만성 간질환을 앓고 있는 사람은 정기적인 검사를 통해 조기에 진단할 수 있도록 노력해야 한다.

11. 담도질환

(1) 담석증
담도질환 중에서 가장 흔한 것으로는 담낭(쓸개)에 돌이 생기는 담석증을 들 수 있다. 담석증의 빈도는 나이가 들수록 증가하는데, 60세 이상 노인의 약 20%가 담석을 갖고 있어 노년층에서 가장 흔한 복부 수술이 담석증 수술이다. 노년기에 담석증이 증가하는 것은 담즙의 성분 변화와 과다농축 때문으로 생각된다.

증상　　담석증에 의한 통증은 대개 오른쪽 상복부에 나타난다. 통증은 지속적이고 때로는 약하게, 경우에 따라서는 아주 심하게 느껴지고 구역질과 구토를 동반하기도 한다. 또 통증은 등이나 오른쪽 어깨로 전파돼 그 부위에서 느껴지기도 한다. 심한 통증은 대개 담석이 움직이거나 담도를 막을 때 일어난다. 이 밖에도 담석증이 있는 사람은 명치 부위에 불편함이 생기거나 소화불량, 위에 가스가 차는 기분 등을 느끼기도 한다. 이런 증상은 주로 기름기가 많은 음식을 먹을 때 나타난다. 담석이 담도를 막는 경우는 눈이 노랗게 되고 소변이 진해지는 황달 증상을 보인다. 또 담석이 담낭 출구를 장기간 막을 때는 담낭에 염증이 생겨 담낭염으로 발전하고 심하면 담낭에 구멍이 생겨 복막염으로 발전하는 위험한 상황에 이를 수 있다.

수술 시기　　이와 같이 담석증 증상은 다양하지만 실제로는 담석이 있어도 대부분 아무런 증상이 없다. 따라서 증상이 없는 담석증 환자에게 언제 담낭을 제거하는 수술을 시행할 것인지에 대해서는 아직도 이견이 많다. 노인층에서는 담석증 수술의 위험이 있으므로 아무 증상이 없으면 수술을 권장하지 않는다. 그러나 당뇨병과 담석을 같이 갖고 있는 노인은 일단 담석에 의한 증상이 시작되면 아주 급격하게 상태가 악화될 수 있으므로 증상이 생기기 전에 미리 수술을 받는 것이 바람직하다. 예전과는 달리 지금은 복강내시경을 통한 수술을 실시해 환자의 불편이 많이 감소되었다. 비수술적인 치료방법으로는 체외충격파에 의한 치료나 약물에 의한 담석용해 등이 있으나 노인 환자에게는 적합하지 않다.

(2) 담낭염

담석증의 합병증으로 생기는 담낭염은 다른 심각한 염증질환과 마찬가지로 고열, 복부통증 등의 특징적인 증상 없이 그저 전신무력감이나 혼돈상태 등만 나타날 수도 있다. 이에 따라 담낭염에 의한 사망률도 높아 약 10%에 이른다. 조기 항생제치료와 수술로 담낭을 절제하는 것만이 최선의 치료방법이다. 담낭염은 담낭에 돌이 없더라도 심한 신체 질환이나 손상이 있을 때 생길 수 있다. 이 질환은 특히 다른 이유로 대수술을 받은 노인이나 심각한 질환으로 병원에 입원한 노인 환자에게서 종종 발견된다. 담석증이 있는 고령의 노인들은 항상 담낭암 가능성을 정기적으로 점검해야 한다.

12. 췌장질환

췌장은 위의 뒤쪽 아래에 위치하고 있는 기관으로 각종 소화효소를 생산해 위장관을 통해 십이지장으로 배출하고 인슐린 등의 호르몬도 생산하는 생명유지에 필수적인 기관이다. 노인들에게 주로 일어날 수 있는 췌장질환으로는 급·만성 췌장염이나 췌장암 등이 있다.

(1) 췌장염

젊은 사람은 과음으로 급성 췌장염이 생기는 경우가 많지만 노인들은 주로 담낭에 생긴 돌이 흘러내려 췌장관을 막아 발생하는 경우가 많다. 또 중성지방 수치가 높은 사람은 췌장염 발생 위험이 증가하고 노인들이 많이 복용하는 이뇨제나 항생제 또는 여성호르몬이나 부신피질호르몬제도 췌장염 발생 빈도를 높인다.

급성 췌장염　급성 췌장염의 증상은 환자에 따라 상복부에 약한 통증만 느끼는 경우에서부터 심한 복부통증과 구토, 심근막염, 급성 신부전증, 혼수상태에 이르는 경우까지 심한 차이를 보인다. 췌장염으로 인한 통증의 특징은 먼저 통증 부위가 상복부에 위치하고 통증이 지속적이면서 등으로 퍼진다는 것이다. 또 허리를 굽히면 어느 정도 통증이 감소하고 똑바로 누우면 통증이 심해진다.

급성 췌장염의 치료는 우선 췌장관이 담석 등에 의해 막혀 있는가를 복부초음파검사나 컴퓨터단층촬영으로 확인하는 것에서 시작한다. 급성 췌장염의 통증은 무척 심하기 때문에 마약성 진통제를 사용해야만 감소시킬 수 있다. 이와 더불어 췌장의 활동을 감소시키기 위해 금식을 하고 혈관을 통해 수액과 영양분을 공급한다. 증상이 며칠 내에 호전되지 않으면 컴퓨터단층촬영을 반복해 합병증으로 고름주머니가 생기지 않았는지 확인해야 한다. 담석이 췌장관을 막고 있으면 췌장내시경을 이용하거나 수술로 이를 직접 제거해야 한다.

만성 췌장염　만성 췌장염은 주로 알콜중독자들이 걸리는데, 이런 환자들은 대개 노년기에 이르기 전에 사망하므로 노인 중에는 만성 췌장염 환자가 드물다.

많은 노인들이 췌장효소보충제를 사서 소화제로 복용하고 있는데, 췌장질환이 없는 노인은 노년기에 들어서도 췌장기능이 떨어지지 않으므로 이러한 소화효소제를 신중히 사용할 필요가 있다. 소화불량은 대부분 위의 염증이니 궤양 때문에 일어나므로 소화 불량이 있다고 해서 무조건 소화효소제를 사용할 것이 아니라 위산과다를 억제하는 약물을 우선 사용하고 증상이 호전되지 않으면 그 다음에 소화효소제를 사용해야 한다. 소화효소제를 사용했는데도 소화불량이 계속되면 습관적으로 소화효소제를 남용하는 것은 중지해야한다.

(2) 췌장암

췌장암은 노인들에게 주로 발생한다. 췌장암이 있는 환자의 평균 생존기간은 진단이 이뤄지는 시점으로부터 약 6개월밖에 되지 않는다. 일부 췌장암 환자는 황달 증상을 보이기도 하지만 환자 대부분이 암세포가 수술로 제거할 수 없을 정도로 퍼지기 전에는 아무런 증상도 느끼지 못한다. 또 복부초음파 검사나 컴퓨터단층촬영으로 일부에서는 우연히 조기에 발견되기도 하지만 아직까지는 확실한 조기진단법이 개발되지 않은 상태다.

13. 위장관 가스

(1) 위

식사 후에 트림이 많이 나온다거나 상복부의 불편함을 호소하는 노인이 있다. 또 방귀가 자주 나와 사람들 앞에서 무안을 당한다고 말하는 노인도 있다. 위에 차는 가스는 대부분 음식을 먹거나 침을 삼킬 때 같이 들어간 외부 공기에 의해 생긴다. 잘 맞지 않는 의치를 낀 노인도 음식을 삼키는 작용이 부드럽지 못해 외부 공기를 많이 삼키게 된다. 또 음식을 빨리 먹는 사람이나 껌을 씹거나 평상시 자주 침을 삼키는 사람, 담배를 피우는 사람 등도 외부 공기의 유입이 많아진다. 특히 탄산음료나 탄산수를 많이 마시면 음료에서 발생하는 탄산가스가 위장에 남게 된다. 이렇듯 외부에서 유입된 가스 외에 우리나라 성인 대부분의 위에 서식하는 세균인 헬리코박터도 종종 급·만성 위염이나 위궤양을 일으키고 이에 동반해 가스에 의한 상복부 팽만감을 가져온다.

(2) 대장

증상   대장에 고이는 가스는 복부 전체에 더부룩한 증상과 팽만감을 일으키는데, 특히 해부학적으로 가장 높은 부위인 왼쪽 상복부에 고여서 불편함과 더불어 통증을 일으킬 수도 있다. 일반적으로 다량의 가스가 차는 증상은 큰 문제를 일으키지 않는다. 그러나 노인에서는 왼쪽 상복부통증이 심장질환이나 허혈성 대장염 등 심각한 질환의 증상일 수도 있으므로 통증이 자주 발생하거나 지속되면 의사의 검진을 받아야 한다.

원인　대장에 고이는 가스는 주로 삼킨 공기가 위와 소장을 거쳐서 대장에 모이거나 위나 소장에서 완전히 소화되지 않은 음식물이 대장으로 넘어가서 대장에 정상적으로 서식하는 세균에 의해 분해될 때 생성된다. 따라서 소화가 잘되지 않는 음식을 먹을 때 대장에 가스가 증가하는데, 특히 콩이나 양배추, 브로콜리 등 섬유소가 많은 음식을 섭취하면 이런 현상이 나타난다. 또 많은 노인들이 변비를 치료할 목적으로 섬유소제제를 복용하는데, 이때도 가스가 증가한다. 그러나 섬유소가 많은 음식이나 섬유소제제는 각종 노인질환(대장암, 심장질환, 동맥경화증, 변비 등)에 효과가 있다고 알려져 있으므로 위장관 가스가 심하지 않으면 계속 복용하는 것이 좋다.

노년기에 들어서는 유당분해효소가 감소해 우유나 유제품을 먹으면 설사나 가스 충만 증상이 생길 수 있다. 이럴 때에는 유제품을 피하고 유당이 들어 있지 않은 특수 우유를 마셔야 한다.

이런 방법으로도 가스가 줄지 않을 때는 가스제거제나 위장관운동을 촉진하는 약물을 쓸 수도 있다.

14. 위장관 출혈

**건강의
적신호**　대변에 피가 섞여 나오는 혈변현상은 출혈량이 많을 때는 육안으로도 쉽게 알 수 있으나 출혈량이 매우 적어 대변 색깔은 변하지 않고 오직 검사에서만 보이는 잠혈현상으로 나타나는 때도 있다. 혈변은 입에서 항문에 이르는 위장계의 어느 부위에서든지 출혈이 있을 때 나타난다. 따라서 일단 혈변이 진단되면 출혈 위치와 출혈을 일으키는 질환의 종류를 밝히는 데 모든 노력을 기울여야 한다. 특히 노년기에는 위궤양, 십이지장궤양이나 염증이 증가하고 위나 대장에 각종 종양이 생기며 또 대장에 생기는 혈관기형이나 만성 염증 등으로 인해 위장관 출혈이 급격히 증가한다. 따라서 정기적인 잠혈검사와 더불어 평상시에도 항상 대변의 색깔 변화에 관심을 갖는 것이 위장관의 심각한 질환을 조기에 발견하는 데 매우 중요하다.

출혈 위치   식도, 위를 포함하는 상부위장관에서 출혈이 있을 때는 대변 색깔이 검은색으로 변한다. 또 변 자체도 끈적끈적한 점도를 갖게 된다. 철분제제나 설사치료제의 일종인 비스무스제제를 복용하고 있거나 감초가 들어간 한약을 복용하는 경우에도 대변 색깔이 검게 나올 수 있으나 이때는 변이 끈적거리지는 않는다. 대변의 표면에 붉은색의 피가 소량 묻어 나오는 경우는 대개 항문 안이나 주위에 치질이나 피부가 갈라지는 치열이 있는 사람에게 생긴다. 붉은색의 피가 항문을 통하여 다량으로 유출될 때는 보다 심각한 질환을 의심해야 하는데, 노인들에게 많은 질환으로는 게실염, 대장암, 대장의 혈관형성이상 등을 들 수 있다. 대장암은 다량출혈을 일으켜 육안으로도 쉽게 출혈을 확인할 수 있지만, 대부분 장기간에 걸쳐 소량으로 출혈이 있다. 따라서 대장암을 조기에 진단하기 위해서는 소량의 출혈을 탐지하는 잠혈검사가 필요하다.

올바른 잠혈검사   잠혈검사는 대변만 있으면 진료실에서 간단하게 할 수 있는데, 다음과 같은 경우에는 출혈이 없어도 양성으로 나오는 거짓양성반응을 보일 수 있다. 즉 최근에 익히지 않은 육류를 먹었다든지, 비타민 C를 하루 500mg 이상씩 복용했든지 아니면 브로콜리나 콜리플라워 등의 채소를 먹었을 때 등이다. 또 각종 관절염치료제를 복용할 때는 대장암 등의 심각한 질환 없이도 소량의 출혈이 생겨 양성반응을 나타낸다. 잠혈검사는 50세 이상에서는 매년 한

차례씩 해야 한다. 또 출혈이 지속적이지 않은 경우가 많으므로 검사할 때마다 최소 3개 이상의 대변 샘플을 가지고 검사해야 한다. 여러 개 샘플 중에서 하나라도 양성반응이 나올 때는 위장관 출혈이 있는 것으로 보고 더 자세한 검사를 시행해야 하는데, 대개는 위내시경과 대장내시경이 필요하다.

15. 탈장

복부장기들은 복막이라는 큰 주머니로 둘러싸여 있고, 또 이 복막을 복벽의 각종 근육과 인대가 받치고 있어 복부장기들이 밖으로 밀려나오는 것을 막아준다. 복벽의 조직이 약해지면 약해진 부위가 복강의 압력이 증가할 때 붓거나 튀어나오게 되고 심하면 소장이나 대장이 밀려나와 내부 공간을 차지하게 된다. 탈장은 복벽이 약해진 부위에 따라 여러 형태로 나타나는데, 노인에서는 가랑이 부위(하복부와 다리가 만나는 안쪽 부위)에 생기는 서혜부탈장이 가장 흔하다.

서혜부탈장　　서혜부탈장은 남성이 여성보다 4~8배가량 더 발생하고 65세 이상 남성에게서는 1,000명당 13명가량 생긴다. 서혜부탈장 증상은 우선 한쪽 서혜부가 부어오르는 현상을 보이는데, 이는 서 있거나 배에 힘을 주면 나타나고 누우면 없어진다. 부기 외에는 다른 증상이 전혀 없을 수도 있으나 일부 환자는 지속적인 둔한 통증을 느끼고 기침을 하거나 대변을 볼 때 짧고 날카로운 통증을 느끼기도 한다. 이런 증상은 주로 서 있을 때나 오후에 더 심해지고 누워서 쉬면 감소한다.

누운 상태에서 탈장 때문에 부풀어오른 부위를 복강 안으로 밀어넣어도 부기가 빠지지 않거나 그 부위에 덩어리가 만져지고 눌렀을 때 아프면 탈장 부위에서 장이 꼬여 장조직이 괴사하는 감돈현상을 의심할 수 있다. 이때는 생명을 잃을 수도 있기 때문에 즉각적인 수술이 필요하다.

탈장은 대부분 더 좋아지지는 않고 속도는 다르지만 점점 악화되는 방향으로 진행한다. 특히 복부의 압력을 올리는 행위나 동작은 탈장의 악화를 촉진하는데, 노인들에게 많은 변비증 때문에 대변을 볼 때 힘을 주거나 전립선비대증 때문에 소변을 볼 때 힘을 주면 복강의 압력이 올라가 탈장이 빠르게 진행된다. 만성 폐질환으로 기침을 자주 하거나 무거운 것을 들거나 미는 등 힘을 쓰는 일을 할 때도 탈장이 악화된다. 따라서 탈장의 발생이나 악화를 막기 위해서는 평소 섬유질을 많이 섭취하여 변비를 막고 체중을 줄여 복강의 압력을 낮추며, 전립선질환을 치료하고 금연을 하여 기침이 나는 것을 막아야 한다.

탈장으로 인해 심하게 붓는 것은 특수 벨트로 탈장 부위를 압박하여 어느 정도 방지할 수 있으나 근본적인 치료는 수술에 의해서만 가능하다. 일반적으로 서혜부탈장 수술은 노인들도 안전해 수술 후 사망률이 거의 0%이지만 감돈현상 등으로 응급수술을 받은 노인의 사망률은 15%나 된다. 수술은 약해진 복벽 부위를 봉합하거나 망을 대어 보강하는 방법을 쓴다.

골반내탈장 노년기 여성에서 드물게 나타나는 탈장현상 중에 골반내탈장이 있다. 이는 겉으로는 이상 소견이 없고 탈장 부위가 골반 안쪽 깊은 부위에 있으면서 대퇴부 안쪽에 통증 등의 증상만 있어 조기진단이 힘들고 또 이에 따른 합병증으로 사망률도 높아진다.

16. 맹장염

흔히 말하는 맹장염은 맹장 자체보다는 맹장의 말단부위에 달린 새끼손가락만 한 충수돌기에 염증이 생기는 질환이다. 맹장염은 주로 10대나 20대에 많이 발생하는 질환이지만 맹장 수술을 받지 않은 사람에게는 평생 동안 맹장염이 발생할 가능성이 있다. 실제로 맹장염 환자의 약 5%는 60세 이상의 노인층이고 80세 이상의 남성에서는 거의 젊은층과 같은 발병률을 보인다. 또 맹장염에 의한 사망률은 노인 맹장염 환자의 경우 훨씬 높아서 6~10%에 이른다. 이는 노인에게서는 일반적으로 맹장염의 증상 및 의학적 소견이 젊은이들에게 나타나는 특징적인 증상과 달라 진단이 지연되고 그에 따라 충수돌기조직에 괴사가 일어나 구멍이 생겨 복막염으로 진행되기 때문이다.

젊은이와는 다른 증상

　젊은이의 특징적인 증상은 먼저 배꼽 주위에 통증이 오고 이어서 구역질, 구토가 나타나며 그 후 통증 위치가 오른쪽 아랫배 쪽으로 이동한다. 또 열이 나고 한기가 들며 입맛 또한 잃게 된다. 노인들은 이러한 증상이 진행되지 않고 복부통증이 지속되거나 초기 증상으로 구토증 없이 구역질과 식욕 상실만 나타날 수 있다. 또 충수돌기에 염증이 진행되어 복막을 자극할 때 나타나는 오른쪽 하복부근육의 수축이나 반동성 압통도 노인의 절반가량에서는 나타나지 않는다. 이와 같이 노인의 맹장염 증상은 막연하게 나타나기 때문에 노인 환자는 맹장염을 앓는 젊은 환자보다 평균 약 40~60시간 늦게 병원을 찾게 되고 또 병원에서도 진단이 지연되어 전체 노인 맹장염 환자의 약 40%는 입원 후 이틀이 지날 때까지도 수술을 받지 못한다. 그 결과 수술 소견상 노인 환자에서는 약 70%가 충수돌기에 구멍이 생긴 것이 발견되는데, 이는 젊은이의 20%보다 월등히 높은 수치다. 따라서 과거에 맹장염 수술을 받지 않았던 노인이 근래에 새로 나타난 원인을 알 수 없는 복부통증을 호소하고 또 열이 나거나 오한이 드는 등의 감염증 소견을 보일 때는 일단은 맹장염을 의심해야 한다. 맹장염의 치료방법은 신속한 수술밖에 없기 때문에 얼마나 빨리 진단과 수술이 이뤄지느냐에 따라 수술 후유증이나 회복 정도가 결정된다.

|제5장| 내분비계질환

1. 당뇨병

당뇨병은 소아기나 청년기에 시작해서 인슐린주사로 치료하는 제1형 당뇨병과 중장년기 이후에 시작해서 복용 약물로 치료하는 제2형 당뇨병이 있다. 제2형 당뇨병은 주요 성인병의 하나로 중년기에 발생해 노년기에 많은 합병증을 일으키는 질환으로 알려져 있으나, 실제로는 많은 환자들이 노년기에 들어서야 비로소 당뇨병이 진단된다. 즉 새로 발견되는 당뇨병 환자의 40%는 65세 이상 노인층이다. 이렇게 노인층에서 당뇨병이 많이 발생하지만 초기에는 증상이 거의 없어 새로 발생하는 노인 환자의 1/3은 자기가 당뇨병 환자인 것을 모르고 지내다가 우연한 기회에 발견하게 된다.

정의　　당뇨병 진단은 아침 공복에 혈당이 126mg/dL보다 높거나 무작위로 검사한 혈당치가 200mg/dL를 넘고 당뇨병으로 인한 증상이 있는 경우 또는 병원에서 실시하는 당부하검사 결과 당부하 후 2시간이 지났을 때의 혈당치가

200mg/dL 이상일 때 당뇨병으로 진단한다.

당뇨병의 발병에는 유전적 요인이 강하게 작용하는데, 노년기에 당뇨병이 증가하는 것은 노년기에는 췌장에서 혈당을 조절하는 체내 인슐린의 분비가 감소하고 또 인슐린에 대한 저항력이 증가해 혈중당분이용률이 감소하여 혈당이 증가하기 때문이다.

증상　　노년기에 발생하는 당뇨병 증상은 소변량이 증가하는 다뇨, 물을 많이 마시는 다음, 음식을 많이 먹는 다식 등 소위 말하는 삼다증 외에도 뚜렷한 이유가 없는 체중감소, 피로감, 가려움증, 손발 저림, 현기증, 시력 저하, 설사나 변비 또는 성기능장애 등이 비특이적으로 나타날 수도 있다.

당뇨병이 무서운 것은 신체가 장기간 고혈당에 노출됐을 때 나타나게 되는 각 부위의 만성 합병증 때문이다. 실제로 많은 노인 당뇨병 환자가 이 합병증으로 고생하고 있는데, 예를 들면 손발이 저리거나 아프고 나중에는 감각을 완전히 상실하게 되는 말초신경염, 노인 환자가 시력을 상실하는 가장 큰 원인인 백내장이나 망막출혈증, 자율신경장애에 의한 어지럼증, 요실금, 소화장애, 성기능장애 등이 있다. 생명에 영향을 미치는 당뇨합병증으로는 심장질환, 중풍, 만성 신부전증 등을 들 수 있다. 당뇨병 환자는 이러한 합병증 때문에 평균 10년 정도의 수명이 단축되는데, 당뇨병이 있는 노인은 당뇨병이 없는 노인에 비해 사망률이 두 배 이상 높아진다. 즉 심근경색이나 신부전증, 중풍 등의 위험이 두 배 이상 높아지고 실명 위험도 40% 이상 높아진다.

당뇨병 치료방법

(1) 생활습관을 바꿔라

당뇨병은 한번 생기면 평생 지속되는 질환으로 일정 기간의 치료를 통하여 '완치'할 수는 없지만 '관리'하거나 '조절'할 수 있기 때문에 잘 치료하면 평생 정상인과 다를 바 없는 생활을 할 수 있다. 또 당뇨병은 치료에 약물을 사용하는 것 외에도 식사 조절이나 운동 등을 병행하는 식으로 생활습관을 바꿔야 하는 질환이다. 따라서 당뇨병 환자는 당뇨병을 적으로 보고 혈당검사나 약물을 복용할 때 스트레스를 받을 것이 아니라 평생 같이 살아야 할 동반자로 생각하면서 당뇨병에 좀더 관심을 가지고 공부도 해야 한다. 또한 너무 병에 얽매여 생활이나 삶의 질에 지장을 받을 필요는 없으며, 너무 무관심하여 당을 조절할 수 없거나 각종 합병증이 일어나도록 방치하지 않는 것이 바람직하다.

(2) 노인에게 맞는 치료 목표

노인의 당뇨병을 치료할 때는 환자마다 상황에 맞는 좀더 실질적인 치료 목표를 세우는 것이 중요하다. 물론 일반적인 치료 원칙을 지키는 것이 바람직하지만 어떤 노인은 관절염 등으로 운동요법을 시행할 수 없고, 또 어떤 노인은 사회적·경제적 여건 또는 영양결핍 위험 때문에 식이요법을 제대로 시행할 수 없는 경우가 발생한다. 그리고 가족이나 일부 의료진까지 너무 일반적인 원칙에만 집착하여 환자에게 특정 식이요법이나 운동을 강요해 환자에게 스트레스를 주고 부작용을 일으켜 결과적으로는 환자의 삶의 질을 떨어뜨리는 경우도 많다.

중년기나 장년기에 당뇨병이 발생했다면 고혈당에 노출되는 기간이 길기 때문에 처음부터 철저하게 식이요법이나 운동요법을 최대한 활용하여 혈당을 조절해야 되지만, 노년기에 당뇨병이 발생했다면 만성 합병증이 생길 때까지의 기간(5~20년)을 감안했을 때 만성 합병증의 예방이라는 치료 목표가 무의미해지는 경우도 있다. 따라서 노인 환자가 여러 이유로 식이요법이나 운동요법을 시행할 수 없다면 무리하게 강요하지 말고 약물요법의 강도를 높이는 등 차선책을 선택해 치료하는 것도 고려해야 한다.

　　당뇨병의 치료 목표는 결국 혈당 농도를 정상 수준으로 유지하는 것이다. 혈당은 먹은 음식의 양, 종류, 음식을 먹은 뒤 경과한 시간, 신체운동량, 스트레스 정도 등 많은 요소에 의해 하루에도 여러 번 상승과 하강을 반복한다. 하루 중 혈당이 제일 낮은 시간은 아침식사 전 공복 때인데 집에서 사용하는 혈당측정기를 이용해 이때 측정한 혈당 기준으로 80~120mg/dL 범위가 당뇨병 치료 목표이다. 또 잠자리에 들기 전 혈당은 100~140mg/dL가 치료 목표이고, 3개월 평균 혈당조절상태를 보는 헤모글로빈 A_{1c} 수치는 7% 이하로 유지하는 것이 치료 목표이다.

　　앞에서 말한 것처럼 당뇨병은 대부분 평생 지속되는 질환이기 때문에 항상 당뇨병의 진행 상황을 점검하고 이에 따라 치료방법과 강도를 조절해야 한다. 그러기 위해서는 수시로 혈당을 잴 필요가 있는데 일반적으로 당뇨병치료제를 처음 복용하거나 약물 용량을 바꿀 때는 하루에도 식전, 식후를 포함해서 3~4회씩 측정하고 시간이 지나서 혈당이 안정되면 일주일에 한두 번씩 아침식사 전에만 측정해도 무관하다.

　　당뇨병을 치료할 때는 당뇨병에 흔히 동반되는 비만증, 콜레스테롤이나 중성지방 등의 지질대사이상증, 고혈압, 혈액응고질환 등에도 관심을 두고 동시에 치료해야 한다.

　　당뇨병이 처음 발견된 환자는 식이요법과 운동요법 등 비약물적인 요법을 우선 시행한다. 특히 비만이거나 과체중인 환자는 체중을 줄이도록 해야 한다. 이와 같이 비약물적인 요법을 4~6주 동안 시행했는데도 아침 공복 혈당이 140mg/dL 이하로 떨어지지 않는 환자는 당뇨병치료제를 이용한 약물요법을 시행한다.

(3) 운동요법

정기적인 운동은 체중감소나 근육 유지에 따른 피로의 감소 같은 효과 외에도 체내에서 분비되는 인슐린의 효율을 높여 혈당을 낮추는 효과를 나타낸다. 운동 또한 식사 조절과 마찬가지로 매일 일정한 강도로 일정한 시간 동안 시행해서 혈당에 미치는 효과가 들쭉날쭉하지 않게 하는 것이 중요하다.

운동은 가능하면 식후 2시간쯤 지난 뒤에 매일 30분 이상씩 걷기, 달리기, 자전거 타기, 수영 등 유산소운동을 하는 것이 좋다. 운동에 의한 즉각적인 혈당 강하는 3~4시간 동안 지속되지만 운동의 장기적인 효과는 이것보다 훨씬 크다.

(4) 식이요법

환자의 의지 필요

당뇨병 환자를 치료할 때는 음식물의 종류가 수없이 많고 환자마다 생활습관과 음식에 대한 기호가 다르기 때문에 가장 근간이 되는 식이요법을 일률적으로 적용하기가 힘들다. 식이요법은 각 환자의 질환과 생활의 특성을 파악해 개인에 맞게 처방돼야 하기 때문이다. 또 의사나 영양사가 식사 처방을 내려도 이것을 반드시 지키려는 환자의 의지가 없으면 효과를 기대하기 힘들다. 특히 하루에 한두 번씩 시간에 맞춰 약물을 복용하거나 주사를 맞는 약물요법과는 달리 식이요법은 항상 자신이 섭취하는 음식물의 열량(칼로리)을 계산하고 영양 성분을 따져야 하는 번거로움이 있기 때문에 완전히 습관이 되기까지는 상당한 노력과 의지가 필요하다.

비만증 및 고지혈증도 동시 치료

제2형 당뇨병 환자 대다수에 비만증이 동반되는데, 노인의 경우에는 비만증 없이도 당뇨병을 가진 사람이 상당히 많다. 당뇨병 치료를 위한 식이요법의 목표에는 혈당치 조절뿐만 아니라 비만 환자의 체중감소 유도도 포함된다. 또 당뇨병 환자에게서 흔히 보는 콜레스테롤이나 중성지방과다증의 동시 치료도 식이요법의 목표가 된다. 식이요법을 제대로 시행하기 위해서는 환자 자신이나 가족이 환자가 필요한 열량이나 영양소 구성 등을 자세히 알고 있어야 하고 또한 일상 식단에서 어떻게 이를 지켜나가야 하는지에 대한 실질적인 상식을 갖고 있어야 한다. 이는 대개 영양사나 의사의 도움으로 반복되는 실습을 통해 이뤄진다.

총 열량 필요량

식이요법을 시행하기 위해서는 하루에 필요한 총 열량을 계산하는 것이 필요하다. 총 열량을 계산할 때는 환자의 비만도나 활동량도 고려해야 한다. 표준체중에 활동량이 보통인 환자는 체중 1kg당 35kcal의 열량이 필요하다. 육체적으로 가벼운 일을 하는 사람은 30kcal, 힘든 일을 하는 사람은 40kcal로 계산하고 또 하루 종일 침대에만 누워 있는 사람은 20kcal 정도로 조절한다. 표준체중을 20% 이상 초과하는 비만증이 있는 환자는 계산된 열량에서 10~15% 정도를 빼야 한다.

예를 들면 활동량이 적고 키에 비해 비만증이 있는 체중 70kg의 육체적으로 가벼운 일을 하는 당뇨병 환자의 1일 필요 열량은 70kg에 30kcal를 곱한 2,100kcal인데, 비만증을 교정하기 위해 10%를 빼면 약 1,900kcal가 된다.

영양소별 열량 배분

열량이 산출되면 이 열량을 각 영양소별로 어떻게 배분할 것인가를 결정해야 한다. 당뇨병에 관한 잘못된 상식 중 하나는 당뇨병 환자는 무조건 당분을 피해야 한다는 것이다. 또 당분을 피하려면 설탕이나 흰 쌀밥을 적게 먹고 현미나 잡곡을 먹어야 한다는 설도 있다. 당뇨병 환자가 과도한 당분 섭취를 피하는 것은 당뇨병 치료에 매우 중요하지만 적당량의 당분은 당뇨병의 악화를 막는 데 필요하다. 또 당분이라고 하면 설탕이나 꿀만을 생각하는데, 당분은 흰쌀, 현미, 찹쌀, 보리 등의 각종 곡류나 감자, 고구마, 밀가루, 당면 등 전분 식품, 각종 과일이나 채소, 우유 등에 골고루 들어 있다. 당분이 많은 식품도 종류에 따라 당분이 흡수되는 속도에 차이가 있기 때문에 열량이 같은 식품을 섭취해도 혈당이 상승하는 속도나 시간은 각기 다르다. 이렇게 혈당이 상승하는 속도나 시간이 다르지만 식품에 의한 총체적인 혈당 상승 정도는 그 식품을 얼마나 많이 먹는가에 따라 결정된다. 쉬운 예로 당뇨병에 좋지 않다는 설탕 한두 숟가락을 커피에 넣어 먹는 것보다 당뇨병에 좋다는 현미밥 한 공기를 먹는 것이 혈당을 더 상승시킨다.

　탄수화물, 단백질, 지방은 3대 영양소로 신체 활동에 필요한 열량을 내는 역할을 하는데, 당뇨병 환자를 위한 당뇨식에서는 3대 영양소의 비율을 탄수화물 60%, 단백질 20~30%, 나머지를 지방으로 맞춘다. 이 비율은 환자마다 동반되는 질환의 종류에 따라 조절되는데, 대개 탄수화물의 양은 60%로 고정되어 있으나 고지혈증 정도나 당뇨병성 신장질환 유무에 따라 지방과 단백질의 양을 조절한다.

식품교환표　그러나 수많은 식품을 3대 영양소별로 분류해 식단을 짜는 것은 실질적으로 불가능하다. 이런 불편을 해소하기 위해 고안된 것이 '식품교환표'이다. 이는 비슷한 영양소 성분이 들어 있는 식품을 한 그룹으로 묶은 것으로 같은 그룹에 속한 식품 간에는 교체할 수 있어 식단을 다양하게 할 수 있는 장점이 있다. 이 표는 식품군을 곡류군, 어육류군(어육류군은 지방의 양에 따라 저지방, 중등지방, 고지방 어육류군으로 세분됨), 채소군, 지방군, 우유군, 과일군 등 6개 그룹으로 나누며 각 그룹 내에 있는 식품들은 정해진 열량에 따라 기본 단위가 정해진다.

　한 예로 곡류군에는 쌀밥, 보리밥, 감자, 국수, 밀가루, 옥수수, 현미 등 탄수화물이 주성분인 식품이 속하는데, 곡류군 1단위는 100kcal를 기준으로 정해진다. 즉 쌀밥은 70g, 삶은 국수는 90g, 현미는 30g 등이 각각 1단위에 해당하고 100kcal의 열량이 들어 있다. 채소군을 예로 들면 채소군 1단위는 열량이 20kcal인데, 당근 70g, 우엉 25g, 상추 70g 정도가 이에 해당한다.

　다음 단계는 식품교환표를 이용해 자신에게 필요한 열량에 해당하는 난에서 식품군별 단위를 찾는 것이다. 예를 들어 1,800kcal가 필요한 사람은 곡류군 8단위(1단위당 100kcal), 저지방 어육류군 4단위(1단위당 50kcal), 중등지방 어육류군 2단위(1단위당 75kcal), 채소군 6단위(1단위당 20kcal), 지방군 4단위(1단위당 45kcal), 우유군 2단위(1단위당 125kcal), 과일군 2단위(1단위당 50kcal)가 필요하다(참고로 고지방 어육류군은 1단위당 100kcal이다).

끼니별 열량 배분

　　다음에는 이렇게 산정된 각 식품별 1일 필요 단위를 아침, 점심, 저녁 및 간식에 어떻게 분배할 것인가를 결정한다. 이는 일상생활의 형태에 따라 다르나 대개는 하루 세끼에 균등하게 각 식품군별 단위를 배분하고 공복일 때를 대비해 간식에도 몇 단위의 열량을 분배한다. 예를 들면 각 끼니별로 곡류군 2~3단위, 어육류군 2단위, 채소군 2단위, 지방군 1~1.5단위로 식단을 짜고 우유군과 과일군 각각 1단위를 간식에 사용한다. 식품교환표를 이용한 식이요법은 별다른 합병증이나 병발증이 없는 경우에 적용하고 합병증이 있을 때는 특별한 식이요법을 처방해야 한다.

(5) 약물요법

초기 치료

　　당뇨병치료제로는 복용 약물과 인슐린주사가 있다. 일반적으로 약물치료는 우선 복용 약물 한 가지를 선택하여 시작한다. 당뇨병치료제로 처음에 쓰는 약물은 술포닐우레아 계통의 약물 등과 바이구아니드 계통의 약물 중 하나를 선택하는데, 바이구아니드 계통의 약물은 체중과 중성지방이 감소하는 추가적인 이익이 있다.

복합 치료

　　만약에 한 가지 약물 용량을 4~8주마다 점점 늘려도 혈당이 만족스럽게 조절되지 않을 때는 작용기전이 다른 약물을 추가한다. 즉 술포닐우레아 계통의 약물과 바이구아니드 계통의 약물을 동시에 쓰거나 글리타존 계통의 약물을 추가하고 또 장의 당분 흡수를 억제하는 아카보스를 사용하기도 한다.

인슐린

　　이렇게 해서도 혈당이 조절되지 않을 때는 인슐린을 사용해야 되는데, 노인에 많은 제2형 당뇨병 환자의 30~40%가량이 결국에는 인슐린을 사용하게 된다. 인슐린은 종류에 따라 사용방법이 다르므로 의사의 지시에 따라 충실하게 사용해야 한다.

(6) 치료 중의 문제들

저혈당증
     당뇨병 치료 중에 생기는 가장 심각한 문제는 저혈당증의 출현이다. 사실 저혈당증은 혈당이 전혀 조절되지 않는 사람에게는 나타나지 않으므로 저혈당증이 일어나면 역설적으로 당뇨병이 어느 정도 치료되고 있다고 볼 수 있다. 저혈당증은 당뇨병치료제의 강도가 너무 높거나 또 강도가 적당하더라도 환자가 식사를 거르거나 불규칙하게 먹을 때, 운동을 몰아서 과다하게 할 때 나타난다. 이 밖에도 당뇨병 치료와는 무관하게 나타나는 저혈당도 있을 수 있다(142쪽 저혈당증 참조).

아침 공복 혈당만 높을 때
     아침 공복 시는 하루 중 가장 오래 굶은 시간이어서 혈당이 가장 낮게 나온다. 그러나 일부 환자에서는 당뇨병 치료 기준이 되는 아침 공복 혈당이 식후나 오후 혈당보다 상대적으로 높아 치료 기준을 설정하는 데 문제를 일으키기도 한다. 즉 아침 혈당이 과장되어 나오는 환자가 아침 공복 혈당을 일반적인 치료 목표치인 $80 \sim 120 mg/dL$로 유지하고자 치료제 용량을 늘리면 아침 공복 혈당치가 감소함에 따라 식후나 오후 혈당치가 지나치게 떨어져 저혈당 증상을 일으킬 수 있다. 이렇게 아침 혈당치가 기대치 이상으로 과장되어 나타나는 현상은 수면 중에 혈당이 지나치게 떨어지는 것에 대한 반동(소모기효과)이나 아침에 잠에서 깰 때 교감신경계의 자극에 의해 나타날 수도 있으므로(새벽현상) 의사와 상의하여 원인을 알아보아야 한다.

당뇨병 합병증

(1) 당뇨병성 신장질환

     만성 신부전증으로 혈액투석을 받거나 신장이식이 필요한 환자들이 대부분 당뇨병 환자일 정도로 당뇨병에 의한 신장 합병증은 자주 발생한다.

미세알부민뇨
     당뇨병성 심장질환의 가장 초기 현상은 소변을 통하여 단백질의 일종인 알부민이 빠져나가는 미세 알부민뇨이다. 미세 알부민뇨는 일상적인 간단한 소변검사에는 나타나지 않고 검사실에서 소변 속의 알부민 함량을 측정해서 발견되는데, 소변 100cc당 알부민이 30mg 이상 나타나면 미세 알부민뇨로 정의한다. 미세 알부민뇨를 치료하지 않고 방치하면 알부민이 1년에 10~20%씩 증가하여 300mg 이상에 이르는 당뇨병성 신증 단계에 이른다.

당뇨병성 신증

당뇨병에 의한 신장질환이 본격적으로 나타나는 당뇨병성 신증 단계의 환자는 전 단계인 미세 알부민뇨 단계에 아무런 증상이 없던 것과는 달리 여러 가지 증상이 나타나기 시작한다. 초기 증상으로 얼굴이나 손발이 붓는 부종이 나타나는데, 이는 혈액검사상 신장기능의 장애가 뚜렷하지 않은 당뇨병성 신증의 초기 단계에서도 발생한다. 또 대부분의 환자가 고혈압이 새로 생기거나 악화된다. 당뇨병성 신증이 있는 환자는 신장장애를 동반하지 않는 당뇨병 환자에 비해 실명하거나 심한 시력장애를 일으킬 확률이 5배 정도 높다. 또 당뇨병성 신증 환자는 동맥경화에 의한 협심증이나 경동맥협착증, 뇌졸중, 말초혈관장애 등이 나타날 확률이 당뇨병성 신증이 없는 사람보다 2~5배가량 더 높다. 당뇨병성 신증 환자는 대부분 말초신경장애도 같이 갖고 있어 다리가 저리거나 감각이 무뎌지고 다리에 피부궤양이 생기는 현상을 보인다. 자율신경에 의한 발기부전, 체위성 저혈압, 발한 등도 당뇨병성 신증 환자의 절반 이상에서 나타난다.

말기 신장질환

당뇨병성 신증은 일단 시작되면 점차적인 신장기능의 악화를 초래한다. 신장기능이 악화되면 신장의 사구체여과율이 감소하는데, 그 결과 혈중요소질소나 크레아티닌이 상승한다. 정상인의 사구체여과율은 1분당 100~120mL 정도인데, 당뇨병성 신증 환자는 연간 평균 12mL 정도씩 감소하게 된다. 따라서 당뇨병성 신증이 시작된 뒤 약 10년 정도 지나면 대부분의 환자가 말기 신장질환 증세를 보여 혈액투석이나 신장이식을 해야 한다.

치료

초기 미세 알부민뇨에서 시작하여 당뇨병성 신증을 거쳐 말기 신장질환에 이르는 과정을 완전히 막을 수는 없지만 진행 속도를 최대한으로 늦추기 위해서는 여러 조치를 취해야 한다. 당뇨병 환자는 미세 알부민뇨현상을 조기에 발견하기 위해 일반 소변검사가 아닌 검사실에서 시행하는 소변 알부민 측정을 1년에 한 번씩은 정기적으로 시행해야 한다.

또 당뇨병에 의한 신장질환을 예방하는 구체적인 방법은 우선 당뇨병을 철저하게 치료하는 것이다. 반드시 약물요법, 식이요법과 더불어 규칙적인 운동으로 공복일 때 혈당을 120mg/dL 이하로 유지해야 한다. 또 당뇨병 환자 중에 신장에 이상이 발견된 환자는 신장 손상을 악화시키는 단백질 섭취를 줄이기 위해 1일 단백질 섭취량을 체중 1kg당 0.8g 이하로 줄여야 한다.

당뇨병 환자의 신장기능을 보호할 수 있는 약물로는 안지오텐신전환효소 억제제 계통의 약물이 있다. 이는 주로 고혈압이나 심장질환 환자에게 쓰는 약물인데, 고혈압이나 심장질환이 없더라도 순전히 당뇨병성 신증의 진행을 막기 위한 목적으로만 사용할 수도 있다. 고혈압을 조절하여 수축기 혈압은 130mmHg 이하로, 이완기 혈압은 85mmHg 이하로 유지하는 것도 신장 보호를 위해 필요한 조치이다. 당뇨병성 신장질환이 악화되어 말기 신장질환 단계에 도달하면 치료방법은 혈액투석이나 복막투석, 신장이식밖에 없으나 노인들에게는 이 방법이 신체에 부담을 줄 수 있기 때문에 실행할 수 없는 때가 많다.

(2) 당뇨병성 신경질환

당뇨병성 신경질환은 손이나 발 등에 나타나는 말초신경장애와 내장기관을 조절하는 신경에 나타나는 자율신경장애로 나눌 수 있다.

**말초신경
장애**

노년기에는 각종 질환에 의해 말초신경장애가 나타나는데, 그중에서도 당뇨병에 의한 말초신경장애가 가장 흔하다. 가장 흔한 당뇨병성 말초신경장애 형태는 손발의 말단부위부터 시작하여 저리고, 감각이 무뎌지는 부위가 오랜 세월에 걸쳐 점점 더 몸통 쪽으로 가까워지는 것이다. 이러한 증상은 주로 밤에 더 심하고 일부 환자는 이러한 증상과 더불어 간헐적으로 나타나는 심한 통증을 주증상으로 호소하기도 한다.

치료는 우선 혈당을 철저히 조절하고 저리는 증상이나 통증을 완화시키기 위해서는 가바펜틴 등의 약물을 복용하거나 고추에서 추출한 캡사신으로 만든 크림을 사용한다. 과거에 사용하던 우울증치료제나 간질치료제 등은 노인에게는 부작용이 많으므로 피하는 것이 좋다.

당뇨병성 말초신경장애는 안구를 움직이는 신경이나 팔다리근육을 움직이는 신경 중 하나 또는 여러 개가 염증을 일으켜 안구운동에 장애가 와서 물체가 이중으로 보이거나 팔다리의 특정 근육이 마비되는 형태로 나타날 수도 있다. 이때는 혈당을 철저히 조절하면서 1~2개월 기다리면 대개 정상으로 회복된다.

자율신경 장애　당뇨병에 의한 자율신경장애는 합병증이 일어난 내부장기에 따라 여러 가지 다른 증상을 일으킨다. 심장혈관계의 반사작용에 문제가 생겼을 때는 일어서면 혈압이 떨어져서 어지럼증이 생기고 심하면 실신까지 일으킬 수 있는 체위성 저혈압 증상이 나타난다. 또한 위가 잘 움직이지 않는 위무력증이 생겨 음식이 위에서 소장으로 잘 내려가지 않아 조금만 먹어도 배가 부르고, 구역질과 구토, 복부팽만감이나 통증 등이 나타난다. 이때는 위운동촉진제를 사용한다. 당뇨병에 의한 만성 설사는 주로 밤에 나타나고 때로는 변비를 동반하기도 한다. 지사제나 클로니딘 같은 고혈압치료제, 테트라사이클린 같은 항생제를 사용하여 치료한다. 10년 이상 당뇨병을 앓은 남성의 약 50%에서 발기부전이 나타난다. 이때 성욕이 감퇴되는 경우는 많지 않은데, 실데나필 등 최근에 나온 발기부전치료제들이 효과적이다.

(3) 당뇨병 및 감염증

노년기에는 일반적으로 젊었을 때보다 각종 세균에 대한 저항력이 떨어져 감염성 질환이 더 많이 발생한다. 더구나 당뇨병을 가진 노인들은 감염성 질환에 대한 저항력이 더 낮아지기 때문에 각종 세균이나 진균감염이 자주 생기고 또 일단 발생한 염증에 대한 치유능력도 감소돼 예후가 나쁘다.

감염 위험 당뇨병 환자에서 각종 감염성 질환이 자주 발생하는 것은 당뇨병의 만성 합병증인 신경장애와 혈관장애 때문이다. 즉 당뇨병에 의한 말초혈관장애는 신체조직으로 가는 혈액량을 감소시키는데, 그 결과 염증에 대한 저항력 및 조직 회복력이 저하된다. 당뇨병에 의한 말초신경장애는 팔다리의 감각을 둔하게 하고 보행장애나 균형감각의 장애를 가져와 쉽게 상처를 입게 된다. 또 상처가 생겨도 통증을 거의 느끼지 못하는 경우가 많기 때문에 초기에 감염증을 치료할 수 있는 기회를 놓칠 수 있다. 당뇨병에 의한 혈중당분의 상승은 백혈구나 각종 염증에 대한 반응물질의 기능 이상을 초래해 염증 치유능력을 감소시킨다.

노인 당뇨병 환자에게서 다른 일반 노인보다 더 많이 생기는 염증은 주로 각종 피부감염, 요로감염, 칸디다성 진균감염, 골수염, 결핵, 세균성 폐렴 등이다.

요로감염 요로감염은 노년기에 흔하나 당뇨병이 있는 노인에게서는 신장 주위의 농양, 신장괴사, 진균성 신장염 등 아주 심각한 합병증을 동반할 수 있다. 따라서 당뇨병이 있는 노인의 요도염이나 방광염 등을 3~4일간 치료해도 호전되지 않을 때는 위에서 말한 심각한 합병증을 의심하여 복부초음파검사나 컴퓨터단층촬영 등을 실시하여 원인을 알아보아야 한다.

발감염 노인 당뇨병 환자가 발이나 다리를 절단하게 되는 가장 흔한 이유는 발이나 다리에 세균감염이 생기기 때문이다. 특히 당뇨병성 말초신경장애가 있는 환자에게서는 하지감염증이 많이 발생하는데, 국소적인 피부감염에서 골수염이나 패혈증에 이르기까지 감염의 정도가 다양하다. 따라서 당뇨병 환자가 발이나 다리에 염증이 생기면 반드시 주변 뼈조직에 골수염이 있는지 각종 검사를 통해 확인하고, 골수염이 있으면 장기간 정맥주사로 항생제를 투여해야 한다.

폐렴 및 폐결핵

당뇨병이 있는 노인은 결핵이나 세균성 폐렴 또한 더 발생한다. 특히 우리나라는 과거에 결핵균에 노출됐던 사람들이 많기 때문에 노년기에 들어 당뇨병을 앓게 되면 결핵이 재발하는 경우가 종종 있다.

외이도염

당뇨병 환자의 귀에 염증이 생기면 악성 외이도염으로 진행할 수 있고 또 그로 인해 사망할 수도 있으므로 귀에서 진물이 나거나 귀가 아플 때는 즉시 의사를 찾아 치료를 받아야 한다.

(4) 위험한 합병증

고혈당 및 탈수증

혈당조절이 전혀 되지 않아 단시간 내에 위험한 상황을 일으키는 합병증에는 당뇨병성 케톤산증과 고삼투 비케톤혼수가 있는데 노인에게는 주로 후자가 발생한다. 고삼투 비케톤혼수는 말 그대로 혈당이 600mg/dL 이상, 심지어는 1,000mg/dL를 넘어서까지도 상승하고 그에 따라 혈중삼투압도 증가하며, 소변량이 증가하여 심한 탈수상태에 빠지게 되어 혼수상태에 이르는 질환이다. 이 질환은 혈당조절이 되지 않아 소변량이 많아지고 그에 따라 탈수증이 시작되어도 몸을 움직이지 못하거나 준비해놓은 물이 없거나 또는 갈증을 못 느끼는 등 여러 가지 이유로 물을 제때에 마시지 못해 탈수증을 교정해주지 못할 때 나타난다. 이 질환이 발생한 환자를 대상으로 한 조사에 의하면 체중이 70kg인 환자는 평균 9L의 수분이 모자라는 것으로 나타났다.

탈수증 위험이 높은 환자

노인들은 탈수 때 나타나는 갈증에 덜 민감하고 또 각종 질환이나 약물 복용 등으로 심한 탈수증 위험에 더 노출되어 있다. 특히 보호자 없이 혼자 사는 거동이 불편한 노인 당뇨병 환자에게 이 질환의 발생 위험이 높다. 노인들이 다치거나 화상을 입었을 때, 뇌졸중, 심근경색, 심한 감염증이 있을 때, 이 뇨제나 스테로이드제제를 쓸 때, 복막투석을 할 때, 영양액을 복용할 때 등도 탈수에 따른 고삼투 비케톤혼수 위험이 증가한다.

증상　　고삼투 비케톤혼수 증상은 열과 함께 갈증을 느끼고 소변량이 증가하는 것 인데, 탈수가 심하게 진행되면 오히려 감소할 수도 있다. 또 이 질환은 급성 신부전증이나 폐렴, 패혈증, 위장출혈, 혈전증 등 심각한 질환을 야기하는 경 우가 많다. 고삼투 비케톤혼수가 진행되면 전신무력감이 진행되다가 정신이 혼미해지면서 발작을 일으키고 심하면 혼수상태에 빠져 사망할 수 있다. 따 라서 이 질환이 의심되는 노인은 바로 입원하여 수분과 인슐린으로 치료하고 또 이 질환과 연관되어 나타나는 각종 질환도 동시에 치료해야 한다.

(5) 당뇨병과 심장질환

당뇨병이 있는 환자는 심장혈관질환 위험이 크게 증가하여 당뇨병 환자의 절반 이상이 심장혈관이 좁아져서 생기는 심장동맥(심장근육에 피를 공급하는 동맥)질환으로 사망한다. 따라서 당뇨병이 있는 환자는 심장질환 유무에 대 해 항상 주의를 기울여야 한다.

무통성 협심증　　당뇨병 환자는 당뇨병이 없는 사람과는 달리 심장동맥이 좁아져도 허혈성 심장질환의 특징적 증상인 가슴통증이 없는 경우가 종종 있다. 따라서 심장 질환이 의심되는 당뇨병 환자가 운동이나 힘쓰는 일을 한 뒤에 숨이 차거나, 현기증이 나거나, 심한 피로감을 느낄 때는 자세한 심장검사를 통해 심장동 맥이 좁아졌는가를 확인한 뒤에 적절한 조치를 취해야 한다(47쪽 허혈성 심장 질환 참조).

심장검사　　아무런 심장질환 증상이 없는 당뇨병 환자의 8~31%에서 심장동맥 이상 이 발견되는데, 그중 절반은 정도가 심하다. 따라서 특징적인 심장질환 증상 이 없는 당뇨병 환자라도 위험인자가 두 가지 이상 있을 때는 심장검사를 실시행야 한다. 위험인자는 콜레스테롤과다증, 고혈압, 흡연, 심장혈관계질환 가족력, 40세 이상의 남성 등이다. 심장검사는 우선 운동부하검사, 탈륨을 이용한 심장근육검사 등을 시행하고 필요하면 최종적으로 심장동맥조영술을 실시하여 심장동맥이 얼마나 막혀 있는지 조사한다. 이렇게 하여 심장동맥질환이 발견되면 혈당을 철저히 조절하는 것과 함께 혈압을 잘 조절해야 하며 콜레스테롤 중에서도 특히 나쁜 콜레스테롤인 LDL 콜레스테롤 수치를 100mg/dL 이하로 낮추고 아스피린과 베타차단제 계통의 심장질환치료제를 복용해야 된다.

2. 저혈당증

증상　　혈당치가 너무 떨어져 각종 증상이 나타나는 것을 저혈당증이라고 한다. 일반적으로 혈당치가 50mg/dL 이하로 떨어질 때를 저혈당이라고 하는데, 혈당 수치와 증상이 반드시 일치하는 것은 아니다. 저혈당 증상은 크게 두 가지로 나눌 수 있다. 첫째는 혈당이 떨어지면 이를 막기 위해 체내에서 혈당을 올리는 교감신경계 호르몬이 생산되는데, 이 교감신경계 호르몬에 의해 식은 땀이 나고, 떨리고, 불안하고, 심장이 두근거리고, 몹시 배가 고픈 증상 등이 나타나는 것이다. 둘째는 중추신경계와 말초신경계의 주에너지원인 당분이 부족해 생긴 신경계기능 이상에 의한 증상으로 두통과 심한 피로감이 오고 정신이 흐려진다. 심하면 혼수상태에 이르러 사망할 수도 있다. 이때의 혼수상태는 사흘을 굶었을 때 느껴지는 증상이 갑자기 밀려오는 것과 같다고 생각하면 된다.

원인　　저혈당증은 식후 4~5시간 이내에 나타나는 식후 저혈당증과 4~5시간 이후나 아침식사 전에 생기는 공복 시 저혈당증으로 나뉜다.

식후 저혈당증은 주로 초기 당뇨병 환자나 위를 절제한 사람, 술을 많이 마시는 사람 등에서 나타나고 평상시 탄수화물을 소량 섭취하다가 갑자기 섭취량이 많아진 경우에도 생긴다. 공복 때 나타나는 저혈당은 인슐린이나 경구용 혈당강하제를 사용하는 당뇨병 환자에게 주로 생기는데, 특히 심한 간경변이나 심장질환이 있을 때 더 자주 오고, 아주 드물지만 인슐린을 생산하는 종양이 있을 때 나타나는 경우도 있다.

노인들에게 발생하는 저혈당증은 주로 인슐린이나 혈당강하제를 사용하는 당뇨병 환자에게서 나타난다. 노인들은 장기간의 당뇨병 합병증으로 자율신경장애가 나타나고 이에 따라 저혈당이 생겨도 특징적인 발한, 심장박동, 떨림증, 공복감 등이 나타나지 않는 경우가 많다. 이런 상황에서도 환자는 저혈당이 생긴 것을 모르고 당분을 섭취하지 않아 결국에는 갑자기 혼수상태에 빠질 수 있다. 특히 노인들이 많이 복용하는 고혈압치료제 중 베타차단제 등은 이런 현상을 더욱 악화시킨다. 당뇨병치료제를 사용하지 않는 노인에서도 관절염이나 신경성 질환, 사회적인 고립, 각종 만성질환이나 그 치료제에 의한 식욕부진으로 포도당 섭취가 부족하여 저혈당증이 나타나기도 한다.

진단 및 치료 저혈당증은 특정 저혈당 증상이 나타나는 순간에 혈당을 검사해 혈당이 낮은 것을 증명함으로써 진단된다. 당뇨병 환자는 저혈당 진단이 내려지면 우선 의사와 상의해 혈당강하제나 인슐린 사용량을 조절하고 식사는 조금씩 자주 해야 한다. 또 저혈당 증상이 나타날 때는 즉시 우유, 오렌지 주스 등 당분이 들어 있는 음식을 먹도록 한다. 혈당강하제를 과용하여 저혈당에 빠졌을 때는 병원에 입원해 정맥주사로 포도당을 장시간 공급받아야 한다. 정신을 잃을 정도로 심한 저혈당증이 자주 오는 사람은 항상 혈당상승제인 글루카곤 주사제를 휴대해 혼수상태에 이르는 것을 예방해야 한다.

3. 갑상선질환

갑상선은 목 앞부분에 위치한 기관으로 신체의 대사활동을 조절하는 갑상선 호르몬을 분비한다. 갑상선 호르몬 분비량은 뇌하수체에서 분비되는 갑상선 자극호르몬의 분비량에 따라 결정된다. 그러나 갑상선 자체의 이상으로 갑상선 호르몬의 양이 증가하면 뇌하수체의 갑상선 자극호르몬 분비는 감소된다.

(1) 갑상선기능항진증

갑상선기능이 증가하는 갑상선기능항진증은 노년기에 크게 증가하지는 않는다. 그리고 기능항진이 있을 때는 젊은 사람들에게 많은 그레이브스병에 의한 것보다는 종양에 의한 것일 때가 더 많다. 갑상선기능항진증 환자는 심장박동이 빨라지고 우울증이나 불안증을 보이며 손발이 떨리면서 눈이 커지고 체중이 감소한다. 특히 심한 피로감과 함께 어깨나 엉덩이근육이 약화된다. 진단은 역시 갑상선기능검사를 통해 이뤄지는데, 갑상선기능저하증과는 반대로 갑상선 호르몬은 증가하고 갑상선 자극호르몬은 감소하는 형태를 보인다. 우선 갑상선기능억제제를 사용하여 치료하고 방사성 동위원소를 이용해 갑상선조직을 파괴하거나 수술로 갑상선 종양이나 갑상선 전체를 제거한다. 갑상선기능항진증이 심할 때는 신속한 증상 호전을 위해서 여러 증상을 가라앉히는 약물을 사용하기도 한다.

(2) 갑상선기능저하증

원인

갑상선 호르몬이 부족한 경우는 두 가지로 나뉜다. 뇌나 뇌하수체에 이상이 생겨 갑상선 자극호르몬의 분비가 감소되고 그 결과로 갑상선 호르몬의 분비가 부족한 2차적인 갑상선기능저하증과 갑상선 자체에 문제가 있어 뇌에서 나오는 갑상선 자극호르몬이 아무리 증가해도 갑상선의 호르몬 분비가 제대로 이뤄지지 않는 1차적인 갑상선기능저하증이 있다. 갑상선기능저하증은 대부분 후자에 속하는데, 자가면역기전에 의해 갑상선에 염증반응이 일어나 갑상선기능이 저하되는 경우가 가장 많다.

노인들이 부정맥치료제로 종종 사용하는 아미오다론은 갑상선기능저하증이나 항진증 모두를 일으킬 수 있고 또 조울증치료제로 사용하는 리튬제제는 부작용으로 갑상선기능저하증을 일으킬 수 있다.

노년기에 들어서면 전반적으로 갑상선기능이 떨어져 갑상선 호르몬의 생산이 감소한다. 그러나 동시에 갑상선 호르몬의 체외 배출 또한 감소해 전체적으로 갑상선기능저하증이 나타나지는 않는다. 갑상선질환은 여성이 남성보다 많은데, 65세 이상 노인 인구에서는 갑상선기능이 떨어지는 갑상선기능저하증이 2~5%에서 나타나며 임상적인 증상은 없지만 혈액검사에서 기능저하 소견을 보이는 사람은 전체 노인 인구의 15%에 이른다. 갑상선기능저하증은 여러 가지 증상을 일으키는데, 초기에는 증상이 특징적이지 않고 또 노인들은 젊은 사람에 비해 증상이 뚜렷하지 않은 경우가 많다. 따라서 증상이 거의 없고 혈액검사 결과에만 갑상선기능 이상 소견을 보이는 노인이 흔하기 때문에 혈액검사를 정기적으로 실시해 갑상선기능을 점검하고 초기에 갑상선기능저하증을 치료하는 것이 중요하다. 1차적인 갑상선기능저하증일 때는 혈액검사를 시행하면 갑상선 호르몬의 양이 감소하고 갑상선 자극호르몬의 양은 증가하는 결과를 보인다.

증상　　갑상선기능저하증의 특징적인 증상은 체중증가나 추위를 못 견디는 증상, 우울증, 근육경련 등으로 노인에게서는 젊은 사람에 비해 절반 정도밖에 증상이 나타나지 않는다. 또 무력감이나 피로감, 피부건조증, 보행장애, 변비증, 콜레스테롤 상승, 숨찬 증상, 치매증, 기억력장애 등 다른 갑상선기능저하증 증상들은 갑상선질환이 없는 노인들에게도 흔하기 때문에 증상만으로 갑상선기능저하증 진단이 내려지는 것은 전체 환자의 10% 미만이다.

갑상선기능저하증은 갑상선 호르몬을 보충함으로써 치료한다. 그러나 갑상선 호르몬을 지나치게 투여하면 오히려 갑상선기능항진증이 일어날 수 있으므로 호르몬을 투여할 때는 아주 적은 양부터 서서히 증가시켜야 한다. 갑상선기능저하증은 일부 경우를 제외하고는 평생 지속되는 질환이다. 따라서 갑상선 호르몬을 평생 복용해야 됨은 물론이고 일년에 1~2회의 정기적인 혈액검사를 통하여 호르몬의 양이 적절한지 점검해야 한다.

갑상선기능저하증 증상이 없고 혈액검사 결과도 갑상선 호르몬의 양이 정상인데 갑상선 자극호르몬의 양만 증가하는 무증상 갑상선기능저하증일 때도 갑상선 자극호르몬의 양이 정상치의 2배 이상을 초과할 때는 호르몬치료를 받아야 한다.

(3) 갑상선종

갑상선에 다수의 결절이 생기는 다결절성 갑상선종은 노년기에 매우 흔하게 발생하여 70세 이상 여성의 90%, 80세 이상 남성의 60%에서 나타난다. 그러나 이들 결절들은 대부분 만져지지 않을 정도로 작아서 초음파검사에서나 보이고 기능하지 않기 때문에 임상적 의미가 없다. 그러나 60세 이상에서 갑상선에 하나의 뚜렷한 결절이 보일 때는 암일 가능성이 높아지는데, 이때는 주사바늘을 이용한 조직검사를 실시하여 암 여부를 확인해야 한다. 노인에게서 갑상선에 악성종양이 생길 때는 젊은 사람들보다 예후가 좋지 않다.

4. 저체온증

노인은 차다 체온이 위험 수준까지 내려가는 저체온증은 노인들에게 주로 나타나는 현상인데, 의학적으로는 항문에서 잰 신체 중심체온이 35°C 이하일 때를 저체온증으로 규정한다. 주로 노년기에 저체온증이 나타나는 이유는 여러 가지가 있다. 먼저 나이가 들면 신체의 대사기능 및 체온조절기능이 떨어진다. 근육이 쇠퇴하고 근육의 운동량이 감소해 열의 생산이 줄며 특히 추울 때 몸을 떨어서 일시적으로 열의 생산을 3~4배 증가시킬 수 있는 오한기능도 저하된다. 또 피부혈관의 수축력이 감소해 추운 환경에서의 체온유지기능도 떨어진다. 이 밖에도 나이가 들면 주위 온도나 자신의 체온 변화를 감지하는 능력도 떨어져 기온이나 체온이 낮아질 때 이에 대한 즉각적인 대응이 늦어진다.

위험인자　　저체온증은 기온이 낮고 실내온도가 21°C 이하로 떨어지는 겨울철에 주로 발생하는데, 특히 난방이 제대로 되지 않는 주택에 홀로 사는 노인, 치매증이 있는 노인, 몸이 말라 피하지방이 적은 노인에게서 더 많이 생긴다. 또 갑상선기능저하증, 뇌졸중, 파킨슨병, 당뇨병, 심부전증, 영양실조, 저혈당증 등이 있는 노인에게 저체온증이 많고 각종 신경안정제를 사용하거나 자주 술을 마시는 노인에게서도 저체온증 위험이 높아진다.

증상　　저체온증 환자들은 대부분 낮은 체온에 적응돼 추운 것을 별로 느끼지 못하거나 표현하지 않는다. 따라서 저체온증을 의심하지 않으면 진단이 늦어지는 경우가 많다. 추운 날씨에 얇은 옷을 입고서도 별로 추운 기색을 보이지 않는 노인이 있으면 몸에 열이 많아 그럴 것이라고 생각하기보다는 저체온증을 의심해야 한다.

저체온이 심해져서 체온이 32~35°C 정도 되면 피로감이 생기고 걸음걸이나 사고작용 등 모든 행동이 늦어진다. 또 심장박동이 느려지거나 불규칙하게 되고 호흡도 힘들어진다. 저체온증은 의학적인 응급상황으로 당장 조치를 취하지 않으면 사망에 이르게 된다. 따라서 의식장애를 보이면서 체온이 낮은 환자는 바로 응급실로 옮겨 체온을 높이는 조치를 취해야 한다.

예방　　저체온증을 예방하기 위해서는 평상시에 노인이 거주하는 방의 난방상태를 점검하고 실내온도는 가능하면 21°C 이상으로 유지하며 추운 날씨에는 실내에서도 옷을 더 많이 껴입는다. 또 정기적인 검진을 통해 저체온증을 유발하는 갑상선기능저하증 등을 조기발견해 치료해야 한다. 신체 전체의 체온이 내려가는 저체온증과는 달리 신체 말단부위가 차가운 수족냉증의 원인도 저체온증과 마찬가지로 주위 온도, 갑상선기능저하증, 심장질환, 마른 체질 등이다. 특히 말초혈관장애로 신체 말단부위의 혈액순환이 제대로 되지 않는 사람은 손발이 더 차갑게 느껴지는데, 이런 경우는 약물치료나 수술로 증세가 호전되기도 한다.

|제6장| 비뇨생식기질환

1. 요실금

노년기에 나타나는 배뇨기능장애 중에 가장 흔한 것은 소변을 참지 못하고 옷에 흘리는 요실금 증상이다. 많은 노인들이 이 증상을 노화에 따른 자연스런 것으로 여기고 있으며 심지어 가족이나 주위 사람들, 심지어 담당 의사까지도 요실금 증상을 나이 들면 당연히 생기는 것으로 받아들이고 있다. 그러나 이 증상은 노년기질환이나 이를 치료하기 위한 약물부작용 때문에 생기는 경우가 많다. 따라서 본격적인 요실금의 진단 및 치료에 임하기 전에 이러한 요인들을 먼저 확인해 제거하는 것이 중요하다.

(1) 일시적 요실금

급성질환으로 병원에 입원한 노인에게 자주 나타나는 급성 혼돈증(섬망증)인 경우에는 급성 혼돈증을 교정함으로써 요실금에서 벗어날 수 있다. 보행장애나 심한 피로감으로 인해 화장실에 도착하기 전에 소변이 나오는 기능성 요실금이나 방광염 등 요로감염에 의한 요실금도 원인 질환을 치료함으로써 교정된다. 직장에 대변이 꽉 차 있을 때도 요실금이 생기는데, 이때는 관장액이나 손가락을 이용해 이를 제거하면 요실금이 사라진다. 수분을 너무 많이 섭취하거나 당뇨병 환자의 혈당이 조절되지 않거나 각종 질환을 치료하기 위해 이뇨제를 사용할 때는 소변량이 증가하여 요실금이 나타나므로 적절한 조치로 소변량을 줄이면 요실금도 호전된다. 수면제나 감기치료제 등도 요실금을 악화시키므로 주의해서 사용해야 한다.

(2) 만성적 요실금

긴장성 요실금

만성적으로 나타나는 요실금은 크게 네 가지로 구분할 수 있다. 첫째로는 긴장성 요실금으로 방광에서 요도로 나가는 괄약근이 약해져 기침, 재채기, 웃음 또는 운동 시 복강의 압력이 상승할 때마다 조금씩 소변을 흘리는 경우다. 이는 주로 아이를 많이 낳아 골반근육이 약해진 여성이나 폐경기가 지나 여성호르몬이 감소한 여성에서 가장 많이 나타나는 것으로 남성에게는 비교적 드물다.

긴장성 요실금이 있는 환자는 우선 체중을 줄이고 여성호르몬 크림으로 위축성 질염을 치료하며 만성 기침이 있으면 이에 대한 치료도 받아 요실금 유발요소를 없애야 한다. 긴장성 요실금 치료에 가장 효과적인 방법은 골반근육 강화운동이다. 이 운동은 키글운동이라고 하는데, 이 방법의 성공 여부는 환자가 얼마나 의욕을 가지고 운동을 지속하느냐에 달려 있다. 이 방법은 제대로 열심히 한다면 높은 성공률을 기대할 수 있다. 그러나 열심히 하여도 증상이 호전되지 않을 때는 운동하는 방법이 잘못된 것은 아닌지 확인해야 한다.

▪ 키글 운동 ▪

1. 누워서 두 무릎을 굽히거나 다리를 꼬고 앉은 자세를 취한다. 나중에 익숙해지면 어떤 자세로 실시해도 된다.
2. 질 주위 근육에 힘을 주어 질을 오므리는 느낌으로 운동을 하거나 방귀가 나오는 것을 막기 위해 항문 주위에 힘을 줄 때처럼 항문 주위 근육을 수축시킨다. 이때는 항문 주위 근육이 안쪽과 위쪽으로 수축하여 당겨지는 듯한 느낌이 들 정도로 힘을 준다.
3. 여기서 중요한 것은 항문이나 질 주위 근육만 분리하여 운동하는 것이다. 만약에 아랫배나 허벅지 안쪽 또는 엉덩이근육에 힘이 들어가면 요실금 증상을 오히려 악화시킬 수 있다. 따라서 이 운동에 익숙해질 때까지는 근육을 수축시킬 때마다 아랫배나 엉덩이 위에 손을 얹어 다른 근육이 같이 수축하지 않도록 해야 한다.
4. 처음에는 천천히 셋을 셀 동안 근육을 수축시켰다가 다시 셋을 세는 동안 천천히 이완시킨다. 이 운동은 매번 총 15회 반복하고 하루 세 차례 정도 실시한다. 익숙해지면 차차 운동 시간과 횟수, 수축 시간 등을 늘려간다.
5. 증상은 대개 4~7주 이후에 호전되는데, 그때까지 호전되지 않을 때는 의사와 상의하여 제대로 운동하고 있는지 확인한다.

긴장성 요실금을 치료하는 다른 방법으로는 질이나 항문을 통하여 전기자극을 주거나, 질 안에 삽입하는 기구를 이용해 골반근육을 강화시키는 방법이 있으나 키글운동법에 비해서는 번거롭다. 요도 주위에 콜라겐 같은 물질을 주사하는 방법도 긴장성 요실금을 치료하는 데 사용된다.

절박성 요실금

두 번째 형태의 요실금은 방광근육이 과민해서 나타나는 절박성 요실금으로 갑자기 소변이 급히 마려운 느낌이 들면서 요실금이 나타나는데, 전반적으로 소변 횟수가 잦아지고 특히 밤에 소변보는 횟수가 증가한다. 이는 여러 원인으로 민감해진 방광근육이 방광이 완전히 차지도 않았는데 수축을 시작해 소변을 흘리게 되는 질환이다. 일부 절박성 요실금 환자는 방광근육이 과민해지는 것과 함께 방광근육의 수축력이 약화되는 경우도 있는데, 특히 질환 때문에 쇠약해진 노인에게 주로 보인다. 방광근육이 민감하게 되어 절박성 요실금이 생기는 경우는 노화 자체나 중풍같이 방광을 조절하는 기능이 마비되는 신경계통의 질환이 있을 때 또는 방광염이나 방광결석, 방광암 등 방광을 자극하는 질환이 있을 때 등이다.

절박성 요실금을 치료하기 위해서는 조금만 소변이 차도 방광이 수축하는 것을 억제하는 방광 재훈련을 해야 한다. 치료방법을 이해할 수 있거나 지시를 잘 따를 수 있는 노인에서는 미리 정해진 시간에 따라 소변을 보고 갑자기 생기는 요의를 억제하는 치료방법을 시행한다. 치매증이 있어 위와 같은 지시에 따라 자발적으로 치료할 수 없는 환자들 경우에는 간호하는 사람이 시간을 정하여 환자가 소변을 보게끔 안내하는 방법을 쓸 수 있다. 위와 같은 비약물적 방법이 효과적이지 않을 때는 방광 수축을 억제하는 옥시부티닌이나 톨테로딘 등이 치료 목적으로 주로 사용되는데, 톨테로딘이 입안건조나 변비 등의 부작용이 덜한 것으로 알려져 있다.

**범람성
요실금**

세 번째 형태의 요실금은 방광근육이 힘이 없어 어느 정도 방광이 팽창되어도 수축하지 않거나 방광 출구가 전립선비대증이나 전립선암, 요도협착증, 당뇨병 합병증으로 좁아져 누적된 소변에 의해 늘어날 대로 늘어난 방광이 더 이상 소변을 저장하지 못해 넘쳐 나오는 범람성 요실금을 들 수 있다. 범람성 요실금 환자는 소변을 본 뒤에 방광 안에 나가지 못하고 그대로 남아 있는 소변(잔뇨)의 양이 증가한다. 또 소변을 볼 때도 적은 양이 조금씩 나오고 소변을 시작하기도 힘이 들며 소변보는 횟수도 증가한다. 범람성 요실금 환자는 절박성 요실금이나 긴장성 요실금 증상을 같이 가지고 있을 수도 있다. 범람성 요실금은 남성에게 많고 주원인이 전립선질환이지만 전립선질환이 있는 노인들이 모두 요실금이 있는 것은 아니다. 여성 노인들도 과거에 자주 요도염을 앓아 요도가 좁아져 있는 경우에는 남성의 전립성비대증 비슷한 증상을

▪ 방광 재훈련 ▪

1. 우선 환자 자신이 처음 이틀 동안 소변을 볼 때마다 소변을 본 시간과 소변량을 기록한다.

2. 의사는 이 기록을 참고하여 환자가 소변을 보는 횟수나 치료 시작 전 방광이 소변을 최대로 수용할 수 있는 양을 고려해서 소변보는 시간 간격을 결정한다. 처음에는 대부분의 환자가 1~2시간마다 소변보는 것으로 계획이 세워진다.

3. 소변보는 시간 간격이 정해지면 처음 일주일 동안은 철저하게 정해진 시간에 소변을 보도록 한다. 만약에 정해진 시간 이전에 갑자기 소변이 마려운 느낌이 들면 아래의 배뇨충동 해소방법을 통해 이를 진정시킨다. 만약에 이것도 실패하면 그때는 소변을 보고 그 다음 정해진 시간에 소변을 보는 것을 계속한다.

4. 매주 소변 보는 간격을 30분씩 늘려 소변보는 간격이 3~4시간이 될 때까지 훈련을 계속한다.

5. 이 과정 중에도 매주 요실금이 일어나는 횟수를 보아서 요실금 횟수가 줄어들지 않으면 그 다음 주에는 시간을 단축하지 않고 한 주 더 같은 시간 간격으로 시행한다.

▪ 배뇨충동 해소방법 ▪

1. 갑자기 소변이 마려운 느낌이 들면 우선 조용히 서 있거나 앉아서 방광을 자극하는 것을 피한다.

2. 숨을 천천히 편안하게 쉰다.

3. 골반근육을 반복적으로 수축한다(방법은 151쪽 키글운동 참조).

4. 정신을 집중하고 자기암시를 통하여 이 충동을 극복할 수 있고 또 이미 소변을 보고자 하는 충동은 고비를 넘기고 약해지고 있다고 생각한다.

5. 다른 방법으로는 배뇨충동 이외의 것에 신경을 쏟도록 하기 위해 노래를 부르든지 100에서 7씩 계속해서 빼는 암산을 한다.

6. 이 방법은 소변을 보고자 하는 충동이 생길 때마다 사용하면 더 효과적이다.

일으킬 수 있는데, 이는 요도를 확장시키는 수술로 치료할 수 있다.

범람성 요실금의 치료방법은 요실금을 일으키는 원인 질환이 무엇이냐에 따라 정해진다. 즉 전립선비대증이 있으면 이에 따른 약물치료나 수술을 하고, 요도협착이 있을 때는 요도를 늘이는 수술을 한다. 방광근육의 수축력이 떨어져 범람성 요실금이 생긴 환자는 정기적으로 튜브로 소변을 빼주거나 소변주머니를 차는 방법을 써야 한다.

**기능성
요실금**

네 번째 형태의 요실금은 노인성 치매증에 의해 화장실 사용법을 잊어버렸거나 심한 관절염 때문에 제때 화장실에 가지 못해 나타나는 기능성 요실금이 있다. 기능성 요실금일 때는 방광 자체나 배뇨기능에는 문제가 없으므로 환자가 왜 제때 화장실에 가지 못하는가를 규명하여 이를 교정하도록 해야 한다. 즉 관절염이 심한 환자는 2~3시간마다 예방적으로 소변을 보게 하거나 침대 옆에 플라스틱 소변기를 놓는 등의 조치로 요실금을 예방할 수 있다. 치매 환자는 반복적인 훈련을 통해 화장실 사용법을 교육하고 2~3시간마다 소변을 미리 보게 하는 방법도 유용하다.

2. 빈뇨

소변을 자주 보는 증상을 빈뇨라 하는데, 이는 노인들에게 매우 흔한 증상이다. 소변을 자주 보게 되면 화장실을 자주 사용하게 되어 장거리 여행이나 여가활동을 하는 데 지장을 초래하고 자는 중에도 자주 일어나야 하므로 수면을 방해하는 등 불편한 점이 많다. 또 관절염이나 뇌졸중 등으로 거동이 불편한 노인은 소변을 볼 때 제때 화장실에 가지 못해 소변을 흘리게 되는 기능성 요실금 증상도 나타나게 된다.

소변을 자주 보게 되는 증상의 원인은 크게 두 가지로 나눌 수 있다. 첫째는 소변의 절대량이 많아져서 방광이 빨리 차고 이를 배출하기 위해 소변을 자주 보는 다뇨 증상이고, 둘째는 소변량은 별로 많이 증가하지 않았는데 자주 조금씩 소변을 보는 진정한 의미에서의 빈뇨 증상이다.

(1) 다뇨

얼마나 많은 양의 소변을 다뇨로 보느냐 하는 데는 정설이 없으나 대개는 하루 소변량이 총 3L 이상이면 다뇨로 본다. 소변량이 많아서 소변을 자주 보게 되는 다뇨는 건강을 위해 의도적으로 수분을 많이 섭취하거나 당뇨병이나 신장질환 때문에 소변 배출량이 많은 경우 또는 이뇨제 등 각종 치료제 복용이 원인일 수 있다.

적절한 수분 섭취

일반적으로 물을 많이 마시면 건강에 유익하다고 알려져 있다. 하지만 필요 이상으로 너무 많이 마시면 다뇨를 일으킬 수 있다. 특히 노인들에게 많은 전립선질환이 있을 때는 수분 섭취량이 증가하면 소변량이 많아져서 배뇨장애와 요실금 증상을 더욱 악화시킬 수 있고 심부전증이나 신부전증 또는 만성 간질환이 있을 때도 수분을 지나치게 섭취하면 숨이 차거나 복수가 고이는 증세가 갑자기 악화될 수 있다. 또 환자 자신은 평상시 물을 많이 마시지 않는다고 생각해도 여러 가지 치료제나 영양제를 많이 복용하는 경우에는 약물 복용을 위해 마시는 물의 양도 상당하기 때문에 이로 인한 다뇨와 빈뇨가 나타날 수 있다. 꼭 물이 아니더라도 건강을 위하여 마시는 각종 주스나 녹즙, 우유 등도 수분 섭취를 증가시키므로 정도가 지나치면 다뇨를 유발할 수 있다.

질환 및 약물부작용에 의한 경우

당뇨병은 혈당이 잘 조절되고 있는 동안에는 별다른 증상이 없으나 혈당이 조절되지 않아 정상치를 훨씬 초과하면 신장으로 배출되는 당분이 증가하고 그에 따라 소변량도 증가하여 다뇨와 더불어 목이 타면서 물을 많이 마시게 되는 증상이 나타난다. 이때의 다뇨는 물론 혈당을 잘 조절하면 치료된다.

소변 절대량이 많아져서 소변을 자주 보게 되는 다뇨는 각종 약물 사용에 의해 나타날 수 있다. 특히 조울증치료제인 리튬을 사용할 때는 신장 손상에 의한 다뇨가 발생한다. 이뇨제는 체내의 수분을 감소시키기 위해 사용하는 약물로 노년기에 주로 많이 발생하는 여러 질환에 쓰인다. 즉 고혈압, 심부전증, 신부전증, 만성 간경변, 다리부종의 치료 등에 사용되어 소변으로 배출되는 수분량을 늘려 체내의 수분을 감소시키는 작용을 한다. 이뇨제 사용으로 소변량이 많아져 불편을 느끼는 사람은 우선 1일 수분 섭취량을 철저히 제한해 이뇨제 사용을 줄이는 것으로 다뇨나 빈뇨에 의한 불편을 덜 수 있다.

야뇨 낮보다는 주로 밤에 소변을 자주 보는 야뇨는 수면장애의 주요 원인으로 많은 노인들이 이 증상을 호소한다. 주로 서 있거나 앉아 있는 낮 시간에는 중력에 의해 체내의 수분이 주로 다리 쪽으로 이동하고 또 신장으로 가는 혈류량이 적기 때문에 소변의 생산이 줄어든다. 그러나 밤에 자리에 누워 잠을 자게 되면 다리에 몰려 있던 수분이 다시 혈액으로 빠져나오고 또 신장으로 가는 혈류량이 증가하여 소변의 생산이 증가하게 된다. 일반적으로 젊은 사람에게는 이 변화가 두드러지지 않기 때문에 자다가 일어나 소변을 보는 현상이 나타나지 않는다. 그러나 노인들은 노화에 따른 하지정맥부전증으로 인하여 낮 시간 동안에 다리가 붓는 증상이 심해 이 현상이 두드러진다. 특히 만성 신부전증이나 심부전증을 가진 노인들은 위와 같은 기전에 의한 야뇨 증상이 두드러진다.

저녁식사 중이나 식사 후에 수분을 많이 섭취하거나 저녁에 이뇨제를 복용하는 경우에도 야뇨가 심해진다. 따라서 야뇨가 심한 사람은 저녁식사를 할 때 국이나 짠 음식을 줄이고 수분 섭취를 줄여야 할 필요가 있다. 또 낮에 다리부종이 심한 사람은 낮 시간에 수시로 다리를 올린 자세로 누워서 휴식을 취하거나 압박스타킹을 착용해 다리가 붓는 것을 방지하는 것이 좋다(51쪽 팔다리부종 참조). 이뇨제를 사용하는 사람은 주로 아침에 복용하여 깨어 있는 낮 시간 동안에 소변을 보도록 해서 야뇨를 감소시킬 수 있다. 야뇨 증상은 방광의 용적이 감소하거나 민감성이 증가하는 전립선비대증이나 신경성 방광질환이 같이 있을 때는 더욱 심해진다.

(2) 빈뇨

소변량이 증가하지 않는데도 소량의 소변을 자주 보는 빈뇨는 불안증이나 긴장으로 인한 정신적 스트레스에 의한 경우, 소변을 배출하는 방광이나 요도의 염증에 의한 경우 또는 방광이나 자궁, 전립선 등에 생긴 질환 때문에 방광기능에 장애가 온 경우로 나눌 수 있다.

소변을 조금씩 자주 보는 증상은 정신적인 스트레스나 습관이 원인인 경우가 있다. 스트레스를 받으면 화장실을 피난처로 사용하는 사람이나 물만 마시면 소변이 마려운 사람 등이 있는데, 이러한 경우에는 대개 비뇨기계통의 질환이 발견되지 않는다.

소변을 자주 보는 동시에 소변을 볼 때 통증이 있거나, 소변을 보지 않을 때도 요도 부위에 자극을 느낄 때는 세균감염증에 의한 요도감염 가능성이 있고 그에 의한 빈뇨가 있는 것으로 생각할 수 있다. 흔히 말하는 '오줌소태'는 대개 여성에게 흔한 질환으로 방광에 염증이 생겨 나타나는데, 빈뇨와 더불어 아랫배 통증, 발열 등이 있을 수 있다. 이런 세균감염에 의한 빈뇨 증상은 항생제로 잘 치료된다. 그러나 일부 환자는 방광염이나 요도염 등이 치료된 뒤에도 만성적으로 비세균성 염증반응이 남아 있어 요도 자극과 빈뇨 증상이 지속되는 경우가 있다.

노인에게서 빈뇨와 밀접한 관계가 있는 증상으로 소변을 흘리는 요실금을 들 수 있다. 요실금은 여러 가지 형태가 있으나 대부분 방광기능의 이상으로 발생한다.

만성적인 방광염증이나 요도염증 또는 전립선비대증 등의 요도질환이나 뇌졸중, 치매, 허리 디스크 등 신경장애가 있는 경우에는 방광의 근육이 민감해져서 조금만 자극이 가해져도 방광이 수축해 그때마다 소변을 보게 된다. 이 경우에는 우선 세균감염이 있으면 이것을 먼저 치료하고 그래도 증상이 지속되면 방광근육이완제를 사용한다. 방광근육이완제로 사용하는 약물들은 대개 항콜린성 작용에 의한 부작용을 일으킬 수 있으므로 조심해서 사용해야 된다(326쪽 항콜린성 부작용 참조).

3. 전립선비대증

노년기 남성에게 가장 흔한 질환의 하나가 전립성비대증이다. 전립선의 조직검사를 해보면 전립선비대증과 비슷한 작은 종양들이 이미 30대에서부터 발견되기 시작하지만 60대 남성은 약 절반 정도에서, 80대 남성은 90%에서 이런 조직 소견을 보인다. 물론 이 같은 조직 소견이 있는 사람들이 모두 전립선비대증 증상을 보이는 것은 아니다.

증상　　전립선비대증 증상이 나타나려면 우선 전립선을 통해서 지나가는 요도를 압박할 정도로 전립선이 비대해져야 하지만 그렇다고 꼭 전립선의 크기와 요도 압박의 정도가 일치하는 것은 아니다. 증상은 요도가 좁아져서 소변의 배출이 원활하지 못하며 그에 따라 방광의 근육이 비대해지고 과민해져 나타난다. 자각증상으로는 우선 소변을 본 후에도 완전히 소변이 배출되지 않은 것처럼 느껴지는 잔뇨감이 생기고 평소보다 소변을 자주 보게 된다. 또 소변이 나오다 중간에 그쳤다가 다시 나오며 소변이 마려우면 참지 못하고 바로 눠야 한다. 소변 줄기가 가늘어지고 평소보다 힘을 더 주어야 소변이 나온다. 밤에 일어나서 소변을 보는 횟수도 증가한다. 증상이 심해지면 갑자기 소변 줄기가 막혀 소변을 볼 수 없게 되기도 한다.

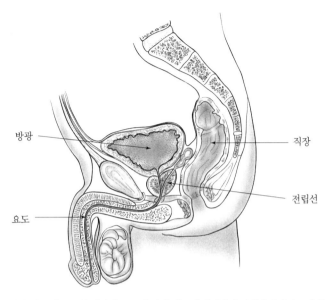

방광

직장

전립선

요도

전립선은 방광 하부의 요도가 시작하는 곳에 있기 때문에 전립선이 비대해지면 요도가 좁아져 그
에 따른 증상이 나타난다. 전립선 뒤쪽에 있는 직장에 손가락을 넣어 전립선의 비대 여부를 점검
할 수 있다.

그림 6-1 전립선의 위치

전립선비대증과 비슷한 증상을 일으키는 질환으로는 전립선암이나 방광
암, 요로감염증 또는 과거 성병을 앓았던 사람에게서 나타나는 요도협착증
등이 있다. 또 파킨슨병이나 뇌졸중, 치매 등 신경질환에서도 비슷한 증상이
나타나므로 감별진단해야 할 필요가 있다. 특히 노인들에게 많이 발생하는
전립선암을 진단하기 위해서는 직장수지검사와 전립선암 항원검사를 정기
적으로 시행하고 경우에 따라서는 직장을 통한 초음파검사와 조직검사를 시
행해야 한다.

치료
전립선비대증의 치료방법은 증상의 정도에 따라 다르다. 환자 자신이 크게
불편을 느끼지 않으면 약물치료를 시행하지 않고 그냥 관찰만 할 수도 있다.
약물치료는 크게 두 가지로 분류할 수 있다. 첫째는 전립선 주위의 평활근을 이완시켜 요도의 구경을 늘여주는 알파차단제에 속하는 약물을 사용하는 방법이다. 이런 약물은 혈압을 내리는 효과도 있어서 전립선비대증과 고혈압이 같이 있는 환자에게 유리하다. 이러한 약물의 부작용 중에 가장 우려되는 것은 처음 복용할 때부터 일주일 이내에 약 1%의 환자가 실신을 일으킬 수 있다는 점이다. 따라서 실신 가능성을 감소시키기 위해서는 반드시 가장 적은 양부터 시작하고 처음에는 자기 직전에 복용하도록 해야 한다. 이 밖에도 어지럼증이나 피곤, 졸음 등의 부작용도 나타날 수 있다.

둘째는 남성호르몬의 생산을 차단하여 전립선의 크기 자체를 줄이는 피네스테라이드라는 약물을 사용하는 방법인데, 이 약물을 4년간 복용한 환자들의 전립선 크기는 복용하지 않은 환자에 비해 30%가량 줄어든 것으로 나타났다. 부작용으로는 남성호르몬 부족에 의한 발기부전, 성욕 감퇴 등의 여러 증상들이 나타날 수 있다. 피네스테라이드는 부수적으로 발모효과도 있어서 탈모증 치료에 사용되기도 한다. 약물치료가 잘 안 듣는 환자는 전립선절제술을 시행해야 하나 수술 후에는 요실금 등의 증상이 나타날 수 있다.

4. 혈뇨

소변에 혈액이 섞여 나오는 혈뇨는 나이가 들수록 흔해 특별한 질환이 없는 50세 이상의 장노년층의 약 10%에서 발견된다. 혈뇨는 출혈이 많을 때는 육안으로 확인할 수 있으나 대부분 현미경을 통해서만 진단이 가능하다. 노인에게 나타나는 혈뇨는 종종 신장이나 방광 또는 전립선암과 연관되는 경우가 있으므로 출혈량이 많고 적음을 떠나서 혈뇨가 있을 때는 원인을 철저히 규명해야 한다.

원인 　　혈뇨를 일으키는 원인은 크게 신장이나 방광의 이상이나 혈액응고기능의 이상으로 나눌 수 있다. 혈뇨가 있으면서 소변을 자주 보고 소변을 볼 때 아프고 열이 있는 경우에는 세균감염을 의심할 수 있다. 그러나 노인에게서는 세균감염이 있어도 아프거나 발열 없이 혈뇨만 나타나는 경우도 있으므로 열이 없다고 해서 감염증이 아니라고 말할 수는 없다. 소변을 볼 때 아프고 소변을 본 뒤에도 개운하지 않고 소변을 흘리거나 소변줄기가 힘이 없고 가늘어진 경우에는 전립선질환에 의한 혈뇨를 의심해야 한다.

고혈압이 있고 다리부종이 있으면서 혈뇨가 있는 사람은 신장과 연관된 혈뇨를 조사해야 한다. 특히 평소에 동맥경화증이 심한 사람에게서 갑자기 이런 증상과 더불어 열이 나거나 피부에 붉은 반점이 생길 때는 콜레스테롤 조각들이 신장의 미세혈관을 막는 질환이 생긴 경우인데, 특히 심장질환 진단을 위해 심장도관술을 이용한 검사를 시행할 때 생기는 수가 많다. 신장이나 방광에 암이 있어 혈뇨가 생길 때는 대부분 혈뇨 외에는 아무런 증상이 없다.

진단　혈뇨가 생기면 우선 소변검사를 되풀이하여 소변에 염증을 시사하는 백혈구나 세균이 있는지 또 다른 염증성 신장질환이 있을 때 나타나는 이물질이 있는지 확인하고 많은 양의 소변을 모아서 원심분리해 침전물에 암세포가 있는지 확인해야 한다. 또 복부초음파검사와 신장, 요관, 방광 등을 볼 수 있는 엑스선검사를 통해 종양이나 기형 등의 구조상의 문제를 확인하고 컴퓨터단층촬영, 방광경검사, 신장혈관조영술 등을 시행해야 할 필요도 있다. 이러한 검사를 해도 약 15%의 환자에서는 원인을 발견할 수 없다. 이럴 때는 몇 달에 한 번씩 정기적인 검진으로 혈뇨의 증감을 관찰해야 하는데, 몇 년 동안 아무 변화 없이 혈뇨가 계속되는 경우도 있다. 노인들이 많이 사용하는 각종 진통제도 신장에 손상을 주어 혈뇨를 일으키므로 무분별한 사용을 자제해야 한다.

5. 급성 신부전증

신장은 신체의 수분과 전해질의 균형을 유지하는 기능을 갖고 있으며 생명 유지에 필수적인 기관이다. 노화가 시작되면 신장의 크기는 작아지고 혈액을 여과하는 양도 적어지나 신체기능을 유지하는 데 필요한 정도의 기능은 남아 있어 아주 나이가 많은 노인에게서도 문제를 일으키지 않는다. 그러나 각종 질환이나 약물에 의한 신장 손상의 위험은 나이가 들면 급격히 증가해 노인들에게서는 급성 또는 만성 신부전증 환자가 많이 발생한다. 신장기능에 장애가 오면 혈액 속의 각종 대사산물이 배출되지 못하고 쌓이게 되는데, 이런 물질(혈중요소질소, 크레아티닌)의 혈중농도가 정상 이상으로 증가하면 신부전증 진단이 내려진다. 그리고 이러한 이상이 며칠 내지 몇 주에 걸쳐 짧은 시간 내에 나타날 때 급성 신부전증이라고 하고 몇 달이나 몇 년에 걸쳐 서서히 나타나면서 정상으로 회복되지 않는 경우를 만성 신부전증이라고 한다. 급성 신부전증이나 만성 신부전증을 일으키는 원인은 수없이 많고 또 급성 신부전증이 만성으로 이행하는 경우도 허다하다.

독성물질 노인들에게서 급성 신부전증을 일으키는 원인 중 첫 번째로 꼽을 수 있는 것은 각종 약물이나 독성물질에 의한 신장 손상이다. 약물에 의한 신장 손상은 여러 형태로 나타나는데, 첫째가 약물에 대한 알레르기반응으로 신장 손상이 있을 때는 특정 약물을 복용한 후에 열이 있고 기운이 빠지면서 소변 및 혈액의 특정 백혈구(호산구) 수가 증가한다. 이때 해당 약물을 중단하면 대개 신장기능이 정상으로 회복된다. 독성물질이나 약물에 의해 신장이 직접 손상된 경우에도 급성 신부전증이 발생한다. 각종 항생제, 항암제, 관절염치료제 등 노인들이 많이 사용하는 약물들이 종종 신부전증을 일으키기도 한다.

요오드 화합물 심장, 뇌, 말초혈관 등에 질환이 있는 환자들에게 혈관조영술을 실시하거나 컴퓨터단층촬영을 할 때 사용되는 요오드 화합물 조영제가 신부전증을 일으키는 경우가 종종 있다. 요오드 화합물에 의한 급성 신부전증은 특히 당뇨병이나 고혈압 등으로 이미 신장이 어느 정도 손상된 사람에게 특히 많이 나타나므로 당뇨병이나 고혈압 같은 만성질환이 있는 노인이 새로운 약물을 쓰거나 방사선검사를 받을 때는 특히 조심해야 한다.

고혈압 치료제

당뇨병 환자가 많이 사용하는 고혈압치료제인 안지오텐신전환효소억제제는 사용 직후부터 급성 신부전증을 일으킬 수 있다. 이러한 현상은 이미 신장으로 가는 동맥에 동맥경화가 있어 동맥이 좁아진 사람에게 나타나므로 전신적인 동맥경화 증상(협심증, 뇌졸중, 말초혈관장애)이 있는 노인 환자에게 이 약물을 사용할 때는 세심한 주의가 필요하다.

탈수

급성 신부전증을 일으키는 또 다른 주요 원인으로는 탈수를 들 수 있다. 탈수는 신체에 수분이 부족한 상태를 말하는데, 당뇨병이 조절되지 않아 소변량이 많아지거나 심장질환이나 고혈압치료제로 쓰는 이뇨제를 과용했을 때 또는 장기간 설사를 하면서 수분을 충분히 섭취하지 않았을 때 등에서 급성 신부전증이 생긴다. 탈수현상은 조기에 발견하면 정맥을 통한 수액 공급으로 쉽게 치료되나 장기간 방치하면 생명의 위험을 초래한다.

많은 노인들이 건강에 좋다는 말을 듣고서 탈수 예방에 필요한 양보다 물을 많이 마시는 경향이 있다. 물을 많이 마시는 것이 대부분의 경우에는 건강에 큰 문제를 일으키지 않으나 만성 신부전증이나 간경변 등의 질환으로 평소에도 몸이 자주 붓는 환자나 전립선질환으로 자다가도 서너 번씩 일어나 소변을 봐야 하는 환자에게는 오히려 만성질환을 악화시키거나 수면장애를 일으킬 수 있다.

요로폐쇄

소변은 신장에서 생산돼 요관을 통해 방광으로 배출되고, 방광에 저장돼 있다가 요도를 통해 주기적으로 배출된다. 이렇게 소변이 배출되는 경로의 어느 한 부분이라도 막히면 급성 신부전증을 일으키게 된다. 노인에게 많은 요로폐쇄증 원인으로는 먼저 전립선비대증이나 전립선암을 들 수 있다. 이러한 질환이 있으면 소변 줄기가 가늘어지고 소변을 자주 보게 되는 증상이 선행되다가 갑자기 소변이 더 이상 나오지 않으면서 급성 신부전증 등으로 진행할 수 있다. 응급치료로 아랫배의 복벽을 뚫고 방광에 관을 삽입하거나 요도를 통해 관을 삽입해 소변을 배출시키는데, 전립선비대에 의한 경우에는 막힌 정도에 따라 수술해야 하는 경우도 있다. 신장이나 방광에 돌이나 종양이 생겨 요로폐쇄를 일으키기도 하는데, 특히 요도결석이 있을 때는 통증이 매우 심하다.

근육 와해　　뇌졸중, 전신쇠약증, 심한 치매, 대퇴골 골절 등으로 장기간 누워 있는 노인에게서도 급성 신부전증이 생길 수 있다. 이러한 경우에는 마음대로 움직이지 못하여 목이 말라도 물을 제대로 마시지 못해 탈수현상이 생기고, 그 결과로 급성 신부전증이 올 수도 있지만 그와는 다른 기전으로도 급성 신부전증이 올 수 있다. 즉 근육을 장기간 사용하지 않을 때는 근육조직이 와해되면서(횡문근융해) 여기서 생산되는 독성물질이 신장을 손상시키게 된다. 장기간 누워 있는 노인들은 이런 현상을 예방하기 위해 수분을 충분히 섭취하여 독성물질의 농도가 급격히 높아지는 것을 방지해야 한다. 또 누워 있더라도 누운 자세에서 할 수 있는 운동을 계속해 근육이 급격하게 손상되는 것을 방지해야 한다.

6. 만성 신부전증

진단 기준　　만성 신부전증이란 신장조직이 손상된 뒤 회복되지 않고 장기적으로 또 점진적으로 신장기능 이상을 초래하는 질환을 말한다. 신장조직은 급성 신부전증의 후유증으로 갑자기 손상될 수도 있고 장기간에 걸쳐 서서히 손상되기도 한다. 만성 신부전증은 신장기능 이상 정도를 나타내는 물질(혈중요소질소, 크레아티닌)의 농도에 따라 심한 정도를 나눌 수 있다. 크레아티닌은 대개 1.5mg/dL까지를 정상치로 보나 노인에게는 이 기준을 낮출 필요가 있다. 혈중크레아티닌농도는 그 사람이 가지고 있는 근육량에 비례하는데, 특히 몸이 작고 근육의 쇠퇴가 심한 노인의 정상 크레아티닌 수치는 1mg/dL 이하까지도 가능하기 때문이다. 어느 정도의 크레아티닌 수치를 정상으로 보느냐는 매우 중요한데, 크레아티닌 수치가 조금만 증가해도 그에 반비례해 신장기능이 현저하게 감소하기 때문이다. 즉 크레아티닌이 1mg/dL에서 2mg/dL로 증가하면 신장기능은 50%로 감소하고 4mg/dL로 증가하면 25%로 떨어진다. 수치상으로는 차이가 거의 없어 보이나 실제 신장에 생긴 변화는 크다.

많은 노인들이 크레아티닌 1.5~2.5mg/dL 정도의 신장기능 이상을 보이는데, 특히 이런 초기 신장기능 이상 환자의 신장기능 악화를 방지해 말기 신부전증(크레아티닌 수치 5~10mg/dL)에 이르는 것을 늦추어야 한다. 말기 신부전증은 노인들에게도 많이 발생하는데 현재는 말기 신부전증 환자의 약 20%가 65세 이상의 노인들이나, 인구가 더욱 노령화되는 장래에는 노인이 차지하는 비중이 훨씬 커질 것으로 예상된다.

원인 및 증상 만성 신부전증을 일으키는 원인은 여러 가지가 있으나 그중에서도 가장 중요한 것으로 당뇨병, 고혈압, 신장염을 들 수 있다. 특히 당뇨병과 고혈압은 노인들에게 아주 흔해 신부전증을 일으키는 주원인으로 알려지고 있다.

신장기능은 50%까지 떨어져도 대개는 특별한 증상을 일으키지 않으나 신장기능이 정상인의 20~25%(크레아티닌 수치 4~5mg/dL 이상)로 떨어지면 대부분 이상이 나타난다. 피로감, 무력감, 구역질, 구토, 손발부종, 전신부종, 체온 저하 등의 증상이 나타나고 혈액의 전해질 이상, 빈혈도 보인다. 또 기존의 고혈압이 악화되고 골다공증이 심해지며 복수가 차기도 한다. 이런 증상을 가진 환자가 치료를 위해 혈액투석을 하면 증상이 호전되지만 일부 환자에서는 혈액투석 자체에 의해 관절염, 치매, 저혈압 등의 새로운 합병증이 발생하기도 한다.

예방 및 치료 만성 신부전증은 일단 발생하면 신장조직이 지속적으로 손상되어 몇 년 내에 말기 신부전증에 도달하게 된다. 따라서 초기 만성 신부전증 환자는 어떻게 하면 신장의 기능 상실을 최소화하는가에 주안점을 두고 치료해야 한다. 많은 노인 환자들이 고혈압과 당뇨병의 합병증으로 만성 신부전증이 생기므로 혈압과 혈당을 철저히 조절하는 것이 우선되어야 한다. 고혈압과 당뇨병을 동시에 갖고 있는 만성 신부전증 환자에게는 고혈압치료제로 안지오텐신전환효소억제제를 사용하면 당뇨병에 의한 신장기능 약화가 둔화되는 것으로 알려져 있다. 약물에 의한 신장 손상이나 탈수 증상에 의한 급성 신부전증은 만성 신부전증이 있는 환자의 신장기능을 더 빨리 약화시킨다. 따라서 만성 신부전증이 있는 환자들은 특히 더 급성 신부전증을 일으키는 원인을 피하도록 노력해야 한다(162쪽 급성 신부전증 참조).

약물 용량 조절 만성 신부전증이 생긴 신장은 약물을 배출하는 기능이 떨어진다. 따라서 같은 용량의 약물을 복용해도 정상인에 비해 혈중농도가 더 높게, 더 오래 지속돼 약물과용의 효과가 나타날 수 있다. 특히 신장에 독성을 가진 약물을 사용하면 급성 신장 손상을 일으킬 수도 있으므로 만성 신부전증이 있는 환자에게는 각종 약물의 용량을 신장기능 손상 정도에 따라 감소시키는 것이 중요하다.

비타민 및 단백질 만성 신부전증이 있는 환자는 엽산, 비타민 B_6, 비타민 C, 비타민 D 등이 부족할 수 있으므로 종합 비타민제를 복용해야 한다. 또 조혈기능이 약화돼 빈혈이 생기므로 적혈구생성 촉진물질을 주사해 빈혈을 치료해야 한다. 초기 만성 신부전증 환자가 단백질을 많이 섭취하면 신장이 더 빨리 손상되고 말기 신부전증 증상도 더 빨리 나타나는 것으로 알려져 있다. 따라서 단백질 섭취를 줄이는 것이 바람직하지만 너무 심하면 영양부족을 일으킬 수 있으므로 의사와 상의하여 필요한 단백질 양을 정하는 것이 중요하다.

투석 및
신장이식

　　몸이 붓는 증상이 있는 환자는 수분 섭취량을 줄여야 하나 너무 갑자기 수분 섭취를 줄이는 것은 오히려 급성 신부전증을 일으킬 수 있으므로 이 또한 세심한 주의가 필요하다. 혈중노폐물이 증가해 정신이 혼미해지고 전신부종, 심한 고혈압 등 말기 신부전증 증세가 심해지면 혈액투석이나 복막투석을 통해 노폐물과 여분의 수분을 몇 시간 내에 제거해야 한다. 그런데 이는 일시적인 효과만을 나타내므로 대개는 일주일에 3회 정도 계속해야 한다. 만성 신부전증의 근본적인 치료방법으로는 신장이식을 들 수 있다. 그러나 65세 이상 노년층에서의 이식은 아직 많이 시행되지 않고 있다.

7. 신장동맥질환

원인 및 증상

　　신장은 혈압을 조절하는 데 가장 중요한 기관으로 신장에 혈액을 공급하는 신장동맥이 좁아지면 고혈압이 생기거나 이미 있었던 고혈압이 악화된다. 또 양쪽 신장에 모두 이러한 현상이 나타나면 만성 신부전증이 생겨 결국에는 혈액투석이나 신장이식을 필요로 하기도 한다. 신장동맥이 좁아지는 원인 중 가장 흔한 것으로는 동맥경화와 신장동맥의 섬유성 퇴화현상을 들 수 있다. 동맥경화증은 이미 중년기부터 시작해 노년기에는 정도가 심하게 되는 아주 흔한 질환으로 신장동맥의 협착뿐만 아니라 뇌동맥, 심장동맥, 사지 말초동맥의 협착을 가져와 뇌졸중, 협심증, 심근경색 등 수많은 노년기질환을 일으킨다. 신장동맥 또한 노화에 따른 동맥경화증이 빈발하는 부위인데, 한 보고에 의하면 70세 노인들을 대상으로 조사한 결과 약 62%에서 신장동맥에 상당한 협착이 생긴 것으로 나타났다. 또 50세 이상을 대상으로 한 조사에서는 고혈압이 있는 사람의 약 70%와 혈압이 정상인 사람의 약 35%에서 신장동맥의 협착이 발견됐다.

신장동맥이 좁아져서 나타나는 증상은 사람마다 차이가 많이 난다. 즉 상당한 동맥협착이 있어도 아무런 증상이 없는 사람에서부터 고혈압이 심한 사람, 만성 신부전증을 일으키는 사람 등 증상의 정도는 사람에 따라 다르다. 이와 같이 동맥협착의 정도와 증상이 잘 일치하지 않으므로 신장동맥의 협착을 조기에 진단하기 위해서는 우선 이 질환의 가능성을 의심하고 필요한 검사를 시행하는 것이 필수적이다. 특히 고혈압이 50세 이후부터 시작되었거나 혈압 조절이 어려운 환자, 신장 외에 다른 장기에 동맥경화증이 있는 환자, 고혈압성 망막증이 심한 환자, 복부 청진 시 혈관잡음이 들리는 환자는 꼭 신장동맥질환을 의심해야 한다.

치료　　신장동맥질환을 확진하기 위해서는 여러 가지 첨단 검사방법이 동원된다. 신장동맥이 좁아진 환자는 고혈압치료제 중에서도 많이 쓰이는 안지오텐신 전환효소억제제 계통의 약물을 사용하면 급성이나 만성 신부전증을 일으킬 수 있으므로 조심해야 한다. 신장동맥협착증의 궁극적인 치료방법은 수술로 막히거나 좁아진 동맥을 뚫어주는 것이다. 수술 성과는 신장동맥이 좁아진 정도, 한쪽 또는 두 신장 모두에 질환이 있는지 여부, 환자의 일반적인 건강상태에 따라 다르다. 평균적으로 약 80%가 수술 후 호전을 보인다.

8. 성기능장애

노화와 성기능　　노년기 남성에 흔히 나타나는 성기능장애는 성적인 욕망이나 에너지가 줄어드는 성욕 감소현상과 실제로 성행위를 할 수 없는 발기능력장애로 구분된다. 노화에 따른 남성의 변화를 보면 고환의 위축으로 인한 남성호르몬의 감소, 정자의 생산 및 운동성의 저하가 일어나고 발기능력도 감소된다. 또 성적 흥분에 도달하는 시간도 지연되고 오르가즘의 강도, 사정의 속도와 양도 줄어든다. 그러나 노년기에는 나이에 따른 변화보다는 당뇨병, 고혈압 등에 의한 혈관질환, 전립선 수술 후유증, 고혈압치료제 등의 약물 복용 때문에 발기능력장애를 보이는 환자가 더 많다.

여성은 난소의 위축에 따른 여성호르몬 감소로 갱년기가 시작된다. 위축성 질염에 의해 성교 시 아프거나 피가 나오고 또 요실금 증상이 나타나며 불안증이나 우울증이 생기는 등 갱년기 증상이 심한 사람은 성기능장애가 더욱 심하게 나타날 수 있다. 이럴 때는 여성호르몬 투여로 현저한 호전을 볼 수 있다.

몸의 이상?
마음의 이상?
통계에 의하면 50대의 약 5~10%, 60대의 약 20%, 70대의 약 30~40%가 발기능력장애를 갖고 있는 것으로 보고되고 있다. 과거에는 성기능장애를 대부분 심리적인 문제 때문에 생기는 것으로 보았는데, 최근의 연구 결과들은 성기능장애의 85%가 신체적 원인에 의해 나타난다는 것을 보여주고 있다. 일반적으로 신체적 원인에 의한 발기능력장애는 서서히 진행되고, 심리적 원인에 의한 발기능력장애는 갑자기 나타나는데, 대개 최근의 사건이나 주위 환경의 변화와 연관이 있고 상황이나 상대에 따라서 발기가 될 수도 있다.

진단
성기능장애가 발견되면 우선 신체검사와 혈액검사를 통해 성기능장애를 일으키는 원인 질환의 유무를 확인해야 하는데, 특히 남성호르몬 부족 여부를 확인해야 한다. 발기능력은 심리적인 영향을 많이 받으므로 현재 부부간의 문제나 기타 생활에서의 스트레스 여부를 확인하여 먼저 해결하도록 노력해야 한다. 또 현재 복용하는 약물을 점검하여 약물부작용에 의한 발기부전 여부를 확인한다. 노인들이 많이 사용하는 약물 중에 발기불능을 일으킬 수 있는 약물로는 고혈압치료제로 쓰이는 이뇨제와 베타차단제 계통의 약물, 우울증이나 불안증치료제 등이 있고 이 밖에도 H_2수용체차단제 같은 위장약, 감기나 알레르기 치료에 쓰이는 항히스타민제, 위장운동촉진제 등이 있다.

치료제
발기부전의 약물치료에는 여러 가지 약물이 사용되는데 현재 가장 많이 사용되는 약물로는 실데나필(비아그라), 타달라필(시알리스), 바데나필(레비트라) 등이 있다. 이러한 약물들은 신체적 원인에 의한 발기부전뿐만 아니라 심리적 원인에 의한 경우에도 효과적이어서 전체적으로는 약 80%의 성공률을 보인다. 약효는 복용 후 1시간 내에 나타나는데, 효과를 얻기 위해서는 복용한 사람이 어느 정도는 성적으로 흥분되어 있어야 된다. 또 이 약물들은 일반적으로는 안전하지만 심한 심장질환이 있는 환자나 고혈압이나 당뇨병이 조절되지 않는 환자, 최근에 뇌졸중이 있었거나 현재 항응고제를 사용하는 환자, 심부전증이 심하거나 저혈압이 있는 환자들은 꼭 의사의 검진을 받은 뒤에 사용해야 한다. 이 약물들의 효과나 부작용에는 약간의 차이가 있으나 기본적으로는 비슷한 양상을 보인다.

심장질환치료제인 질산염제제나 전립선비대증치료제인 알파차단제와 동시에 사용할 때는 갑자기 혈압이 심하게 떨어지는 부작용이 있을 수 있으므로 동시 사용을 금한다. 다른 부작용으로는 얼굴 화끈거림, 위장장애, 두통, 코막힘, 어지럼증 등이 있고 사용자의 약 2.5%에서는 물체가 파랗게 보이거나 흐릿하게 보이는 부작용이 있을 수 있다.

또 경구 투여로 성기혈관을 확장시켜주는 펜톨라민(바소맥스)이라는 약물은 약 40%의 치료효과를 보이고 있다. 한편 아포모르핀이라는 제제는 뇌에 직접 작용해 정신적 이유로 발기능력을 상실한 환자의 약 70%에서 치료효과를 보인다. 고혈압치료제 중에 안지오텐신수용체차단제들은 발기능력을 향상시키는 기능이 있어 고혈압과 발기부전이 동시에 있는 환자는 이 계통의 고혈압치료제를 복용하는 것이 유리하다.

복용 약물 외의 방법

진공흡입기는 효과가 우수하고 부작용이 거의 없으면서 어떠한 종류의 발기부전에도 사용할 수 있다. 그러나 기구를 사용하기 위해서는 어느 정도 숙련이 필요하고 또 성행위 전 상당 시간을 기구 사용에 할애해야 하는 단점이 있다.

발기는 프로스타글란딘이라는 물질이 혈관 주위의 평활근을 이완시켜 일어나므로 이 물질을 외부에서 성기에 주입하면 인위적으로 발기상태를 만들수 있다. 프로스타글란딘 일종인 알프로스타딜을 성기에 주사하면 1~5분내에 70~90%에서 발기가 일어나는데, 요도에 삽입하거나 성기에 발라 사용하기도 한다. 이 방법들은 성공률이 상당히 높으나 사용할 때 통증이 있고사정한 뒤에도 발기가 장시간(6시간 이상) 지속되거나 장기간 사용할 때 성기모양에 변형이 생길 수도 있다. 외과적으로 성기에 보형물을 삽입하거나 지방세포를 이식하는 방법은 부작용이 많아 권장하지 않고 있다.

9. 위축성 질염

여성의 방광이나 요도, 질 등 비뇨생식기의 근육이나 상피는 여성호르몬의영향을 받기 때문에 폐경기가 돼 여성호르몬이 급격히 줄어들면 이 조직에도변화가 온다. 이런 변화는 노년기에 들어서면 더욱 심해져 여성 노인들 중 일부에서는 아래와 같은 증상을 호소한다.

증상 여성호르몬이 감소해 나타나는 현상은 우선 외부 생식기의 변화로, 질 속의 피부가 얇아지고 분비물이 감소해 질 안이 건조하고 가렵거나 때로는 통증을 느끼게 된다. 특히 성관계 시에 통증이 생기거나 출혈이 일어날 수 있다. 또 정상을 유지해야 하는 질 속의 산성도가 떨어져서 비정상적인 세균 번식이 일어나고 그 결과로 냉이 나올 수 있다. 여성호르몬 감소의 결과로 요도와 방광근육이 위축되면 소변을 자주 보게 되고 참기가 힘들어지며 기침이나웃음에도 소변을 흘리는 긴장성 요실금 증상이 나타난다. 심하면 소변을 볼때 통증이 생기는 방광염과 비슷한 증상을 보이기도 한다. 내진상의 변화로는 질 속의 점막이 얇아 보이고 창백해지며 피하출혈이 관찰된다.

예전과는 달리 지금은 노년기에 들어서도 성관계를 지속하는 노인들이 많다. 또 노인의학적인 측면에서 보더라도 노년기에도 성생활이 육체적으로나 심리적으로 아주 중요하다고 알려져 있다. 따라서 위축성 질염이나 요도염을 치료하는 것은 단순히 중년 여성에게만 해당되는 사안이 아니다. 노화에 따른 위축성 질염이나 요도염 등 여성 비뇨생식기의 퇴화에 따른 질환을 치료하는 데 가장 좋은 방법은 여성호르몬을 투여하는 것이다. 골다공증 예방을 위해 여성호르몬을 복용하듯이 경구적으로 여성호르몬을 투여하는 방법도 있고 아니면 질에 직접 여성호르몬 크림을 사용하는 국소적 투여방법도 있다. 이미 여성호르몬을 경구 복용하고 있는 사람에게서 앞에서 말한 증상이 계속될 때는 여성호르몬 질크림을 동시에 사용하면 증상이 호전된다. 여성호르몬 질크림은 매일 밤 1~2g씩 4~6주 정도 사용하다가 그 뒤로는 일주일에 1~2회씩 계속 사용한다.

최근에 여성호르몬 사용에 따른 심장질환과 뇌졸중 위험이 증가했다고 보고된 뒤에는 여성호르몬 사용을 금지하는 경향이 있으나 질염 증상이 심한 환자에게는 의사의 감독하에 여성호르몬을 사용할 수도 있다. 가족 중에 유방암 환자가 있거나 환자 자신에게 문제가 있어서 여성호르몬제제를 사용할 수 없는 환자는 수용성 윤활제제를 사용해 성관계 시에 통증이나 출혈을 줄이고 섬차적으로 질확장 시술을 받을 수 있다.

위축성 질염이 있는 환자는 자궁암검사 결과 이상 소견을 보일 수 있다. 이때는 여성호르몬치료를 3개월간 실시한 뒤 자궁암검사를 다시 시행하여 이상 소견이 지속되면 좀더 자세한 검사를 통해 자궁암 유무를 확인해야 한다.

|제7장| 감염성 질환

1. 감기

감기는 만병의 근원이라는 말이 있듯이 노인에게 있어 감기는 여러 가지 합병증을 동반할 수 있고 또 감기치료제를 사용하는 데 따른 부작용도 일으킬 수 있다. 감기의 원인이 되는 바이러스는 현재까지 약 2백여 종이 발견되었다. 따라서 최근에 감기에 걸렸다가 나았더라도 곧바로 다른 종류의 바이러스에 감염될 수 있기 때문에 감기 예방주사의 개발도 지금까지 성공적이지 못했다.

(1) 감기와 유사한 질환들

독감　감기 증상은 대개 목이 불편하거나 코가 막히는 것으로 시작하고 진행 속도가 빨라서 몇 시간 내로 증상이 최고조에 도달해 콧물, 재채기, 열, 약한 두통, 근육통, 기침 등이 뒤따른다. 열은 대개 미열이지만 노인에게는 전혀 열이 없는 경우도 많다. 미열은 대개 하루나 이틀 정도만 지속되지만 콧물은 시간이 갈수록 점점 진해지며 2~7일간 지속된다. 독감은 독감 특유의 바이러스 감염에 의해 생기고 감기에 비해 심한 증상이 갑자기 시작되어 진행되는데, 감기보다 열이 높고 두통과 근육통이 심하며, 기침과 그에 따른 가슴통증이 심하고 피로감이나 무력감이 더 나타나지만 코막힘이나 콧물, 재채기는 덜하다.

코질환   감기는 대개 일주일이면 완치되는데, 성인은 1년에 평균 2~4회 정도 걸린다. 만약에 감기가 2주 이상 지속되거나, 감기를 달고 산다거나 또는 감기 기운이 계속해서 있다고 생각하는 사람은 감기 외에 감기와 유사한 다른 질환을 의심해야 한다. 알레르기성 비염은 감기와 비슷하게 콧물, 코막힘이 있으나 콧물이 진하지 않고 코나 눈, 목이 간지럽고, 재채기를 자주 하며 증상이 몇 주에서 몇 달씩 지속된다. 축농증이 있는 환자는 대개 감기를 앓은 후에 증상이 시작되는데, 감기보다 콧물이 훨씬 진하고 일반 감기치료제에는 반응하지 않으며 코 주위나 미간 또는 윗잇몸에 통증이 있고 고개를 앞으로 숙이면 얼굴 쪽에 중압감과 통증을 느낀다.

기관지질환   감기에 걸린 뒤 상당 시일이 지나도 기침과 가래가 지속될 때는 기관지염을 의심해야 한다. 또 감기는 이미 천식이나 만성 폐쇄성 폐질환이 있는 환자의 증상을 악화시키고 심한 경우에는 폐렴으로 발전할 수 있다.

(2) 예방

감기 바이러스는 주로 사람 간의 직접적인 접촉에 의해 전파되는데, 독감과는 달리 공기를 통한 전염은 적은 것으로 보인다. 또 추위나 흡연 자체가 감기 감염을 증가시키는 것으로 보이지는 않지만 최근에 노인들을 상대로 한 연구 결과에 의하면 체온이 내려가면 혈액의 점도가 높아져 감기에 더 잘 걸리는 것으로 밝혀졌다. 외출 후나 다른 사람과 접촉 후, 식사 전에 손을 씻는 것이 감기를 예방하는 가장 중요한 방법이다. 또 채소와 과일이 많은 식단이 면역력을 증가시켜 감기 예방에 도움이 되는 것으로 알려져 있다. 스트레스는 면역기능에 장애를 일으켜 감기에 걸리게 하므로 평소 스트레스를 피하거나 해소하도록 노력해야 한다. 정기적이고 규칙적인 운동이 건강에 이로운 것은 사실이지만 일시적인 과도한 운동은 면역기능을 떨어뜨려 감기에 걸릴 위험을 증가시킬 수 있다.

(3) 증상에 따른 치료

감기는 다른 바이러스성 질환과 마찬가지로 아직까지 특효약이 없다. 따라서 감기 치료에는 대증적인 요법이 주가 된다. 먼저 수분을 많이 섭취하되 뜨거운 스프나 차로 수분을 섭취하면 그 수증기에 의해 코나 입의 점막이 건조해지는 것을 막고 분비물이 쉽게 떨어지게 하는 이점이 있다. 콧물이나 가래 증상이 있을 때는 가습기 등을 사용해 분비물이 쉽게 나오도록 해야 한다. 시금치, 오렌지, 키위같이 비타민 A나 비타민 C가 많은 음식은 감기 치료에 도움이 된다. 그러나 음식에서 섭취되는 비타민 C 외에 따로 다량의 비타민 C 정제를 복용하는 것이 감기에 이로운지는 아직도 논란이 많을뿐더러 다량의 비타민 C를 복용하는 경우에는 부작용으로 두통이나 위장, 신장계통의 이상이 올 수 있고 신장결석이 생길 수도 있다.

콧물 및 코막힘

시중에는 수십 가지의 감기치료제가 유통되고 있는데 크게 몇 종류로 구별할 수 있다. 항히스타민제제는 주로 콧물, 재채기를 동반한 감기 증상에 쓰이는데, 부작용으로 졸음이나 입안건조증 등이 나타난다. 최근에 나오는 신세대 항히스타민제제들은 이러한 부작용이 적지만 노인층은 역시 조심해서 사용해야 한다. 울혈방지제 계통의 약물들은 상기도 점막의 혈관을 수축시켜 부기를 가라앉히고 분비물을 감소시키는 역할을 한다. 코막힘 증상에는 스프레이식의 울혈방지제가 매우 효과적이나 사흘 이상 사용하면 오히려 증상을 악화시킬 수도 있다.

가래 및 기침 거담제로 사용하는 구아이페네신 계통의 약물은 코나 목의 분비물을 증가시키므로 감기 증상이 있으면서 코 안이 마르는 증상이 있을 때는 써도 무방하나 알레르기성 비염이나 콧물감기에는 피해야 한다. 기침 증상에는 덱스트로메트로판이나 코데인이 들어 있는 기침치료제를 사용한다.

몸살 몸에 열이 나거나 전신이 쑤시고 머리가 아픈 증상에는 아세트아미노펜이나 이브프로펜 같은 비스테로이드성 소염제 계통의 약물을 사용한다.

(4) 치료 시 주의사항

종합 감기치료제 시중에는 수많은 감기치료제가 나와 있으나 감기 바이러스를 제거하여 감기를 근본적으로 치료하는 약물은 아직 상용화되지 않고 있다. 기존의 감기치료제들은 모두 감기 증상을 완화시키는 역할만 하기 때문에 감기를 덜 힘들게 앓고 지나가도록 도움을 주는 것이지 기간을 단축시키지는 않는다. 그래서 '감기는 치료하면 일주일 앓고 치료하지 않으면 7일 앓는다'라는 말이 있다. 따라서 감기치료제를 선택할 때는 증상에 맞는 약물을 선택해야지 감기치료제면 으레 모든 감기에 듣겠지 하고 아무것이나 선택해서는 곤란하다. 또 여러 성분을 섞은 '종합 감기치료제'를 복용하는 경우가 있는데, 이때는 자기에게 있지도 않은 증상을 치료하는 약물까지 복용하게 될 수도 있다. 따라서 의사의 처방 없이 구할 수 있는 감기치료제를 선택할 때는 성분이 무엇인지 잘 확인하여 잘못된 선택으로 오히려 감기 증상의 지속은 물론 부작용으로 고생하는 것을 방지해야 한다.

항생제 남용 우리나라의 항생제 남용은 이미 심각한 지경에 이르는데, 그중에서도 감기치료를 위한 항생제 남용이 가장 흔하다. 감기는 바이러스에 의한 질환이기 때문에 일부 경우를 제외하고는 항생제 효과가 전혀 없다. 매우 허약해서 어떤 종류의 호흡기 감염도 있어서는 안 되는 노인이나 감기 합병증으로 축농증이나 기관지염, 폐렴 증상이 있는 노인의 경우 등에는 꼭 항생제를 사용해야 한다. 기침 등 감기 증상을 완화하기 위해 부신피질호르몬제제인 스테로이드 계통의 약물을 사용하는 경우가 있는데, 이는 언 발에 오줌 누기식의 매우 위험한 치료방법이다.

2. 독감

독감은 감기와는 달리 증상이 훨씬 심하고 폐렴 같은 합병증을 쉽게 일으켜 노인이나 소아의 생명을 앗아갈 수도 있는 위험한 질환이다. 독감이나 그 합병증으로 인한 사망은 이미 만성 폐질환이나 심장질환을 갖고 있는 노인뿐만 아니라 만성질환이 없는 노인에게도 나타난다. 실제로 독감으로 인한 사망자의 90%는 노인이다.

전염 경로　　독감은 감기와 마찬가지로 재채기나 기침 또는 말할 때 튀어나오는 타액에 바이러스가 붙어 전염되고 일단 감염되면 18~72시간 뒤에 증상이 나타난다. 독감이 유행할 때는 대개 함께 어울려 놀거나 학교 수업을 같이 받은 어린이들 사이에 급속히 확산돼 각 가정으로 전파되고 또 사람이 많이 모이는 장소에서 직접 전염되기도 한다. 독감은 85% 이상이 인플루엔자 바이러스에 의해 일어난다. 인플루엔자 바이러스는 A형과 B형이 있는데 A형이 증상도 심할 뿐만 아니라 자주 항원을 바꾸어 전 세계적으로 유행된다.

증상　　독감은 감기와 증상이 비슷하지만 강도가 훨씬 심하고 콧물이나 재채기 같은 상기도 감염 증상보다는 갑자스런 심한 발열, 오한, 근육통, 피로감 등의 전신 증상으로 시작된다. 열이 심하면 41°C까지 오를 수 있는데, 대개 사흘간 계속되며 심한 경우에는 일주일간 지속되기도 한다. 초기의 심한 증상이 어느 정도 완화되면 감기와 같이 기침, 콧물, 쉰 목소리, 목이 아픈 증상이 나타나기 시작한다. 다른 모든 급성 감염증과 마찬가지로 노인에게서는 앞에서 말한 증상들이 특징적으로 나타나지 않고 그저 무력감만 있을 수도 있으므로 독감이 유행할 때는 일단 인플루엔자 바이러스 감염을 의심해야 한다.

치료 인플루엔자 바이러스에 의한 독감의 치료는 우선은 아세트아미노펜(타이레놀) 등으로 열을 내리고 소염진통제 등을 사용한다. 현재 독감이 유행하고 있고 고열이나 전신 통증 등 전신 증상을 동반한 특징적인 독감 증상이 있을 때는 아만타딘이나 리만타딘을 복용하면 증상이 절반 정도 감소한다. 이 약물들은 A형 인플루엔자 바이러스에만 효과가 있고 또 증상 발생 48시간 이내에 복용해야 효과가 있으므로 독감 증상이 있을 때는 신속히 의사를 찾는 것이 중요하다. 자나미비어나 오셀타미비어 등 새로운 독감치료제는 인플루엔자 바이러스 A형과 B형 모두에 효과적이고 부작용도 적다. 이 약물들도 발병 후 48시간 내에 사용해야 효과를 볼 수 있다.

예방주사 독감 예방주사는 해마다 수많은 종류의 인플루엔자 바이러스 중에서 그해에 유행할 것으로 예상되는 세 종류의 바이러스를 이용해 만든다. 따라서 100%는 아니지만 적어도 70~80%에 이르는 높은 예방효과를 보인다. 그러므로 65세 이상 노인은 모두 예방주사를 맞아야 하고 만성질환이 있는 사람도 접종을 받아야 한다. 또 달걀에 알레르기가 있거나 다른 이유로 예방주사를 맞지 못하는 경우에는 이만타딘을 복용해 예방할 수도 있다.

3. 급성 기관지염

기관지에 바이러스나 세균이 침입해 염증반응을 일으키는 기관지염은 급성 기관지염과 만성 기관지염으로 나눌 수 있다. 급성 기관지염은 한번 앓고 지나가면 완전히 회복되지만 만성 기관지염은 장기간에 걸쳐 반복되는 증상의 재발과 더불어 기관지나 폐조직 자체에 변화가 생겨 완전히 회복되기 어렵다.

원인   급성 기관지염은 거의 대부분이 감기나 독감 등의 합병증으로 나타난다. 감기는 주로 코나 목 등에 각종 감기 바이러스의 감염이 일어나 나타나므로 발열, 콧물, 재채기, 목의 통증, 기침 등과 약간의 흰색 가래가 생긴다. 감기는 대부분 5~10일 정도 지나면 자연치유되는데, 기관지에 침입한 감기 바이러스가 왕성하게 증식하여 심한 염증을 일으키면 기관지 자체의 방어력이 떨어져서 2차적인 세균감염이 일어난다. 감기에 걸린 지 2~4일 뒤부터 갑자기 가래의 양이 많아지면서 색깔이 노랗게 변하며 열이 떨어지지 않고 계속될 때는 급성 기관지염 발생 가능성을 의심해야 한다.

치료   급성 기관지염은 대부분 항생제를 적절히 사용하면 며칠 내에 치료할 수 있다. 그러나 항생제 사용으로도 며칠 내에 증상이 호전되지 않을 때는 가슴 엑스선검사로 폐렴이나 다른 합병증의 유무를 확인해야 한다. 기관지염에 의한 기침은 사실 가래를 배출하기 위한 신체의 방어기전이기 때문에 기침이 심해 두통이나 가슴통증으로 잠을 못 잘 정도가 아니면 기침을 완전히 없애려고 약물을 계속 사용하는 것은 바람직하지 않다.

4. 폐렴

오늘날에는 항생물질이 발달한 덕분으로 세균감염이 크게 감소했으나 아직도 노인층에서는 심각한 문제를 일으키고 있다. 노인은 젊은이에 비해 폐렴 발생률이 약 5~10배에 이르는데, 노년기에 폐렴이 증가하는 데는 여러 원인이 있다. 나이가 들면 전반적으로 면역기능이 떨어져 세균에 대한 저항력이 감소한다. 더욱이 노인층에서는 삼키는 기능(연하작용)에 장애가 일어나

침이나 음식물이 기도로 흘러 들어가면서 입이나 목 안에 서식하는 균을 폐에 전달하는 구실을 하게 된다. 특히 이 현상은 당뇨병, 심장질환, 폐기종 등 만성질환을 앓고 있거나 전신 쇠약이 심한 노인들에게 주로 발생하고 노인성 치매, 파킨슨병 등 각종 신경질환, 뇌졸중 환자, 수면제나 불안증치료제 등을 사용하는 사람에게서 빈발해 흡인성 폐렴이 발생한다.

증상 젊은이에게 발생하는 폐렴은 발열, 기침, 가래, 가슴통증 등 특징적인 증상을 일으키는데, 노인 폐렴 환자의 1/4에서는 기침이나 가래가 없고 또 1/4 정도에서는 열이 없거나 정신이 갑자기 혼미해지는 등의 증상만 나타나 조기 진단이 어려운 경우가 많다. 따라서 특징적인 폐렴 증상을 보이는 환자 외에도 감기가 일주일 이상 지속되거나 만성질환을 가진 환자가 원인불명으로 갑자기 신체나 정신기능상의 이상을 일으킬 때는 일단 폐렴을 의심해야 한다.

진단 및 치료 노인층의 폐렴은 사망률이 약 40%에 달하는 아주 무서운 병이다. 따라서 조기발견에 의한 치료가 필수적인데, 폐렴 진단에는 기본적인 신체검사 외에도 혈액검사, 가슴엑스선검사, 가래의 세균배양검사 등이 필요하다. 폐렴에는 세균성, 바이러스성, 진균성 폐렴이 있는데 그중에서도 세균성 폐렴이 가장 흔하다. 또 세균성 폐렴 중에서도 폐렴구균에 의한 폐렴이 전체의 약 절반을 차지하고 있다. 이 밖에도 많은 균이 폐렴을 일으키는데, 노인층에 특징적인 현상으로 레지오넬라균에 의한 폐렴을 들 수 있다. 이는 특히 공동거주시설에 기거하는 노인들에서 집단적으로 발생하는 경우가 많다.

폐렴이 의심되거나 진단된 노인 환자는 일단 입원시켜 치료하는 것이 원칙이다. 입원 후에는 정맥주사를 통해 강력한 항생제로 치료하는데, 대개 4~10일 정도 걸린다.

예방주사 폐렴 예방주사가 개발된 것은 오래전의 일이지만 아직도 널리 홍보되지 않아 많은 노인들이 예방주사를 맞지 않고 있다. 폐렴 예방주사는 폐렴을 가장 많이 일으키는 폐렴구균으로 제조된다. 폐렴구균은 구조와 성질에 따라 수십

종으로 세분되는데, 폐렴 예방주사는 폐렴을 일으키는 폐렴구균의 90%인 23종의 폐렴구균으로 만들어진다. 폐렴 예방주사의 주기능은 폐렴이 걸렸을 때 치명적인 합병증인 패혈증으로 진행되는 것을 막는 것이다.

　65세 이상의 노인은 건강상태와 상관없이 폐렴 예방주사를 맞는 것이 바람직하다. 또 65세 미만이라도 심장이나 폐에 만성질환이 있는 사람은 예방접종이 필요하다. 특히 심부전증, 만성 폐쇄성 폐질환, 자주 재발하는 기관지염, 당뇨병, 만성 간질환 등이 있거나 다른 질환으로 비장을 절제한 사람은 반드시 폐렴 예방주사를 맞아야 한다. 폐렴 예방주사는 대개 부작용이 경미하여 안전하며 계절에 관계없이 아무 때나 접종해도 된다. 대부분의 노인은 처음 주사를 맞은 뒤 재접종할 필요가 없다. 그러나 65세가 된 노인이 폐렴 예방주사를 접종한 적이 있는 경우에는 마지막 폐렴 예방주사를 맞은 뒤 5년 이상 지났으면 다시 접종해야 한다. 또 신장질환이 있거나 신장이식 수술을 한 노인은 65세 이후에 1차 접종을 했더라도 6년 뒤에 다시 접종해야 한다.

　독감에 감염되면 합병증으로 독감 바이러스에 의한 폐렴이나 이차적인 세균감염에 의한 세균성 폐렴이 생길 수 있다. 따라서 독감 예방주사를 매년 가을에 접종하여 독감을 예방하는 것도 폐렴 위험을 줄이는 방법이다.

5. 결핵

**결핵의
르네상스**
　이집트 미라에서도 폐에 결핵 감염 흔적이 발견될 정도로 결핵의 역사는 고대까지 거슬러 올라간다. 근대에 들어서 항생제의 발달로 박멸된 것같이 생각됐던 결핵이 최근에 후천성면역결핍증(에이즈) 등의 확산, 항생제 내성균의 출현 및 노령 인구의 증가에 따라 발병률이 서서히 증가하고 있다. 노년기에 들어서 발생하는 결핵은 다른 사람에게서 감염된 것이라기보다는 대개 젊었을 때 모르는 채 앓았던 결핵균이 체내에 잠복하고 있다가 다시 활동을 시작해 생기는 것으로 알려져 있다. 특히 일제시대와 한국전쟁, 1950~1960년대의 사회·경제적인 요인으로 인해 결핵이 많이 발생했는데, 이 시기에 젊은 시절을 보낸 사람들이 노년기에 들어서는 최근에 결핵이 주요 만성질환으로 나타나고 있다. 노년기에 결핵이 증가하는 것은 노화에 따른 면역능력의 감소와 노년기에 흔한 당뇨병, 각종 암, 영양부족 등이 주된 원인으로 작용하기 때문이다.

증상 결핵은 신체 어느 부위에나 발생할 수 있으나 가장 많이 발생하는 부위는 폐다. 폐결핵 증상은 기침, 가래, 피로감, 미열, 식은땀 등이 특징적이나 다른 병과 마찬가지로 노인 결핵 환자는 이러한 증상이 나타나지 않는 경우가 많아서 결핵에 걸려도 단지 만성적으로 피로감만을 느끼거나 평소 있던 숨찬 증상이 악화되거나 또는 이유 없이 체중이 감소되는 등의 증상이 나타날 수 있다. 따라서 노인의 결핵 진단은 우선 결핵 가능성을 의심하는 데서부터 시작한다.

진단 결핵을 진단하는 방법에는 우선 피부결핵 반응검사가 있다. 그러나 우리나라 성인들은 대부분 장년기부터 피부결핵 반응검사 결과가 양성이기 때문에 새로운 결핵 재발 사실을 진단하는 데는 큰 도움이 되지 않는 경우가 많다. 청장년기에 피부반응이 양성이었던 사람도 나이가 들면 면역능력 감소로 음성으로 전환되고 새로운 결핵 감염이 있을 때만 피부결핵 반응검사가 양성으로 나타나는 경우가 많아 피부결핵 반응검사는 노인층에서는 아직도 중요한 진단방법이다. 젊은 사람과는 달리 노인은 1차 피부결핵 반응검사가 음성으로 나오면 2주 뒤에 다시 2차 피부결핵 반응검사를 실시해야 한다. 피부결핵 반응검사 외에도 폐엑스선검사와 객담검사도 결핵 진단에 중요하다.

치료 결핵은 일단 진단되면 약 9개월에서 1년간 장기적인 치료를 요한다. 최근에는 항생제에 대한 내성균이 출현해 배양된 균의 항생제 내성검사를 통한 항생제를 선택하는 것이 바람직하다. 피부결핵 반응검사는 양성이었지만 아무런 증상이 없거나 엑스선검사상 이상이 없는 경우는 이소니아지드 하나만 6개월 동안 복용하여 실제로 결핵이 발생하는 것을 예방한다.

6. 요로감염

신장, 요관, 방광, 요도 등 소변이 생산돼 배출되는 배뇨기관에 세균감염이 생긴 것을 요로감염이라고 한다. 이는 소변에서 세균은 검출되지만 아무런 증상이 없고 또 특별한 치료가 필요 없는 세균뇨와는 다르다. 노년기에 요로감염이 증가하는 이유는 여러 가지가 있다. 그중 가장 중요한 것은 노년기에 나타나는 배뇨기관의 구조적·기능적 변화이다. 즉 요로감염을 막으려면 정상적인 소변 생산을 통해 침입한 세균을 희석시키고 주기적인 방광수축으로 이를 소변과 함께 완전하게 제거하는 것이 중요하다. 그런데 남성은 전립선비대증이나 암 등으로, 여성은 방광이 처지는 질환 등으로 요도가 좁아져서 소변을 본 뒤에도 상당량의 소변이 방광에 남아 세균이 번식할 수 있는 환경이 조성된다. 이와 더불어 나이가 들면 신장의 소변농축기능이 저하돼 소변 자체의 균성장억제력이 약해지고 당뇨병 발생이 증가해 소변에 균의 성장에 필요한 영양소가 증가하기 때문에 요로감염이 늘어난다.

(1) 방광염

요로감염을 가장 많이 일으키는 균은 대장균인데, 대장균은 하부요로에서 침입해 소변이 배출되는 길을 거꾸로 올라가면서 여러 증상을 일으킨다. 하부요로감염증이란 감염이 요도나 방광에 국한됐을 때 나타나는 것으로 아랫배가 아프고 소변을 볼 때 통증을 느끼며 소변을 자주 보게 되고 소변을 본 뒤에도 소변이 남아 있는 기분이 드는 오줌소태 증상을 보인다. 방광염은 나이에 관계없이 주로 여성들에게 많다. 여성에 방광염이 많은 것은 신체구조상 항문과 요도 입구가 가까이 있어 세균감염이 쉽고, 남성에 비해 요도가 짧아 세균이 방광에 쉽게 침입할 수 있기 때문이다.

(2) 신우신염

세균이 더 확산돼 신장에까지 이르면 상부요로감염증인 신우신염을 일으키는데, 이때는 열과 오한이 심하게 나고 허리가 아프며 토하는 등 훨씬 심각한 증상을 보이게 된다. 그러나 노인층에서는 이러한 특징적인 증상을 보이지 않는 경우가 많고 그저 허리가 약간 아프거나 힘이 없고 식욕을 잃으며 소변을 옷에 자주 흘리는 요실금현상으로만 나타날 수도 있는데, 때로는 체온이 떨어지면서 처음부터 심한 혼수상태로 들어가기도 한다. 이처럼 요로감염이 비특이적인 증상으로 나타나는 경우가 많기 때문에 노인들이 갑자기 신체기능상의 변화를 보일 때는 먼저 요로감염 유무를 조사해야 한다. 요로감염은 소변검사와 혈액검사를 통해 진단하며 심하면 패혈증 여부를 알아보기 위해 혈액세균배양검사를 해야 한다.

(3) 치료

젊은 사람의 요로감염 치료는 1~3일의 단기 치료방법으로 가능하지만 노인의 경우 여성은 7~10일, 남성은 10~14일 치료하는 장기 치료요법을 써야 한다. 흔히 쓰는 항생제는 설파제나 세팔로스포린 계통이며 자주 재발하는 경우는 퀴놀론제제를 사용한다. 증상이 심하거나 상부요로감염증을 보이는 환자는 병원에서 반드시 정맥주사로 항생제 치료를 시행해야 한다. 요로감염이 자주 재발하는 경우는 항생제를 예방적으로 매일 복용하기도 한다.

|제8장| **혈액질환**

1. 빈혈

빈혈은
노화현상?

    노인 중에는 빈혈이 있는 사람이 많기 때문에 빈혈을 노화의 자연적인 현상으로 생각할 수도 있다. 노인 자신도 빈혈을 나이가 들면 으레 생기는 질환으로 여겨 별다른 신경을 쓰지 않는 경우가 많다. 또한 많은 사람들이 빈혈과 어지럼증을 혼동하여 어지럼증이 생기면 빈혈 때문인 것으로 생각하고 어지럼증이 없으면 빈혈이 없는 것으로 알고 있다. 이러한 잘못된 건강 상식으로 인해 노인의 빈혈 진단과 치료가 늦어지는 경우가 많다. 노인에게 빈혈은 흔한 질환으로 젊은이에 비해 2~3배의 발생률을 보인다. 그러나 건강하고 부유한 노인들이 모여 사는 지역을 조사한 결과 빈혈 발생빈도가 젊은이들보다 높지 않은 것으로 나타났다. 또한 동물실험에서도 빈혈이 나이가 듦에 따라 자연적으로 발생하는 것이 아니라는 사실이 밝혀졌다. 따라서 노인층에서 빈혈이 매우 많이 발생하지만, 이는 정상적인 노화현상이 아니라 다른 질환이나 사회적 · 경제적인 요건에 의한 2차적인 현상으로 여겨지고 있다.

빈혈 기준　　빈혈은 혈중혈색소(헤모글로빈)를 측정하여 진단하는데, 성별에 따라 진단 기준이 다르다. 세계보건기구 기준에 따르면 남성은 13.2g(혈액 100cc당) 이하, 여성은 12.2g 이하일 때를 빈혈로 규정하고 있다. 문제는 이 기준이 모든 연령층을 대상으로 한 것이기 때문에 노인에게 합당한 기준이 아닐 수도 있다는 것이다. 빈혈 기준을 약간 상회하는 노인 중에서도 혈색소가 많을수록 생존이나 활동력이 우월하다는 연구 결과가 있어 노인에게는 빈혈을 진단하는 혈색소 기준치를 오히려 상향 조정해야 한다는 의견도 있다.

증상　　초기 빈혈 증상은 무력감이나 피로감 등으로 나타나는데, 이런 증상들이 노년기에는 아주 흔하기 때문에 간과하는 경우가 대부분이다. 빈혈이 진전되면 혈색이 창백해지면서 호흡곤란, 가슴 두근거림, 어지럼증 등이 나타난다. 다시 강조하지만 일반적으로 어지럼증을 모두 빈혈 탓으로 돌리는 경향이 많은데, 혈색소 양이 10g/dL 이상인 초기 빈혈이나 그보다 심한 빈혈이라도 장기간에 걸쳐 서서히 악화되는 경우에는 어지럼증을 동반하지 않을 때가 많다.

만성질환에 의한 빈혈　　노인 빈혈은 여러 원인이 복합적으로 작용하는 경우가 절반 이상이고 원인을 발견할 수 없는 것도 20%에 이른다. 노인층에서 가장 흔한 빈혈은 만성질환에 의한 2차적인 빈혈이다. 만성질환 중에서도 노년기에 많은 당뇨병, 신장질환, 관절염, 암 등 각종 소모성 질환을 가진 사람에게서 이 형태의 빈혈이 나타난다. 일반적으로 이러한 질환들은 신체조직을 소모시키고 영양섭취기능을 감소시키며 혈액을 생산하는 데 필요한 철분을 재활용하는 단계에 지장을 일으켜 빈혈을 유발하는 것으로 알려져 있다. 또 만성 신장질환인 경우에는 이에 더하여 신장에서 생산되는 적혈구생산 자극호르몬인 에리트로포에틴이라는 호르몬의 생산이 저하되어 빈혈이 발생한다. 만성질환에 의한 빈혈이 있을 때는 영양제나 철분제제를 복용해도 소용이 없으며 우선 원인이 되는 만성질환부터 치료해야 되는데, 치료가 용이하지 않을 때는 에리트로포에

틴을 일주일에 3회씩 주사하면 빈혈을 교정할 수 있다.

영양결핍에 의한 빈혈

전체적인 영양결핍은 노년기 빈혈의 중요 원인이다. 즉 단백질 및 열량이 부족한 사람들은 골수의 조혈기능이 감소해 빈혈이 발생한다. 따라서 최근에 체중이 줄고 혈액검사 결과 알부민 수치가 낮으면서 빈혈 소견을 보이는 사람은 우선 영양을 보충해야 한다.

철분결핍성 빈혈

젊은 사람에 비해 노인에서는 철분결핍성 빈혈의 빈도가 높지 않다. 철분결핍성 빈혈은 혈액의 주요 성분인 혈색소를 만드는 데 필요한 철분이 부족할 때 나타나는 것으로, 작은 크기의 적혈구가 나타나고 혈액검사에 체내 철분 보유량이 부족한 특징이 있다. 정상적인 식사를 하는 노인에게서 철분부족증이 나타나는 경우는 거의 없다. 그러나 일단 철분결핍성 빈혈이 발견되면 원인을 규명할 필요가 있다. 왜냐하면 가장 흔한 철분 손실의 이유는 위장관 출혈인데, 특히 노인층에서는 위암이나 대장암이 원인인 경우가 많기 때문이다. 따라서 노인에게 철분결핍성 빈혈이 있을 때는 대변에서 출혈반응이 있건 없건 위내시경과 대장내시경을 실시하여 위암이나 대장암이 있는가를 점검하는 것이 바람직하다. 노인들에게 많은 관절염을 치료하기 위해 각종 관절염치료제를 복용하거나 심장질환이나 뇌졸중을 예방하기 위해 아스피린이나 기타 항응고제를 복용하는 사람은 위장관 출혈이 나타날 수 있다.

철분결핍성 빈혈로 진단된 환자는 몇 개월에 걸쳐 철분제제를 복용하여 그동안 손실되었던 체내 철분을 보충해야 한다. 철분결핍성 빈혈은 철분제제 사용으로 비교적 쉽게 치료된다. 철분결핍성 빈혈이 아닌 다른 원인에 의한 빈혈은 철분제제가 도움이 되지 않고 오히려 부작용이 나타날 수 있으므로 빈혈이라면 무조건 철분제제를 복용하는 실수를 저질러서는 안 된다.

비타민 부족에 의한 빈혈

비타민 B_{12}나 엽산 부족에 의한 빈혈은 적혈구 크기가 커지는 특징을 보이면서 각종 신경장애를 동반한다. 즉 말초신경장애에 의한 감각장애나 이상, 보행장애, 근육무력증, 피곤 등이 나타나고 기억상실이나 치매 또는 우울증을 보이기도 한다. 이러한 빈혈은 만성 위장장애가 있거나 위나 소장을 수술한 사람, 알코올중독자에게 많다. 비타민 B_{12} 주사를 정기적으로 맞고 엽산을 매일 복용하면 곧 빈혈이 치료되고 신경장애가 호전되지만 발병에서 진단까지 너무 시간이 많이 걸리면 치료를 해도 신경장애가 회복되지 않는 경우가 많다. 따라서 노인의 경우에는 정기적인 혈액검사에 반드시 비타민 B_{12}와 엽산수치검사를 포함해야 된다. 일부 환자에게서는 골수질환이나 혈액암 등으로 빈혈이 나타날 수도 있다(331쪽 비타민 B_{12} 결핍증 참조).

2. 항응고제

혈액이 혈관을 흐를 때는 액체상태를 유지해 혈관을 막지 않지만 혈관에 상처가 생기면 출혈이 지속되는 것을 막기 위한 지혈작용으로 혈액응고가 일어나 혈관이 막혀 출혈이 그치게 된다. 따라서 지혈 작용은 출혈에 의한 혈액 손실을 막는 생명 유지에 필수적인 신체기능이다. 그러나 경우에 따라서는 혈액이 액체상태로 있어야 할 혈관 안에서 응고되어 혈관이 막히는 심각한 상황이 발생한다. 즉 노년기에 많이 발생하는 뇌졸중, 심근경색, 말초혈관질환 등은 이미 동맥경화증으로 좁아진 동맥에 혈액응고작용이 일어나 혈관이 막히면서 나타나는 질환이고, 다리 심부정맥혈전증은 정맥에서 혈액응고가 일어나는 질환이다.

작용　　혈액이 응고되는 데는 혈액의 혈소판과 응고인자가 주역할을 한다. 혈액응고를 위해서는 이 두 가지 요소가 모두 필요하므로 이 중에 하나만 기능을 상실해도 혈액이 잘 응고되지 않는다. 뇌졸중이나 심장질환 예방을 위해 많이 사용되고 있는 아스피린이나 클로피도그렐 등은 혈소판의 기능을 약화시키는 작용을 하고 와파린이나 헤파린 등은 혈액응고인자에 작용하여 항응고작용을 한다. 와파린은 아스피린에 비해 항응고효과가 높아 심한 동맥경화나 심장질환, 뇌졸중이 재발하는 경우에 주로 사용되기 때문에 항응고제의 대명사로 쓰인다. 항응고제가 사용되는 노년기질환 중 대표적인 것으로는 심장부정맥의 일종인 심방세동, 심근경색이나 심장판막질환 등의 심장질환, 고관절이나 자궁 수술 시 또는 다른 이유로 다리정맥에 피가 응고돼 막히는 심부정맥혈전증, 아스피린이나 다른 혈소판기능억제제를 사용해도 재발되는 뇌졸중 등이 있다.

부작용　　항응고제의 기능이 혈액이 응고되는 것을 막는 것이기 때문에 주된 부작용으로는 출혈현상을 들 수 있다. 따라서 과거에 출혈성 질환이 있던 사람은 사용하지 않거나 사용할 때 신중을 기해야 한다. 항응고제를 쓰는 사람은 혈액 내의 응고기능을 나타내는 INR(International Normalized Ratio, 국제정상화비율) 수치가 2.0~3.0 이하로 떨어지면 위에서 말한 질환들이 생길 수 있고 3.0 이상이면 위나 장의 출혈, 뇌출혈 등의 위험이 올라간다. 처음 항응고제를 사용할 때는 매일 혈액검사를 시행해야 하지만 일주일쯤 지나서 어느 정도 안정이 되면 주 2회, 더 시간이 지나면 주 1회씩 시행하다가 최종적으로 1~2개월에 한 번씩 시행하고 결과에 따라 항응고제 강도를 조절해야 한다. 항응고제 강도가 높아 INR 수치가 많이 높아지고 각종 출혈의 징후가 보일 때는 병원에 입원하여 비타민 K를 주사하거나 혈장액 등을 수혈하여 빨리 응고능력을 회복시켜야 한다.

　항응고제를 사용하는 사람에게서는 항응고기능 과다에 의한 출혈이 의심되는 몇 가지 징후가 나타날 수 있다. 즉 갑자기 어지럽거나 심한 두통이 생길 때, 복부통증이 생기고 대변에서 피가 보이거나 대변 색깔이 검을 때, 별로 다치지 않았는데도 멍이 들고 멍이 점점 커질 때, 피를 토하거나 기침을 할 때, 피가 나올 때, 상처의 출혈이 멈추지 않을 때는 즉시 병원을 찾아 응급조치를 해야 한다.

|제9장| 암

1. 폐암

폐암은 대부분 50세 이후에 시작되고 65세 이상의 연령층에서 가장 많이 발생한다.

원인 폐암의 가장 큰 원인은 흡연으로, 폐암 발생 원인의 80~90%를 차지하는 것으로 알려지고 있다. 또 본인이 흡연을 할 때는 물론이고 간접흡연도 암 발생의 원인이 된다. 흡연 외에 각종 방사선이나 우라늄, 라돈 등의 물질에 노출되거나 석면가루를 흡입했을 때도 폐암 발생률이 높다.

금연효과 폐암은 대부분 초기에는 증상이 없고 어느 정도 진행된 뒤에야 발견돼 폐암 환자의 사망률은 다른 암 환자에 비해 훨씬 높은 88%에 이른다. 따라서 폐암은 예방이 최선인데, 다행히도 다른 암과는 달리 주된 원인이 흡연으로 밝혀졌기 때문에 본인의 의지에 따라 위험을 훨씬 줄일 수 있다. 담배를 끊은 뒤 폐암 발생 위험이 완전히 피흡연자 수준에 도달하는 데는 약 15년이 걸린다. 이것이 사실이라면 노인층에서는 담배를 끊어봐야 15년 뒤에나 위험이 사라지니 남은 여생의 길이를 생각하면 큰 이득이 없는 것으로 생각할 수 있다. 그러나 다른 암과 마찬가지로 폐암도 이상이 생긴 세포가 장기간에 여러 단계를 거쳐 최종적으로 폐암 세포로 변형되는데, 이 중 마지막 단계가 주로 노년기에 일어나기 때문에 이때 담배 같은 발암물질에 대한 노출이 중단되면 폐암 발생을 현저히 감소시킬 수 있다. 따라서 담배를 끊으면 폐암 위험이 천천히 감소하는 것이 아니라 끊은 직후에 위험이 크게 감소하므로 담배를 끊는 것은 아무리 늦어도 늦지 않다고 할 수 있으므로 빨리 금연하는 것이 바람직하다.

증상   폐암의 증상은 기침, 숨찬 증상, 체중감소, 무력감 등으로 나타날 수 있으나 이런 증상은 노인들에게 아주 흔한 것이기 때문에 무시되기 쉽다. 또 이러한 증상은 폐암 초기에서뿐만 아니라 이미 퍼진 상태에서도 나타날 수 있으므로 조기진단에는 도움이 되지 않는다. 오랫동안 흡연한 사람이 기침의 횟수나 강도, 나타나는 시간 등에서 평소에 하던 기침과 다른 기침을 하거나 체중감소나 각혈 등 다른 새로운 증상이 나타나면 반드시 검사를 받아 폐암 유무를 확인해야 한다. 폐암 진단에는 정기적인 객담 세포검사와 가슴엑스선검사를 사용할 수 있으나 이들 검사 역시 폐암을 조기에 발견하는 데는 큰 도움을 주지 못한다.

치료   폐암의 종류는 여러 가지가 있는데, 크게 소세포성 폐암과 비소세포성 폐암으로 나눌 수 있다. 소세포성 폐암은 화학요법으로 치료할 수 있으나 폐암의 다수를 차지하는 비소세포성 폐암의 경우에는 수술만이 효과적인 치료법인데, 수술 성공 여부는 암을 얼마나 빨리 발견하느냐에 달려 있다.

2. 위암

위암은 우리나라 사람에 흔한 암의 하나로 최근에는 감소 추세를 보이고 있지만 아직도 서양 사람에 비해서는 높은 발병률을 보이고 있다. 우리나라 사람의 식단에 주로 등장하는 맵고 짠 음식은 위점막을 손상시켜 위암이 발생할 수 있는 환경을 조성하고, 변질된 식품이나 탄 음식에 있는 질산염 화합물은 발암물질로 작용한다. 또 우리나라 사람에 감염 빈도가 높은 헬리코박터는 위에 서식하면서 위암 발생의 위험을 증가시킨다.

위암은 초기에는 증상이 없다가 나중에 증상이 생겨도 다른 흔한 위장질환에서 생기는 증상과 구별되지 않아 진단이 늦어지는 경우가 많다. 다른 대부분의 암에서와 마찬가지로 위암 역시 노년기에 들어설수록 발병 위험이 높아지므로 노인들도 위암을 조기에 발견하려는 노력을 계속해야 된다. 위암의 조기진단에는 위내시경이 가장 효과적인데, 증상이 없는 사람도 2년마다 한 번씩 위내시경을 시행할 필요가 있고 또 가족 중에 위암을 가진 사람이나 예전의 검사 결과 위암으로 진행할 수 있는 병변이 발견된 사람들은 더 자주 위내시경을 시행해야 한다. 위암을 조기에 발견하면 수술로 완치되지만 암이 진행되었을 때는 수술할 수 없어 화학요법과 방사선치료밖에 시행할 수 없는 경우가 많다.

3. 대장암

대장암은 주로 노인들에게 발생하는데, 65세 이상 노인은 젊은 사람보다 약 4~5배 높은 발병률을 보인다. 대장암은 대장 용종(대장점막이 비정상적으로 자라 대장 내부로 돌출한 것)과 밀접한 관계를 갖고 있다. 대장암을 일으키는 궤양성 대장염이나 유전성 대장 용종 외에 대장암 발병률이 높아지는 경우는 가족이나 본인이 대장 용종이 있었던 적이 있을 때, 고지방 섬유질 식사를 주로 하거나 너무 정제된 음식을 많이 소비할 때이다. 사회가 선진화될수록 위암은 줄고 대장암은 증가하는 현상을 보이는데, 이는 국민소득 증가에 따라 육류 소비량이 늘어 음식에 지방 성분이 증가하고 섬유소가 감소하는 데 기인한다.

증상 대장암 역시 초기에는 증상이 거의 없는데, 암이 진행되었을 때 나타나는 주요 증상은 항문을 통한 출혈이나 대변의 형태와 주기가 바뀌는 배변 습관의 변화이다. 즉 갑자기 변비가 생기거나 대변 굵기가 가늘어지는 경우에는 우선 대장암 유무를 확인해야 한다. 항문을 통한 출혈은 경우에 따라 아주 적어 육안으로 관찰되지 않을 수도 있다.

진단 대장암이 의심될 때 가장 좋은 진단방법은 대장 전체를 들여다보는 대장내시경이다. 대장내시경 결과 용종이 발견되면 이를 떼어내 암조직 유무를 확인해야 한다. 조직검사 결과 암조직이 용종에만 국한돼 있으면 더 이상의 수술이 불필요한 경우도 있다. 다른 암의 경우와 마찬가지로 조기진단만이 암을 완치할 수 있는 길이다.

대장암을 조기진단하는 데 사용되는 방법은 혈변검사, 직장수지검사, 결장내시경검사, 대장내시경검사 등이 있다. 암의 조기진단을 위해서는 일정한 나이에 도달하면 증상 유무에 상관없이 이런 검사들을 정기적으로 받아야 한다. 대장암에 의한 출혈은 지속적이지 않은 경우가 많아 혈변검사는 실시할 때마다 최소 3번씩은 시행해야 한다.

대장암의 발생빈도는 대장의 말단부위로 갈수록 높아지므로 정기적인 직장수지검사도 대장암 조기진단에 필수적이다. 또 이 방법은 동시에 전립선을 촉진할 수 있어서 전립선암 진단에도 유용하다. 65세 이상 노인은 1년에 최소 한 번은 혈변검사와 직장검사를 받아야 한다.

내시경을 통한 결장 내시경검사는 대장암의 조기발견 확률을 훨씬 높이는데, 이 검사는 3~5년마다 한 번씩, 대장 전체를 볼 수 있는 대장내시경은 적어도 5~10년마다 한 번씩은 실시해야 하지만 환자의 건강상태나 대장암 위험요소 유무에 따라 시기를 조정해야 한다.

치료　대장암은 종양이 아직 다른 장기로 전이되지 않았을 때는 절제 수술로 완치된다. 암이 이미 전이되었거나 수술 후 재발했을 때는 항암제치료나 방사선치료를 시행한다.

4. 간암

간암이 가장 많이 발생하는 연령층은 50대 중반에서 60대 초반이다. 여성은 남성에 비해 발생률이 낮고 발생 시기도 50대 후반으로 늦은 편이다. 간은 복부 오른쪽에 자리잡고 있는 가장 큰 내장기관이다. 해부학적으로 복부에 있는 위, 소장, 대장, 췌장 등의 다른 장기에서 오는 혈액이 통과하는 위치에 있어 이런 장기에 생긴 암이 간으로 전이돼 전이성 암종을 만들 수 있다. 이와는 달리 간 자체에서 발생하는 암을 원발성 간암 또는 줄여서 간암이라고 한다. 간암도 간에 존재하는 여러 종류의 세포 중에 어떤 세포에서 발생하는가에 따라 간세포암, 담관세포암 등으로 나뉘는데, 그중에서도 간세포암이 전체의 90%를 차지한다.

원인　간암의 원인은 여러 가지가 거론되고 있는데, 그중에서도 간경변이 간암과 가장 밀접한 연관이 있는 것으로 보인다. 실제로 간암 환자 중 약 80%는 간경변을 동반하고 있고 역으로 간경변증 환자 중 20~40%는 결국 간암에 걸린다. 우리나라에서는 B형이나 C형 등 바이러스성 간염에 감염된 사람에서 주로 간암이 발생한다. 즉 우리나라 간암 환자의 70%는 B형 간염 보균자이고 15%는 C형 간염 보균자이다. 과음에 의한 간경변도 간암으로 진행될 수 있고 또 아플라톡신이라는 잘 보관되지 않은 곡물에서 자라는 곰팡이 생성물도 간암을 일으킬 수 있다.

증상 간암은 종양이 어느 정도 크기에 도달하기 전까지는 증상이 거의 없다. 따라서 간암 증상을 호소하여 진단한 결과 간암이 확인된 환자는 대부분 간암 종양의 크기가 크거나 이미 다른 신체 부위로 전이된 뒤여서 오랜 생존기간을 기대할 수 없다. 그럼에도 만성 간염이나 간경변을 가지고 있는 환자는 평상시의 증상에 어떠한 변화를 보이는지 자세히 관찰해야 한다.

간암의 비특이적 증상으로는 식욕부진, 권태감, 구토증, 소화장애 등이 있을 수 있고 간 좌엽에 간암이 생기면 명치 부위에 압박감을 느낄 수 있으나 사실 이러한 증상들은 노인들에게 흔히 나타나는 증상이기 때문에 조기발견에는 크게 도움이 되지 않는다.

간암의 한 증상으로 체중이 감소할 수 있는데, 때에 따라서는 간암과 동반하는 복수 때문에 전체 체중은 감소하지 않는 수도 있다. 간암이 진행된 환자에서는 오른쪽 늑골 아랫부분의 통증, 황달, 빈혈, 복수, 저혈당증 등이 나타날 수 있고 딱딱하게 커진 간이 상복부에서 만져지기도 한다.

진단 증상이 있는 환자의 간암 진단은 혈액검사, 초음파검사, 컴퓨터단층촬영으로 종양의 위치와 크기를 확인한 뒤 조직검사를 통해 최종적으로 이뤄진다. 간암 치료의 성공 여부는 조기발견에 달려 있다. 따라서 간암 발생률이 높은 우리나라에서는 정기적인 검진이 다른 어떤 것보다도 중요한데, 특히 간암 발생 고위험군에 속한 사람들은 더 자주 검진을 받아야 한다. 간암 조기진단을 위해 간초음파검사로 종양이 보이는지 확인하고 알파피토프로테인이라는 간암종양표지자가 상승하는지 검사한다. 이 두 가지 검사가 모두 다 완벽하지는 않기 때문에 두 가지 검사를 다 시행한 후 결과를 해석해야 한다. 검사의 빈도는 얼마나 간암 발생률이 높은가에 따라 달라진다. B형이나 C형 간염

바이러스에 의한 만성질환을 가지고 있거나 바이러스가 없더라도 간경변 같은 위험인자가 있는 경우에는 6개월마다 한 번씩 검진해야 한다.

치료 간암의 치료는 종양의 크기, 다른 장기로의 전이 여부, 합병증 유무 등에 따라 달라진다. 종양의 크기가 작고 다른 장기로 전이되지 않았으면 간을 부분 절제하는 수술을 시행한다. 부분 절제 수술을 시행할 수 있는 환자는 비교적 초기 간암 환자들로 5년 생존율 또한 50~60%로 다른 치료법에 비해 높다. 알코올에 의한 간암세포 파괴나 간동맥 결찰에 의한 간암조직 괴사도 치료방법으로 쓰인다. 이런 치료법이 불가능한 환자는 방사선치료나 항암제치료를 시행하는데, 효과는 별로 좋지 않다.

예방 간암을 예방하기 위해서는 우선은 B형 간염이나 C형 간염에 걸리지 않는 것이 필수적이다. B형 간염은 간염 백신으로 효과적으로 예방되나 C형 간염은 아직은 예방주사가 개발되지 않았다. 또 무분별한 성관계, 수혈, 마약 사용 등을 피하는 것도 간암 예방에 중요하다. 최근에는 B형 간염 보균자가 된 환자도 치료할 수 있는 약물이 계속 개발되고 있어 간암 예방에도 상당한 도움이 될 것으로 예상되고 있다.

5. 유방암

유방암은 중년이나 장년 여성들에게 주로 생기는 암으로 생각하기 쉬우나 발생률은 노년층으로 갈수록 높아진다. 65세 이상의 여성에게 생기는 유방암은 젊은 나이에 생기는 것보다 악성일 경우가 많아 사망률도 젊은 사람에 비해 훨씬 높다. 일반적으로 노인 여성은 젊은 여성에 비해 정기적인 유방암 검사를 소홀히 하는 경향이 많아 진단이 늦어진다. 유방암은 서양 여성에게 많고 동양 여성에게는 적은 것으로 알려져 있다. 그러나 이민자들의 암 발생을 추적한 미국의 역학조사에 의하면 동양 여성이 미국으로 이주했을 때 본인이나 자손들의 유방암 발생률이 미국인의 발생률과 비슷한 것으로 나타났다. 이는 유방암 발생에 각종 음식물, 공해 등의 환경 요인이 크게 작용하고 있다는 것을 말해주는 것으로 점점 서구화되고 있는 우리나라에서도 유방암 위험은 증가할 것으로 보인다.

위험인자   다른 암과 마찬가지로 유방암의 정확한 원인은 알려져 있지 않으나 몇몇 위험인자는 암의 발생을 증가시키는 것으로 보인다. 나이가 많은 여성, 30세 이후에 첫 임신을 한 여성, 폐경기가 늦게 온 여성, 각종 유방질환이 있던 여성, 비만 여성, 여성호르몬을 사용한 여성 등에서 유방암 위험이 증가하는 것으로 알려져 있다.

진단   젊은 여성은 유선의 비대나 섬유낭종에 의해 생긴 덩어리가 만져져 악성인 암조직과 구별되지 않는 경우가 많다. 그러나 노년기에 들어서면 여성호르몬의 감소에 따라 유방조직이 위축되어 종양을 쉽게 발견할 수 있다. 아직까지는 효과적인 유방암 예방법이 발견되지 않았기 때문에 정기적인 검사에 의한 조기진단 및 치료만이 유방암에 의한 사망을 예방하는 좋은 방법이다. 특히 본인이 자신의 유방을 촉진하는 자가진단법은 매월 한 번씩은 실시하는 것이 좋은데, 여러 자세(눕거나, 서거나, 한 팔을 들어올린 자세 등)에서 유방조직을 꼼꼼히 만져 덩어리가 만져지는지 점검한다. 이때는 겨드랑이 밑과 쇄골 아랫부분의 림프선이 부어 있는가도 확인해야 한다.

65세가 넘는 여성들도 매년 한 번씩 유방조영술을 시행해야 한다. 유방암 환자의 약 15%는 유방조영술을 시행했을 때 나타나지 않고 신체검사에서만 발견되므로 의사에 의한 유방검진도 매년 1회씩 해야 한다. 유방조영술로 발견된 종양의 크기가 작은 유방암은 수술로 거의 완치된다. 발견 당시 종양의 크기가 크고 이미 다른 조직까지 전이된 유방암은 예후가 좋지 않다.

6. 전립선암

전립선암은 남성 노인층에 가장 흔한 암으로 다른 암과 마찬가지로 초기에는 아무런 증상이 없다.

증상

전립선암이 진행되면 요도를 압박하여 전립선비대증과 비슷한 증상을 보이는데, 소변을 자주 보고, 소변 줄기가 약하고 가늘어지며, 소변에 피가 섞여 나오거나 소변을 볼 때 통증을 느끼게 된다. 전립선암이 전립선 밖으로 전이하면 주로 뼈로 전이되는데, 만성적으로 허리통증이나 엉덩이통증이 생기고 넘어지면 쉽게 골절상을 입기도 한다.

조기진단

전립선암은 암조직의 성장 및 다른 장기로의 전이가 느려 조기에 발견하면 완치율이 90%를 웃돈다. 그러나 초기 환자에게는 증상이 없기 때문에 조기 발견을 위해서는 정기적인 검진이 필요하다. 전립선암의 조기진단에 가장 많이 사용되는 방법은 의사가 손가락을 직장에 넣어 전립선을 촉진하는 직장수지검사와 혈액내 전립선특이항원을 측정하는 방법이 있다. 그러나 이 두 가지 방법이 완벽한 것은 아니므로 두 방법을 함께 사용하는 것이 권장되고 있다. 이 두 방법은 50세 이상의 남성에게는 매년, 만약 가족 중에 전립선암이 있었던 사람은 40세부터 매년 한 번씩 시행하는 것이 권장되고 있다.

직장수지검사나 전립선특이항원 수치상 전립선암이 의심될 때는 직장을 통한 전립선 초음파검사를 통해 전립선에 암조직으로 의심되는 부위가 있는지 확인하고 그러한 부위가 발견되면 조직검사를 시행하여 암 유무를 확인해야 한다.

치료

전립선암은 암조직의 성장이 매우 느린 것으로 알려져 있다. 따라서 암이 발견되어도 환자의 나이가 너무 많거나 또는 다른 질환 등으로 앞으로 10년 이상 생존할 가능성이 적을 때는 대개 치료 없이 관찰만 하게 된다. 환자의 건강상태가 좋고 암이 전립선에 국한됐을 때는 수술이나 방사선치료를 시행하고 암이 전립선 밖으로 퍼져 있을 때는 호르몬치료를 시행한다.

7. 혈액암

혈액암은 여러 가지 종류가 있는데, 그중에서도 만성 혈액암은 노인들에게 주로 발생한다. 만성 림프구백혈병, 만성 골수구백혈병 등의 만성 혈액암이나 급성 골수구백혈병 등이 가장 많이 발생하는 연령은 60세 이후이다.

(1) 만성 골수구백혈병

만성 골수구백혈병은 75세 이상 노인에서 가장 발생률이 높다. 이 병을 가진 환자는 질환 초기에 피로감이나 체중감소 등 노년기에 흔한 비특이적인 증상을 보이기 때문에 특별히 의심해 혈액검사를 시행하지 않으면 진단이 늦어지는 경우가 많다. 혈액검사상에는 과립성 백혈구의 수가 정상인의 몇 배에서 몇 십 배까지 증가된 소견을 보이고 염색체검사 결과 특수한 염색체 소견을 보인다. 신체검사 소견에는 비장이 커져 복부의 왼쪽 윗부분에서 만져지고 안색이 창백하며 가슴 가운데 있는 흉골을 누르면 통증이 생긴다. 젊은 사람은 골수이식을 통해 완치되는 경우도 있으나 노인에서는 주로 항암제치료를 실시한다. 치료 유무에 관계없이 예후가 상당히 좋지 않아 평균 생존기간은 8∼40개월 정도이다.

(2) 만성 림프구백혈병

만성 림프구백혈병은 만성 골수구백혈병에 비해 악성 정도가 훨씬 떨어진다. 초기 증상은 역시 피로감이나 미열 등 비특이적인 증상으로 주로 나타난다. 신체검사상에는 간이나 비장의 비대 소견이 보이고 커진 피하림프선이 만져질 수도 있다. 만성 림프구백혈병은 경과 속도가 느리고 악성 정도도 떨어져 노인 환자는 진단 후에도 증상이나 신체 이상이 나타날 때까지 기다렸다가 치료를 시작하고 다른 만성질환이 심하거나 고령인 경우에는 아예 치료하지 않는 경우도 있다. 주로 항암제를 사용하여 치료하고 방사선치료를 같이 시행하기도 한다. 진단된 뒤의 평균 생존기간은 약 6년이다.

(3) 급성 백혈병

노인의 급성 백혈병은 젊은 사람에 비해 예후도 나쁘고 치료방법에도 제한이 많다. 급성 백혈병은 만성에 비해 진행 속도가 빠르고 증상 또한 백혈구 증가 외에 적혈구 감소에 의한 빈혈이나 혈소판 감소로 인한 출혈 또는 면역력 감퇴에 의한 각종 감염증의 발생 등으로 나타난다. 치료 목표는 항암제를 사용해 암세포를 죽이는 것 외에도 면역력 감소에 의한 각종 세균이나 바이러스 감염을 예방, 치료하는 데 둔다. 노인에게 발생하는 급성 백혈병 중에도 골수구백혈병보다는 림프구백혈병이 예후가 좋아 환자의 절반 정도가 5년 이상 생존할 수 있다.

8. 식도암

식도암은 주로 55~65세 남성에게 발생한다. 식도암은 다른 암에 비해 발생빈도는 떨어지나 예후가 훨씬 나쁘다.

원인 식도암의 원인은 규명된 바가 없으나 전 세계적으로 지역에 따라 발병률이 차이가 많기 때문에 각종 식품을 포함한 환경 요인이 크게 작용하지 않을까 의심되고 있다. 식도암 발생과 연관이 있는 위험인자 중 가장 중요한 것이 음주와 흡연이다. 특히 음주와 흡연을 동시에 하는 사람에서는 위험이 크게 증가한다. 이 밖에도 지방 섭취가 많거나 동물성 식품에서 비타민 A를 많이 섭취하는 것도 식도암 발생과 연관돼 있다고 본다. 식도암 역시 채소와 과일을 많이 섭취하면 발생 위험이 적어진다고 알려져 있다.

식도에 생기는 여러 질환도 식도암 발병과 관계가 있는 경우가 있다. 장기간 위산이 식도 하부로 역류해 만성적인 염증이 생길 때는 식도 하부의 암 발생률이 높아진다. 따라서 만성적으로 위산역류증을 가지고 있는 환자에게서 하부 식도의 조직 변화가 보이면 최소 2년에 한 번씩은 내시경검사를 실시해 암 유무를 점검해야 한다. 이 밖에도 식도에 생기는 각종 기형이나 식도운동에 이상이 있는 질환을 가진 환자도 식도암 위험이 증가한다.

예후   식도암의 예후는 나빠서 어떤 치료를 해도 5년 생존율이 10%밖에 되지 않는다. 식도암의 예후가 이렇게 나쁜 것은 우선 식도가 다른 내부장기와 달리 외부가 질긴 막으로 싸여 있지 않아 초기부터 주위 조직으로 전이되기 때문이다. 또 다른 위장관계의 암과 마찬가지로 식도암은 초기 증상이 거의 없어 증상이 나타날 때는 이미 상당히 진전된 경우가 대부분이다.

증상   식도암의 주증상은 음식물을 삼킬 때 어려움을 느끼는 삼킴곤란과 체중감소다. 식도는 원래 음식이 넘어갈 때 잘 확장돼 어느 정도 심하게 좁아지지 않으면 음식을 삼키는 데 장애를 느끼지 않는다. 환자 본인이 느끼는 증상은 음식이 넘어가다 말고 목이나 가슴 또는 명치에 걸리는 느낌을 받는 것이다. 이는 초기에는 주로 고형식을 먹을 때만 나타나는데, 나중에 심해지면 유동식이나 물을 마실 때도 생긴다.

환자의 절반 정도에서 음식을 삼킬 때 가슴통증이 생기며 먹은 음식이 소화되지 않고 그대로 넘어오거나 합병증으로 폐렴이 생기기도 한다. 피를 토하거나, 성대마비, 뼈의 통증 등도 암이 상당히 진행된 뒤에 나타나는 증상이다. 이와 같은 증상으로 식도암이 의심되는 환자는 식도엑스선검사와 내시경검사를 통해 암 유무를 확인해야 한다.

식도암은 수술을 통해 완치될 수 있는 경우는 드물고 대부분 방사선요법과 항암제요법으로 치료한다.

9. 후두암

후두는 입에서 목을 거쳐 기관지로 이행하는 부위에 있는데, 이 부위에서 소화기관과 호흡기관이 분리된다. 후두의 중요한 역할은 음성을 내는 작용과 음식물이 기관지로 내려가는 것을 막는 것이다.

원인　　후두암은 주로 남성에게서 발생하고 대부분 60대 이후 노인들에게 많다. 후두암 위험을 높이는 요소 중 가장 중요한 것은 흡연과 음주다. 후두암 환자를 대상으로 한 역학조사 결과, 흡연 여부에 따라 후두암 위험이 흡연자는 비흡연자보다 5~36배가량 높았다. 또 과음 여부에 따라 2~5배의 발병 위험 상승을 보이고 흡연과 음주를 둘 다 하는 사람들에서는 약 100배의 발병 위험 증가를 보였다. 그 밖에 후두암 발병을 증가시키는 위험인자들은 영양결핍, 위산역류증, 특정한 바이러스 감염, 후천성면역결핍증 등이다. 또 산업현장의 각종 공해물질(섬유제품, 섬유먼지) 등도 후두암 위험을 높이는 것으로 알려져 있다.

증상　　후두암은 발생하는 부위에 따라 증상이 나타나는 시기와 종류가 다르다. 후두 중에서도 성대 부위에 암이 생길 때는 조기에 증상이 나타나는데, 주증상은 목소리가 쉬는 것이다. 물론 후두염이나 심한 기관지염으로 목소리가 쉴 때도 있으나 이때는 대개 2주 이상 지속되지 않으므로 쉰 목소리가 장기간 지속될 때는 반드시 후두암 유무를 점검해야 한다. 성대의 상부나 하부에 생기는 후두암일 때는 증상이 늦게 나타나고 증상 또한 기침이나 목, 귀의 통증, 음식 삼키기나 숨쉬기의 장애를 일으키는 등 비특이적이다.

후두암의 치료 여부는 다른 암과 마찬가지로 얼마나 빨리 암을 발견하느냐에 달려 있다. 특히 후두암은 암의 진행 및 다른 신체 부위로의 전이가 늦고 또 비교적 진단이 용이한 부위에 위치하고 있어서 조기진단에 의한 완치가 가능한 경우가 많다. 주로 수술요법이나 방사선요법으로 치료하는데, 진행 정도에 따라 치료방법이 정해진다. 성대를 제거한 수술을 받은 뒤라도 특별한 훈련이나 전자장치를 이용해 어느 정도의 대화를 할 수 있는 방법이 있다.

후두암을 예방하기 위해서는 우선 흡연과 지나친 음주를 금해야 한다. 특히 이미 암 전구단계의 변화를 보이는 후두상피도 흡연을 중단하면 암세포로 발전되지 않는 것을 보면 금연은 후두암 예방에 필수적이다. 이 밖에 산업현장의 각종 공해물질을 피하거나 채소나 과일을 많이 섭취하는 것도 후두암 예방에 도움이 된다.

10. 피부암

피부암은 가장 흔히 발생하는 암으로 다른 내부장기의 암과 달리 쉽게 육안으로 확인할 수 있는 부위에 나타나므로 관심을 가지면 조기에 발견해 완치할 수 있다. 피부암은 일반적으로 노년기에 들어갈수록 발생 위험이 높아지는데, 이는 장기간 햇볕에 노출된 결과로 여겨진다. 따라서 햇볕에 노출되는 부위에 생긴 상처가 장기간 치료해도 잘 낫지 않거나 평소에 가지고 있던 점의 모양이 변하거나 크기가 커지면 피부암 가능성을 의심하고 진료를 받아야 한다.

(1) 기저세포암
피부암 중 가장 많이 발생하는 것이 기저세포암이다. 기저세포암은 햇볕에 노출이 많은 얼굴, 두피, 코, 귀, 목, 등, 손, 어깨 등에 주로 발생하는데, 그중에서도 코 주위에 가장 많이 발생한다. 암 부위는 약간 융기돼 있거나 평평한 상태로 나타나고 중앙에 조그만 궤양을 형성하기도 한다. 병변은 한 개 이상 나타날 수도 있다. 기저세포암은 매우 천천히 자라기 때문에 환자 자신은 큰 변화를 느끼지 못하는 경우가 많다. 또 신체 다른 부위로의 전이도 거의 일어나지 않아 병변이 커질 때까지 치료를 늦추지 않는 한 외과적 수술로 완치할 수 있다. 외과적 수술은 전기소작이나 병변을 긁어내는 방법으로 간단히 시행할 수 있으나 병변이 크거나 재발한 경우에는 현미경을 사용한 수술로 99% 이상 완치할 수 있다. 그러나 완치되더라도 약 1/3의 환자에서 제2의 피부암이 생긴다. 따라서 피부암이 생겼던 환자는 수시로 점검해 피부암 발생 여부를 관찰해야 한다.

(2) 편평세포암

또 다른 피부암 중의 하나는 편평세포암이다. 이는 기저세포암과 마찬가지로 햇볕에 많이 노출된 사람에게 자주 발생하고, 과거에 비소 화합물과 엑스선에 장기간 노출된 경우, 화상으로 피부에 큰 상처가 생겼거나 만성적으로 피부에 궤양이 있는 경우에 발생 위험이 높아진다. 또 신장이식 등과 연관돼 생기는 면역감퇴현상이 있을 때도 발생률이 훨씬 높아진다. 주로 햇볕에 노출된 부위에 많이 나타나는 것은 다른 피부암과 같다. 병변은 경계가 뚜렷하고 융기돼 있으면서 중앙에 궤양을 형성한다. 다른 부위로의 전이는 많지 않으며 치료방법은 기저세포암과 비슷하다.

(3) 악성흑색종

피부암 중에 가장 악성인 것은 악성흑색종이다. 이는 피부에 멜라닌색소를 생산하는 세포가 암세포로 변한 것이므로 다른 피부암에 비해 사망률이 훨씬 높다. 병변은 멜라닌색소가 밀집하여 짙은 갈색이나 검은색으로 보인다. 특히 병변의 경계가 불규칙하고 모양이 둥글지 않으며 병변 내에서도 색깔이 다르고 크기가 6mm 이상이면 악성흑색종일 확률이 높아진다. 평소에 색소가 침착되어 있던 점이나 피부의 덩어리가 커지거나 색깔의 변화가 있을 때는 반드시 조직검사를 통해 악성 여부를 검사해야 한다. 악성흑색종 역시 장기간의 햇볕 노출에 의한 피부손상과 연관돼 있으므로 평소에 강한 자외선으로부터 피부를 보호하는 것이 예방의 기본이다.

|제10장| 근골격계질환

1. 관절염 및 관절통증

각종 관절의 통증은 편안한 노후를 보내는 데 큰 걸림돌일 뿐만 아니라 노년기의 활동장애나 기능장애의 가장 흔한 원인이다. 노년기 관절통증의 주원인은 퇴행성 관절염인데, 류마티스성 관절염 환자도 상당히 많다. 물론 이 두 질환을 다 가지고 있는 경우도 있는데, 이때는 관절통증이 더욱 심하다. 노년기 통증의 또 다른 흔한 원인으로는 근육이나 힘줄 또는 인대 사이에서 이 조직들이 움직일 때 윤활유처럼 마찰을 줄여 원활하게 움직이도록 하는 윤활낭(활액낭)에 염증이 생긴 경우와 근육이 뼈 주위에 있는 골막에 붙는 부위인 힘줄이나 근육과 뼈 사이의 인대에 염증이 생기는 경우를 들 수 있다. 골다공증에 의한 골절이나 기타 다른 질환들도 근육이나 관절의 통증을 일으킨다.

실제로 노인 환자의 절반 이상은 이러한 근골격계 통증을 주증상으로 호소한다. 또 이러한 근골격계 통증은 종종 주요 내장기관의 통증과 비슷하게 나타나기도 하여 세심한 감별이 필요하다.

(1) 치료 시 고려할 사항

노인들의 관절질환 치료는 어려운 점이 많은데, 노년기에 나타나는 기본적인 관절의 퇴행성 변화 외에도 약물이나 수술 치료 시에 젊은 사람에 비해 치료로 인한 부작용 위험이 많고 또 치료에 의한 반응도 미약하거나 늦기 때문이다. 그럼에도 불구하고 관절염이나 기타 근골격계질환이 노년기 삶의 질을 향상시키는 데 가장 큰 걸림돌이므로 '노인이라 으레 아픈 것이겠지' 하고 포기하지 말고 가능한 한 환자에게 맞는 가장 효과적이고 부작용이 적은 치료방법을 찾아 적극적으로 치료해야 한다.

치료 목표 여기서 다시 짚고 넘어가야 할 점은 다른 노인성 질환과 마찬가지로 관절염이나 근골격계질환의 치료 목표는 대부분 관절을 완전히 정상으로 회복시키는 '완치'가 아니라 현재 있는 염증반응을 가능한 한 완화시켜 통증을 얼마나 최소화하고 그것을 얼마나 오래 지속시키느냐에 있다. 많은 환자들이 어떠한 치료방법을 제안하면 그 방법으로 관절염을 근본적으로 치료하여 완치시킬 수 있느냐고 반문한다. 그리고 어떤 환자들은 완치되지 않는다면 차라리 치료받지 않고 고통을 감내하겠다고 말한다. 치료를 포기하는 환자의 심정은 충분히 이해하지만 노년기에 나타나는 관절이나 근골격계의 문제는 이미 노화에 따른 퇴행성 변화가 상당히 진행된 상태에서 생긴 것이기 때문에 젊은 사람들처럼 일정 기간 치료해서 완전한 정상상태로 회복되기는 힘들다. 또 일정 기간 동안의 치료로 완치되었다 하더라도 같은 부위나 다른 주위 조직에서 다시 염증이 생겨 증상이 재발하는 경우도 흔하다. 따라서 노년기에 나타나는 관절염이나 신체의 통증은 고혈압이나 당뇨병같이 완치되지 않고 평생 관리와 조절을 해야 하는 질환으로 보면 된다. 물론 이러한 통증질환들은 고혈압이나 당뇨병과 달리 생명에 영향을 주는 것이 아니고 또 치료효과도 고혈압이나 당뇨병보다 떨어지지만 꾸준히 치료하면 치료하지 않고 포기하는 사람에 비해 훨씬 편안한 여생을 보낼 수 있다.

(2) 주요 치료방법

관절이나 기타 근골격계의 질환을 치료하는 방법은 휴식, 물리치료, 약물복용, 소염주사 그리고 수술 등 크게 다섯 가지로 나눌 수 있다. 이 방법들은 각각 장단점이 있으므로 상황에 따라 선택하여 시행해야 하는데, 여기에는 몇 가지 원칙이 있다.

선택 원칙　치료방법을 선택할 때는 우선 가능하면 환자에게 부작용이나 부담이 적은 치료방법부터 한 가지를 선택하여 시작하되, 증상이 심하거나 다른 이유로 상황이 좋지 않을 때는 몇 가지 방법을 동시에 시작하거나 부작용 가능성이 크더라도 효과가 빠른 방법부터 시작한다. 일반적으로 부작용이 적은 순서는 앞에서 나열한 순서와 같다. 둘째로는 한 가지 방법을 시도하고 증상이 조금이라도 감소하는 기미마저 보이지 않으면 다른 방법으로 바꾸든지 다른 방법을 추가해야 한다. 일반적으로 통증이 견딜만 할 때는 최소 2주 정도는 선택한 치료방법을 시도해야 한다. 많은 환자들이 자기는 물리치료는 효과가 없다, 약물은 절대 복용하지 않는다, 소염주사는 맞으면 큰일난다, 수술은 말할 필요도 없다는 등 미리 난정을 짓고 이들 방법에 대해 고려조차 하지 않는 경우를 볼 수 있다. 이러한 환자의 태도는 몇 되지 않는 치료방법마저 제한하게 해 가능한 최대 치료효과를 얻지 못하게 된다. 또 실제로 이러한 환자들이 특정 치료방법에 거부감을 갖게 된 원인을 살펴보면 의학적인 근거가 없는 경우가 많다. 즉 비슷한 증상을 가진 주위 사람들의 이야기를 듣고서 그들이 경험했던 치료상의 문제들이 자기에게도 그대로 나타날까봐 두려워하거나, 일반적으로 떠도는 이야기를 믿고서 특정 치료방법을 무작정 피하는 경우가 흔하다.

흔한 예로 '뼈주사'는 맞으면 큰일난다는 이야기들을 하는데[뼈주사란 소염제인 부신피질호르몬 주사(스테로이드 주사)를 말하는데, 뼈에 놓는 주사가 아니라 관절 속이나 활액낭 또는 염증이 생긴 힘줄이나 인대 주위에 놓는 주사이다], 뼈주사라는 말 자체가 잘못된 것이고 실제로는 효과가 탁월하므로 담당 의사가 환자의 건강상태나 당뇨병 등 다른 질환과 사용 주사제의 관계 등을 충분히 고려한 뒤 사용하면 안전하고 신속하게 통증을 치료하는 데 큰 효과를 볼 수 있다.

휴식　　휴식은 통증이 발생한 관절이나 신체 부위를 덜 사용하는 것을 말하며 무조건 자리에 누워서 쉬는 것을 뜻하는 것은 아니다. 예를 들어 어깨가 아픈 사람은 걷는 운동은 계속해도 문제가 없다. 문제가 된 관절을 제대로 쉬게 하기 위해서는 각종 의료 보조기구를 사용하여 해당 관절을 고정시켜주는 것이 효과적이다. 즉 어깨가 아픈 사람은 팔걸이를 하고 허리가 아픈 사람은 허리 벨트를 차는 것 등을 예로 들 수 있다.

경우에 따라서는 휴식 중에도 해당 관절을 이용한 운동을 해야 하기도 한다. 즉 어깨근육과 힘줄을 이루는 근육둘레띠에 염증이 생기는 질환이 있을 때는 팔걸이를 하여 어깨근육을 쉬게 해야 하지만 한편으로는 종종 어깨를 회전시키는 운동을 하여 근육이 들러붙는 유착현상을 막아 어깨가 굳는 것을 방지해야 한다. 무릎이 아플 때도 무작정 걷지 않고 쉬기만 하면 나중에는 무릎 주위 조직이 약해져서 관절을 지지하는 힘도 약해지고 이에 따라 관절이 불안하게 되어 무릎 관절에 더 무리가 갈 수도 있다.

관절염 환자들은 관절염이 있는 관절을 이용한 운동은 어느 정도 해야 되느냐는 질문을 하기도 한다. 물론 환자의 상태나 병의 정도에 따라 사안별로 결정해야 되지만 일반적인 원칙은 운동을 한 뒤에 운동하기 전보다 해당 관절의 통증이 심하면 다음에는 강도를 낮춰 운동해야 된다는 것이다.

물리치료　　물리치료는 우선 염증반응을 줄이기 위해 더운 열을 가하는 방법으로 더운

찜질팩이나 초음파, 적외선 등을 사용하고 전기자극을 통해 통증을 감소시키며 관절 주위 마사지를 통해 근육이나 인대의 긴장을 풀어주고 염증을 감소시킨다.

또 운동을 통해 굳어진 관절의 운동 각도를 회복하고 근육강화운동을 통해 관절염 때문에 약해진 관절 주위의 연조직을 강화하여 관절의 안정성을 증가시킨다. 일례로 무릎 관절염이 있는 사람은 허벅다리 앞쪽을 강화시키는 운동을 통해 무릎 관절의 안정성을 높이는데, 누워서 아픈 쪽 다리의 무릎을 펴고 발목을 위로 젖힌 채로 바닥에서 20~50cm가량 떨어지게 들고서 10초정도 버티다가 서서히 내려놓는 동작을 하루 최소 10회 이상 실시한다. 땅이나 물속에서 걷거나 체조를 하는 유산소운동 또한 통증 감소와 관절 안정성 회복에 도움이 된다. 특히 걸을 때 무릎이나 허리통증이 심한 환자는 물속에서 운동함으로써 충격을 방지하여 통증의 악화를 막는 동시에 관절 주위 근육의 강화효과를 기대할 수 있다.

더운물 목욕이나 사우나를 하는 것도 관절염 회복에 도움이 되지만 심장질환이나 호흡기질환이 있는 노인이나 신체적으로 허약한 노인은 갑자기 고온에 노출되면 위험하므로 삼가야 한다. 침술이나 뜸 등 동양의학적인 치료방법도 통증 감소나 관절기능 유지에 도움이 된다. 비만은 특히 무릎 관절에 퇴행성 관절염의 빌병과 악화를 일으키므로 체중이 많이 나가는 환자는 꼭 체중을 감소시켜 관절에 주는 부담을 덜어주도록 한다.

약물치료 휴식과 물리치료와 운동 등 비약물적 치료방법이 효과적이지 않을 때는 약물치료를 시작한다. 그러나 이때에도 비약물적 치료방법은 계속 시행해야 약물 의존도를 줄이고 치료효과 또한 극대화할 수 있다.

관절염 환자가 약물을 사용하는 것은 주로 통증을 완화시키기 위해서다. 이른바 '신경통약', '관절약', '소염진통제' 등은 모두 관절염 치료에 사용되는 약물로 순전히 통증만을 완화시키는 진통제와 소염작용과 진통작용을 동시에 가지고 있는 소염진통제로 나뉜다. 진통제는 습관성 유무에 따라 마약성과 비마약성 진통제로 나뉘고 또 소염진통제는 부신피질호르몬인 스테로이드 성분의 유무에 따라 스테로이드계와 비스테로이드계 등으로 나뉜다. 다른 약물들과 마찬가지로 관절염치료제 또한 노인들에게는 각종 부작용을 일으킬 수 있으므로 약물치료를 시작할 때는 항상 부작용이 제일 적은 것부터 소량으로 시작하고 경과를 보면서 점진적으로 용량을 늘려야 한다.

퇴행성 관절염 환자에게 가장 먼저 사용을 권하는 약물로는 진통제인 아세트아미노펜(타이레놀)을 들 수 있다. 흔히 이 약물은 감기치료제나 해열제로만 알고 있으나 노인의 관절염 치료에도 치료효과가 우수한 것으로 나타났다. 문제는 대부분의 노인들이 타이레놀을 충분히 복용하지도 않고 다른 약물을 찾는 데 있다. 타이레놀은 하루에 최대 500mg 정제 두 알씩 네 번(총 4,000mg)까지 복용할 수 있는데, 대부분의 환자들은 이 정도 양을 장기간 복용해도 별다른 부작용이 없다. 타이레놀은 다른 관절염치료제에 비해 위장을 상하게 하는 경우는 훨씬 덜하나 만성 간질환이 있거나 술을 많이 마시는 사람은 피해야 한다.

코데인이나 옥시코돈 같은 마약성 진통제들은 타이레놀만으로 듣지 않는 심한 통증을 가진 환자에게 사용된다. 특히 타이레놀에 코데인을 첨가한 복합정은 통증이 심할 때만 단기간 사용하면 습관성을 일으키지 않는다. 심한 관절염으로 통증이 심하면서 인공관절을 이식하는 것 또한 불가능한 환자 중에는 장기간 마약성 진통제를 사용하는 경우도 있다.

손이나 무릎, 발목 등에 관절염이 있을 때는 통증을 감소시키는 크림이나 파스 등을 사용할 수 있다. 그중에서도 고추에서 성분을 추출하여 크림 형태로 만든 캡사이신 계통의 제제는 하루 3~4회씩 사용하면 통증이 감소하나 사용할 때 특히 눈에 들어가지 않도록 조심해야 한다.

타이레놀이나 바르는 진통제가 듣지 않는 환자에게는 소염진통제를 사용해야 한다. 소염진통제는 진통효과만 있는 타이레놀에 비해 소염효과도 있기 때문에 관절염에 의한 관절의 염증반응을 감소시켜 좀더 지속적이고 강력한 효과를 기대할 수 있다. 소염진통제 종류는 무수히 많으나 효과는 거의 비슷하다.

문제는 이러한 소염진통제 계통의 약물은 여러 가지 부작용을 일으킨다는 데 있다. 그중에서도 가장 흔하고 심각한 부작용은 위염, 위궤양, 위장출혈 등 위장계통 질환이다. 따라서 과거 위궤양이나 출혈이 있었던 환자나 스테로이드제제나 항응고제를 사용하고 있는 환자에게는 소염진통제 사용을 금해야 한다. 흡연이나 음주가 심한 사람도 이러한 약물부작용 발생률이 높으므로 조심해야 한다. 소염진통제를 복용할 때 위장을 보호하기 위해 위산생산 억제제나 미소프로스틸 같은 약물을 사용하는데, 완벽하게 위장을 보호해주지는 않으므로 항상 최소 필요한 양만 복용하는 습관을 가져야 한다.

최근에 새로 나온 신세대 소염진통제로 COX-2억제제들이 있는데, 이러한 약물들은 종래의 소염진통제에 비해 위장장애가 적은 것으로 알려져 있으나 관절통증을 감소시키는 효과는 크게 뛰어나지 않은 것으로 보인다. 이 중 일부는 심각한 부작용을 우려하여 판매가 금지된 것도 있다. 소염진통제를 장기간 복용하면 신장에 이상을 초래할 수도 있으므로 장기 복용자는 정기적인 혈액검사를 통해 신장기능 및 빈혈 여부를 점검해야 한다.

소염주사　　관절염이 심할 때는 관절에 스테로이드 주사를 놓는다. 흔히 '뼈주사'라 불리는 것인데, 주로 무릎 관절에 관절염이 있을 때 사용한다. 이러한 주사는 관절의 염증을 급속히 완화시켜 빠른 효과를 보인다. 스테로이드 주사는 관절염 외에 활액낭염이나 인대염 등 연조직에 생기는 염증의 신속한 치료에도 탁월한 효과를 보인다. 이러한 질환들을 치료할 때는 통증이 가장 심한 곳을 찾거나 흔히 염증을 일으키는 부위를 찾아서 국소마취제와 스테로이드제제를 섞은 약물을 주사한다. 주사를 맞은 뒤에는 곧 통증이 완화되는데, 이는 국소마취제의 효과 때문이다. 국소마취제의 효과는 몇 시간밖에 지속되지 않는데, 그 뒤로는 스테로이드제제의 소염작용이 작용하여 장시간 효과가 나타난다. 국소마취제의 효과가 이렇게 짧은데도 굳이 국소마취제를 섞는 것은 국소마취제에 의해 곧바로 통증이 완화되면 약물이 통증의 원인이 되는 부위에 제대로 들어갔다는 것을 시사하기 때문이다. 따라서 통증 부위에 주사한 후에도 즉각적인 효과가 없을 때는 다른 부위를 찾아 통증의 진원지를 파악하고 다시 주사해야 한다.

스테로이드 주사제제는 결정형으로 된 것이 많아 결정체가 녹기까지 자극에 의해 기존의 통증이 더 심해질 수도 있다. 이 현상은 일부 환자에게서 주사를 맞은 후 2~3일 동안 나타나는데 이런 부작용을 감소시키기 위해서는 주사 맞은 부위에 차가운 찜질을 20분씩 2시간 간격으로 3~4회 실시하는 것이 좋다. 주사제제는 대부분 몇 주에 걸쳐 서서히 풀어지면서 소염효과를 발휘하는데, 환자 자신은 3~4일이 지나면 확실히 호전되는 것을 느낄 수 있다.

스테로이드 주사는 장기 사용에 의한 부작용을 피하기 위해 가능하면 1년에 4회 이상은 사용하지 않아야 한다. 이 제제는 장기간 사용하면 관절 연골의 파괴를 가속시키고 또 당뇨병, 고혈압이나 골다공증을 악화시키므로 충분히 물리치료나 약물치료를 시도했는데도 통증이 없어지지 않을 때만 선택적으로 사용해야 한다.

관절 안에서 윤활작용을 하는 물질을 보충하기 위해 닭볏에서 추출한 하일란 복합체를 무릎관절에 주사하는 것도 치료방법의 하나로 스테로이드 주사에 비해 부작용이 덜하고 효과도 우수한 것으로 알려져 있으나 이 주사는 무릎관절에 손상이 온 사람에게만 쓸 수 있고 무릎통증이라도 무릎 주위 활액낭이나 힘줄의 염증에 의해 통증이 나타날 때는 아무런 효과가 없다. 또 이 주사는 효과가 몇 개월 이상 오래 가지 않고 가격이 비싸며 가끔 알레르기반응도 일으킬 수 있다.

수술요법   앞에서 언급한 치료방법이 모두 실패한 경우에는 수술로 관절을 인공관절로 대체하거나 이상이 있는 부위를 제거한다. 관절염을 치료할 목적의 수술은 주로 무릎관절을 대상으로 시행한다(236쪽 무릎관절수술 참조). 관절염 외에도 다른 질환을 가지고 있는 노인의 경우에는 수술하기 전에 여러 사항을 고려해야 된다. 즉 노인의 건강상태가 수술을 무사히 견디고 수술 후에 시행되는 물리치료를 잘 받을 수 있는지, 수술하기 전에 이미 다른 치료방법들을 충분히 시도했는지, 수술 전 증상이나 기능장애가 심하여 노인의 건강이나 삶의 질에 얼마나 큰 영향을 미치고 있는지 등을 점검하고 신중하게 수술 여부나 가장 적절한 수술 시기를 결정해야 한다.

2. 퇴행성 관절염

관절 변화   여러 종류의 관절염 중에서도 노인들에게 가장 많이 나타나는 관절염은 퇴행성 관절염이다. 퇴행성 관절염은 통계적으로 노인들이 가장 자주 병원을 찾는 원인이 되며 또 보행장애의 원인이 된다. 퇴행성 관절염은 노화에 따른 근골격계의 변화와 연관이 있다. 노화에 따른 관절의 변화는 관절 내의 연골과 그 주위의 뼈에 모두 나타난다. 우선 매끄러운 표면을 가지고 있어 관절이 움직이는 것을 수월하게 해주는 관절면의 연골조직에 변화가 오는데, 표면이 거칠어지고 얇아져 떨어져나가게 된다. 연골 밑에 있는 뼈조직은 국소적으로 자라게 되어 관절이 튀어나오고 변형된다. 그 결과 관절 내에 윤활작용이 떨어지고 염증반응이 나타나 물이 차고 붓는 증상이 나타난다. 특히 관절을 움직이거나 관절에 힘이 가해질 때 증상은 심해진다.

주로 나타나는 관절   퇴행성 관절염은 모든 관절에 나타날 수 있으나 무엇보다 체중을 지탱하는 관절에서 심하다. 즉 목과 허리에 있는 척추뼈나 고관절, 무릎관절, 발목관절 등에 주로 나타나며 걷거나 서 있는 등 체중을 지탱하는 동작을 할 때 증상이 심해진다. 허리나 목에 생기는 관절염은 척추 디스크에도 변형을 일으켜 디스크 증상을 일으키며 신경을 압박하여 팔이나 다리로 통증이 전파되는 현상이 나타난다. 손가락 끝마디가 튀어나오고 굵어지는 현상도 퇴행성 관절염 때문에 나타나는데, 어깨나 팔꿈치관절은 퇴행성 관절염이 비교적 덜 생기는 부위이다.

관절은 반복적인 스트레스가 가해질 때 더 심하게 파괴된다. 따라서 비만증이 있는 사람은 마른 사람에 비해 발목이나 무릎, 고관절 등 체중을 지탱하는 관절에 전해지는 충격이 심해 퇴행성 관절염의 발병 및 진행이 빠르고 증상 또한 심하다. 과거에 사고에 의해 관절이 손상됐던 사람은 노년기에 퇴행성 관절염 발병률이 높아진다. 골다공증 자체가 퇴행성 관절염을 일으키거나 통증을 일으키지는 않으나 아무래도 뼈가 약하면 퇴행반응이 빨라지는 것으로 보이는데, 이 현상은 특히 척추뼈에서 두드러진다.

치료 목표　　퇴행성 관절염은 노화에 따른 관절 변형과 파괴가 원인이므로 어떠한 치료를 해도 관절이 젊었을 때의 상태로 회복되지는 않는다. 따라서 퇴행성 관절염을 치료할 때는 보다 현실적인 치료 목표를 세워야 한다. 관절을 완전 회복시키거나 완전한 정상 상태에 도달할 때까지 약물로 치료하겠다는 것은 부작용 등을 감안한다면 바람직하지 못한 생각이다. 따라서 치료 목표는 통증의 완화와 관절기능의 유지라고 할 수 있다.

갑작스런 통증의 악화　　퇴행성 관절염에 의한 통증은 대개 해당 관절을 사용하면 심해지고 쉬면 덜하다. 관절의 통증은 대부분 점차 심해지는데, 무릎관절은 갑자기 통증이 심해지는 경우가 종종 있다. 갑자기 통증이 심해지는 것은 이미 퇴행성 관절염을 앓고 있는데 가성통풍이나 통풍 등의 관절염이 추가로 발생하는 경우로 드물게는 세균감염에 의한 관절염이 나타날 수도 있다. 이 경우는 생명을 잃을 수 있을 정도로 위급한 질환이므로 평소보다 유난히 관절통증이 심할 때는 꼭 의사를 찾아서 자세한 검진을 받아야 한다. 이미 관절염으로 약해진 무릎을 무리하게 사용하여 무릎 안쪽 뼈 부위에 피로골절현상이 나타날 때도 갑자기 무릎관절의 통증이 심해진다. 피로골절의 경우에도 초기에는 보통 엑스선검사로는 보이지 않고 자기공명영상검사*magnetic resonance imaging; MRI* 같은 특수 촬영으로만 골절을 확인할 수 있다. 관절 주위의 힘줄이나 근육에 손상이 올 때도 갑자기 통증이 심해질 수 있다.

아침에 일어나면 관절이 뻑뻑하여 자유로이 움직이기 어려운 것은 주로 류마티스성 관절염에서 나타나는 특징인데, 퇴행성 관절염에서도 종종 보이는 증상이다. 단 퇴행성 관절염은 류마티스성 관절염에 비해 관절경직이 지속되는 시간이 짧아 대개 30분 이내에 관절이 풀린다. 이와 비슷한 현상으로 무릎관절에 퇴행성 관절염이 있는 사람이 오래 앉아 있다가 일어서려고 할 때 관절이 굳어져 쉽게 일어나지 못하는 경우도 있는데, 이때는 억지로 서서 움직이면 대개 몇 분 내로 관절이 풀어져 걸을 수 있게 된다. 손에 퇴행성 관절염이 오는 환자는 단추를 채우거나 신발 끈을 매는 등 손을 사용하는 동작이 둔해진다. 무릎이나 고관절에 생기는 퇴행성 관절염은 걷거나 일어나기, 계단 오르내리기, 화장실 사용하기 등 일상생활에서 중요한 행동을 제약한다. 따라서 관절의 통증을 완화시키는 치료와 더불어 관절의 기능과 유연성을 유지할 수 있는 치료가 필수적이다. 퇴행성 관절염의 치료는 위에서 기술한 주요 치료방법에 따른다.

3. 류마티스성 관절염

류마티스성 관절염은 주로 젊은 여성에게 많은 것으로 알려져 있으나 실제 역학조사에서는 나이가 들수록 발생률이 높아지는 것으로 나타났다. 65세 이상 노인 중 남성은 약 1.8%, 여성은 약 4.3%가 이 질환을 앓고 있는데 젊은 시절부터 갖고 있던 류마티스성 관절염이 지속되는 경우와 노년기에 들어 새로 류마티스성 관절염이 시작되는 경우 등 두 가지로 나눌 수 있다. 류마티스성 관절염은 특징적인 증상이나 관절 변화 소견으로 퇴행성 관절염과 구별한다.

증상　　노년기에 흔한 퇴행성 관절염은 주로 체중을 지탱하는 관절(발목, 무릎, 고관절, 척추)이나 손가락 마지막 관절에 주로 나타나고 관절뼈의 변형이 심하다. 그러나 류마티스성 관절염은 주로 손목, 손가락, 팔꿈치, 어깨, 무릎, 발목 등에 생기고 척추뼈나 손가락 마지막 관절에 생기는 경우는 드물며 대개 왼쪽과 오른쪽의 같은 관절에 대칭적으로 나타난다. 관절 증상은 초기에는 관절이 뻑뻑해 움직이기 힘들고, 통증이 있다가 관절 주위 조직이 붓고 신체 전체의 온도도 올라가는 염증 소견을 보인다. 류마티스성 관절염은 아침에 일어났을 때 손의 관절이 뻑뻑해 잘 굽어지지 않거나 움직이지 못하는 특유의 증상을 보이는데, 한 시간 이상 지속된다. 초기에는 주로 관절 주위 연조직에 염증반응을 일으키다가 병이 진행되면 관절뼈에도 심한 변형을 보인다. 이 단계가 되면 관절의 변형이 심해 손을 거의 쓰지 못하고 보행장애까지도 나타날 수 있다.

진단 및 치료　　류마티스성 관절염의 진단에는 앞에서 말한 특징적인 관절 소견 외에도 혈액검사와 관절액검사를 이용한다. 특히 적혈구침강속도는 관절염이 얼마나 잘 치료되고 있는가를 알려주는 척도가 된다. 류마티스성 관절염의 치료는 일반 관절염과는 다른 점이 많다. 류마티스성 관절염을 치료하는 제제는 질환 초기에 주로 통증이나 경미한 염증 소견을 치료하기 위해 쓰이는 소염진통제와 질환 자체를 막거나 역전시킬 수 있는 스테로이드와 메토트렉세이트 등의 강력한 면역반응억제제를 들 수 있다. 약물 외에도 오메가 3 또는 오메가 6 지방산이 많은 생선 기름을 이용한 식이요법으로 염증반응을 감소시킬 수 있다. 소염진통제는 퇴행성 관절염 등 노년기에 흔한 다른 관절염에도 주로 사용하는데, 위장장애나 위장출혈 같은 심각한 부작용이 있어 위점막보호제와 같이 사용해야 한다.

면역반응억제제는 효과가 강력한 만큼 여러 가지 심각한 부작용이 있으므로 사용할 때는 아주 세심한 주의가 필요하다. 특히 노인 환자들의 경우 부작용에 대한 우려 때문에 많은 의사들이 면역반응억제제 사용을 피하고 있는데, 다른 모든 제제가 실패하고 환자의 증상이 악화될 때는 의사의 세심한 관찰하에 사용할 수 있다. 또 최근에는 생명공학기술을 이용한 신종 면역반응억제제들이 속속 개발되고 있어 이에 대한 기대가 크다.

4. 활액낭염

팔다리가 쑤시고 아픈 증상은 노인들에게 매우 흔한 것이지만 이러한 통증을 일으키는 질환들은 종류가 매우 다양하고 그에 따른 치료방법도 상당히 다양하다. 따라서 팔다리가 아플 때 그저 신경통이나 관절염으로 생각하는 것은 잘못이다.

활액낭염 및 건염 근육과 뼈는 희고 단단한 섬유질로 이뤄진 인대로 연결되는데, 이 인대 주위에 있는 주머니가 활액낭이다. 활액낭 속에는 근육이 수축할 때마다 따라 움직이는 힘줄이 마찰 없이 움직일 수 있도록 윤활액이 들어 있다. 만약 이 활액낭에 염증이 생기면 그 속에 있는 힘줄에도 염증이 생기는데 이를 각각 활액낭염, 건염으로 부른다. 힘줄은 대부분 관절 주위에서 뼈에 부착돼 있어 활액낭염이나 건염이 있을 때는 관절에 염증이 생기는 관절염과 구별하기 힘든 경우가 많다.

발생 위치 노인들에게 흔한 활액낭염은 주로 어깨, 팔꿈치, 엉덩이, 무릎, 발목관절 주위에 생긴다. 엉덩이 쪽에 생기는 활액낭염은 디스크 증상과 혼동하기 쉬워 쓸데없는 척추사진촬영이나 척추치료로 시간과 돈을 낭비하기 쉽다. 의자나 방바닥에 앉을 때 몸을 지탱하는 좌골 주위에 생기는 활액낭염은 단단한 의자에 오래 앉아 있거나 몸을 앞으로 굽힐 때 심한 통증을 일으킨다. 또 다리 뒷부분을 따라 종아리까지 통증이 전파돼 디스크 증상과 흡사하게 나타난다. 심하면 기침만 해도 통증이 생기고 좌골 쪽을 만지면 심한 통증이 느껴진다. 엉덩이 옆 부분에는 대퇴골의 일부가 튀어나와 만져지는 부위가 있는데 이 부분에 활액낭염이 생길 수도 있다. 이때는 다리를 꼬고 앉을 때 통증이 심해지고 자는 중에 그 부위가 밑으로 오게 돌아누워도 심한 통증이 생긴다. 또 통증은 허벅지 옆 부분을 따라 아래로 내려가기도 한다.

치료 활액낭염 증상이 있을 때는 우선 염증이 세균감염에 의한 것이 아닌지 먼저 확인해야 한다. 우선은 통증이 있는 부위를 쉬게 하기 위해 통증 주위 관절을 사용하지 않는 것이 치료의 첫 단계이다. 이를 위해서는 팔걸이 등을 사용, 어깨관절을 쉬게 하거나 베개 등을 이용해 통증이 있는 엉덩이 부위가 바닥에 닿지 않는 자세를 취한다. 더운물 찜질은 통증을 감소시키는 효과가 있으나 주위 관절을 너무 많이 움직이거나 눌러주는 등의 물리치료는 통증을 더욱 악화시키는 경우가 많다. 소염진통제는 대부분 효과적이나 효과가 나타나기까지 시간이 많이 걸릴 때도 있다. 국소마취제와 스테로이드제제를 혼합해 활액낭에 주사하면 대부분 즉각적이고 지속적인 효과를 나타낸다.

5. 통풍

증상 통풍은 관절염의 일종으로 주로 중년 남성에게 많이 생기지만 노년층에도 자주 발생하고, 여성의 경우는 주로 폐경기 이후에 잘 생긴다. 통풍은 퇴행성 관절염이나 류마티스성 관절염과는 달리 증상이 계속해서 나타나지 않는 것이 특징이다. 대개는 몇 개월에 한 번 꼴로 증상이 나타나서 며칠 내지 몇 주씩 지속되는데, 증상은 주로 엄지발가락 관절이나 손목, 발목, 무릎관절 등에 생기고 급성 염증이 있을 때는 관절이 벌겋게 되고 부으면서 심한 통증이 있다. 통증은 옷깃만 스쳐도 아플 정도로 매우 심하다. 특히 이런 통풍 증상이 있을 때는 비슷한 증상을 일으키면서 패혈증 등 생명을 위협하는 합병증을 일으킬 수 있는 세균감염에 의한 관절염과 구별해야 한다.

요산 및 통풍
통풍은 대개 혈중요산농도가 올라갈 때 관절낭 안에 요산 결정이 형성되면서 생긴다. 요산은 세포핵물질인 핵산이 분해될 때 생산되는데, 특히 핵산 성분이 많은 음식을 섭취할 때나 특정 질환으로 체내에서 요산 생산이 증가하거나 배출이 감소될 때 혈중요산농도가 짙어진다. 핵산 성분은 주로 육류나 생선 등에 많고 그중에서도 소, 돼지의 내장이나 생선의 알과 내장 등에 고농도로 함유되어 있다. 생선 중에서도 멸치, 고등어 등 등푸른 생선에 핵산 성분이 더 많다. 식물성 식품 중에는 콩이나 버섯, 시금치 등에 많다. 또 술을 마시거나 심한 운동을 하면 통풍 발생이 증가하고 고혈압 치료용으로 이뇨제를 쓰거나 비만한 사람, 건선 등의 피부질환이 있는 사람, 신장질환이나 심장질환 환자에게서 통풍이 자주 생긴다. 특히 용혈성 빈혈이나 각종 혈액암 등의 혈액질환이 있을 때도 요산이 증가하고 통풍 증상이 생길 수 있으므로 처음으로 통풍 증상을 보이는 환자는 혈액검사를 통해 관련 질환 유무를 확인해야 한다. 통풍의 최종 진단은 관절에서 물을 빼 그 속에 요산 결정체가 있다는 것을 증명함으로써 이뤄진다.

치료
통풍 환자는 대부분 조기에 약물치료로 정상적인 생활을 할 수 있다. 치료의 첫 단계로 급성 통증이 있을 때는 통증 완화를 목표로 각종 소염진통제를 사용하거나 콜히친이라는 통풍치료제를 사용한다. 제2단계에서는 장기적으로 통풍 재발을 막기 위해 요산을 정상치로 유지하는 치료를 한다. 이때는 핵산 성분이 많은 음식을 피하고 음주나 무리한 운동 또는 이뇨제 사용 등을 조심해야 한다. 체내 요산 생성을 억제하는 알로퓨리놀이라는 약물은 혈중요산 농도가 짙고 통풍이 자주 발생하는 사람에게 사용한다. 무릎이나 손목같이 큰 관절에 통풍이 발생했을 때는 관절에 스테로이드를 주사해 증상을 완화시킬 수 있다.

6. 가성통풍

가성통풍에 의한 관절염은 통풍과 증상이 비슷한 경우가 많으나 원인이나 발생하는 연령 등에서는 통풍과 차이를 보인다. 가성통풍은 인산칼슘염이 관절낭과 관절 주위에 침착해 생기는 관절염의 일종으로 주로 노인층에 많다.

증상 통풍같이 갑자기 심한 통증을 동반한 염증반응이 무릎 및 발목관절 등 한두 개의 주요 관절에 나타나거나 류마티스성 관절염 증상을 보이기도 한다. 가성통풍은 부갑상선질환에 의한 칼슘대사장애가 있을 때 많이 나타나고 고령에 도달하면 특별히 다른 질환이 없어도 생길 수 있어 80대 노인의 약 절반 정도는 엑스선검사상 가성통풍의 특징적인 소견이 나타난다. 가성통풍은 또 노인들 대부분에서 보이는 퇴행성 관절염과 동시에 나타나기도 하는데, 실제로 퇴행성 관절염이 있는 사람은 없는 사람보다 가성통풍이 6배 정도 많이 발생한다. 가성통풍은 엑스선검사상 나타나는 특징적인 소견과 관절낭액에서 인산칼슘염의 존재를 확인함으로써 진단된다. 가성통풍이 있는 환자는 혈액검사를 통해 칼슘대사에 이상이 있는지 먼저 확인해야 한다.

치료 통풍에 특효약인 콜히친은 가성통풍에도 효과가 있다. 장기적인 치료는 소염진통제를 주로 사용한다. 급성 통증이 있을 때는 무엇보다도 해당 관절을 쉬게 하고 더운물 찜질 등으로 염증반응을 감소시켜야 한다. 또 장기적으로 체중을 줄이고 관절 주위의 근육을 강화하는 운동을 실시해 관절의 안정성을 높여야 한다. 가성통풍은 관절에 인산칼슘의 결정체가 누적돼 일어나므로 관절 내부를 생리식염수 등으로 세척해 결정체를 제거하면 증상이 호전된다. 또 관절낭에 스테로이드를 주사함으로써 염증반응을 감소시켜 통증을 완화시키기도 한다. 관절의 파괴가 심하고 관절에 기형이 생겨 심한 통증과 보행장애가 있을 때는 무릎관절을 인공관절로 대체하는 수술을 시행해야 한다.

7. 목통증

목은 7개의 척추뼈(경추)와 그 사이에 끼어 있는 연골조직인 디스크, 수많은 근육과 힘줄로 이루어진 조직으로 인체에서 가장 빈번하게 운동이 일어나는 기관이다. 목조직의 퇴행성 변화는 중년부터 시작되어 노년기에 들어서는 약 60~80%의 노인들이 어느 정도 목통증을 가지고 있다.

신경압박　목통증의 진단과 치료에서 가장 중요한 것은 목통증과 더불어 신경이나 척수(등골)의 압박이나 자극 증상이 있는가를 확인하는 것이다. 이는 이러한 증상이 있을 때는 목통증뿐만 아니라 팔다리근육의 퇴화나 기능 상실 또는 감각 이상, 보행장애 등 심각한 후유증을 일으킬 수 있기 때문이다. 목의 척추뼈 안에는 뇌와 연결된 등골이 지나가고 여기에서 양팔로 가는 줄기의 신경들이 여러 개 갈라져 나온다. 갈라져 나온 신경들은 척추뼈와 뼈 사이에 형성된 조그만 구멍을 통해 양팔 끝까지 뻗어나간다. 이때 이 신경 중 하나가 압박받게 되면 목에서 통증이 시작해 해당 신경이 지나가는 길을 따라 팔을 거쳐서 손끝까지 통증이 전달되는 방사통을 느끼게 된다. 이때 해당 신경이 지배하는 부위는 감각을 잘 느끼지 못하는 감각장애가 오고 반사작용이 둔해지며, 지속되면 팔근육이 위축될 수 있다. 이렇게 신경압박을 동반한 목통증을 일으키는 질환으로는 퇴행성 척추질환으로 인한 목뼈 이상이나 목뼈 사이에 존재하는 척추 디스크가 손상되어 나온 젤리 같은 수핵이 신경을 압박해 나타나는 목 디스크를 들 수 있다.

척수압박

목의 척추에서 나오는 신경의 한 가지뿐만 아니라 척추 내에서 등골이 직접 압박될 때는 목통증과 더불어 척수압박 증상이 나타난다. 이때는 손이나 발의 동작이 둔해지고 걸음걸이에 이상이 생기며 성기능이나 방광기능의 장애가 나타난다. 또 목통증과 더불어 전기자극을 받는 것 같은 통증이나 느낌이 양팔이나 양다리로 전파되는 것을 느낄 수도 있다. 척수압박을 동반한 목통증은 심각한 후유증을 일으킬 수 있으므로 위와 같은 증상을 가진 환자는 즉각적인 진단 확인 및 치료 절차가 필요하다. 노인에게서 척수압박 이상을 일으킬 수 있는 질환은 주로 퇴행성 목관절염인데, 간혹 다른 부위에서 생긴 암이 목으로 전이되어 증상을 일으킬 수도 있다.

목관절, 근육, 인대의 염증

목통증을 일으키는 원인으로는 신경 증상을 일으킬 수 있는 목척추 디스크나 암보다 신경이나 척수압박 증상을 동반하지 않는 목 주위 관절이나 근육 또는 인대의 염증반응 등이 더 흔하다. 즉 수많은 목근육이나 인대 중의 일부가 반복되는 운동으로 늘어나거나 찢어져서 염증반응을 일으킬 때 근경직이나 근육통을 일으키는 근육염좌현상을 보인다. 흔히 이를 '담이 들린다'고 하는데, 목 주위 근육이 긴장해 뻣뻣해지고 압박을 가하면 통증이 생기고 또 등 뒤에 있는 견갑골 사이에 통증을 느끼기도 한다. 통증은 머리 뒷부분까지 전파돼 만성적으로 뒷골이 당기고 아픈 증상으로 나타날 수도 있다.

자동차 사고 후에는 이러한 목의 염좌 증상이 흔하고, 돋보기를 사용하는 노인이 돋보기 너머로나 밑으로 사물을 응시하든지, 텔레비전을 시청할 때 머리를 한쪽으로 치우치게 해 본다든지, 소파의 팔걸이를 베개로 삼아 잔다든지, 장시간 목을 부자유스러운 방향이나 자세로 고정하는 경우에 이러한 증상이 나타난다. 따라서 이러한 원인으로 생기는 목통증을 예방하기 위해서는 무슨 일을 하든지 항상 자세를 자주 바꾸고 베개는 목척추 곡선에 맞는 것으로 사용하되 너무 딱딱하거나 푹신한 것은 피해야 한다. 또 전화를 받거나 컴퓨터를 사용할 때 또는 책을 읽을 때는 바른 자세를 유지하도록 노력해야 한다.

진단 및 치료　　목통증의 원인을 진단하기 위해 무조건 컴퓨터단층촬영이나 자기공명영상검사를 시행하는 것은 바람직하지 않다. 이러한 검사는 주로 류마티스성 관절염이 있거나 사고로 목을 다친 환자 또는 신경이나 척수압박 증상이 있는 환자에게 시행해야 한다.

신경이나 척수압박 증상이 없는 환자의 목통증 치료는 우선 무거운 것을 드는 것을 피하고 목 자세를 유지하는 것부터 시작한다. 또 소염진통제나 근육이완제는 환자의 위장장애 여부를 감안해 조심스럽게 사용해야 한다. 목근육을 강화시키는 운동도 목통증 치료에 도움이 되는데, 목을 위로 당겨주는 목근육 신장장치는 간단해서 집에 설치해놓고 사용할 수도 있다. 물리치료는 목근육이나 인대염에 의한 통증에 효과적이고 부작용도 적으므로 많이 권장되는 치료법이다. 국소적인 스테로이드 주사는 앞에서 언급한 방법이 효과가 없을 때 사용한다. 스테로이드 주사는 효과가 신속하고 우수하지만 부작용 또한 있을 수 있으므로 주의해서 사용해야 한다.

8. 어깨통증

어깨통증은 노인층에서 아주 흔한 증상으로 원인이 매우 다양하다. 흔히 '오십견'이라고 하는 것은 말 그대로 50대에 나타나는 어깨통증이나 뻑뻑함을 가리키는 용어인데, 의학적으로는 특정 질환을 지칭하기보다는 장년기에 시작되는 어깨통증을 총칭하는 용어라고 볼 수 있다. 어깨관절은 수많은 근육과 힘줄 등으로 이루어진 주발 모양으로 푹 들어간 어깨근육둘레띠에 위팔뼈가 맞추어져 움직이는 형태로 되어 있다. 따라서 어깨관절은 수많은 근육과 근육이 부착돼 있는 힘줄과 활액낭 등으로 이루어진 인체에서 가장 복잡한 구조를 가진 관절이다. 이렇게 복잡한 구조물 중에 하나만 이상이 생겨도 어깨통증을 느끼게 되는데, 어깨관절에서 손상되기 쉬운 부위는 어깨근육둘레띠를 이루는 근육이나 인대, 이두박근 힘줄, 견봉하활액낭, 쇄골과 견갑골을 연결하는 인대 등이다.

어깨근육 및 활액낭의 염증

어깨근육둘레띠를 이루는 인대 등과 견봉하활액낭에 생기는 염증이 어깨통증의 가장 흔한 원인이다. 이 두 구조물은 아주 가까이 있어 염증이 생기면 비슷한 증상을 보인다. 즉 어깨통증이 나타나면서 통증이 팔 윗부분까지 전해지고 주로 밤에 심해진다. 또 머리 위로 팔을 올리거나 윗옷을 입을 때 통증이 더욱 심하게 느껴진다. 팔을 앞으로 올릴 때보다는 옆으로 올릴 때 특히

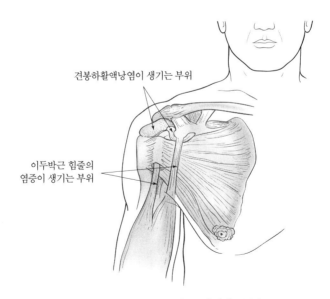

그림 10-1 어깨통증이 생기는 부위

증상이 심하다. 인대염은 대부분 인대 일부가 찢어지는 손상을 동반하는데, 노인들은 회복 속도가 아주 느리다. 20대는 2~3주면 완치되나 80대 노인들은 3~4개월 정도 걸려야 인대 손상 부위가 회복된다.

처음에는 소염진통제를 투여하고 열치료 등 물리치료를 실시하는 것으로 치료하는데, 회복되지 않으면 국소적으로 스테로이드 주사를 놓는다.

어깨근육둘레 띠파열증

어깨근육둘레띠가 찢어지는 파열증은 대개 50세 이상에서 나타나는데, 어깨를 삐거나 부딪히거나 넘어져서 어깨관절이 손상된 경우에 흔하다. 이 질환이 있을 때는 대개 어깨를 옆으로 올리지 못하는데, 정확한 것은 자기공명영상검사로 진단한다. 자기공명영상검사상 일부에서만 파열이 보일 때는 소염진통제를 복용하고 휴식과 물리치료를 실시하면서 기다린다. 완전히 파열됐을 때는 오직 수술만이 효과적인 치료방법이나 노인들은 수술할 수 없을 때가 많다.

이두박근 힘줄의 염증

팔을 굽힐 때 생기는 알통은 이두박근이 수축되어 만들어지는데, 이 이두박근을 어깨에 부착하는 힘줄 부위에 염증이 생기면 어깨 앞쪽에 통증이 생길 수 있다. 통증은 흔히 팔을 굽힐 때 나타나고 어깨 바깥쪽까지 퍼지기도 한다. 팔을 머리 위로 드는 등 통증을 일으키는 행동을 피하고 열치료와 이두박근 힘줄을 늘이는 운동 등을 포함한 물리치료나 소염진통제 또는 국소 스테로이드 주사를 사용해 치료한다.

어깨관절 경직증

어깨관절의 통증과 더불어 서서히 관절의 운동성이 감소해 팔을 앞이나 옆으로 올리지 못하는 어깨관절경직증은 어깨근육둘레띠의 염증같이 염증이나 당뇨병이 원인이 되어 어깨관절 주위에 나타나는데, 노인에게는 특별한 원인 없이도 나타날 수 있다. 이 질환이 있는 환자는 어깨관절을 움직일 때마다 통증이 생기는데 주로 어깨 밑부분으로 통증이 전파된다. 통증은 처음 시작되면 2~4개월간 지속되고 그 뒤에도 관절경직 증상이 4~6개월간 계속되는데 그 뒤로는 서서히 회복돼 6~12개월이 지나면 완전히 정상으로 돌아온

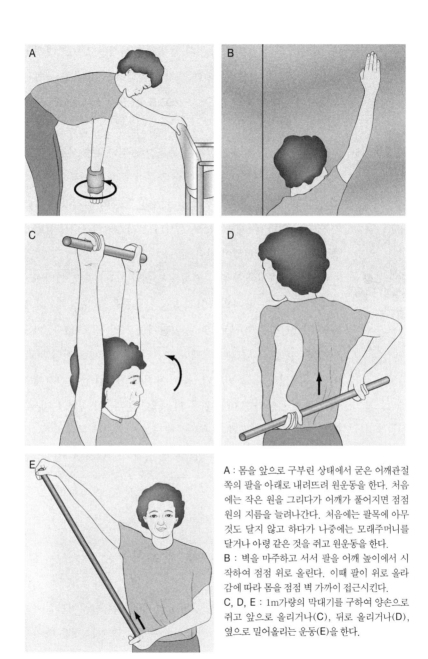

A : 몸을 앞으로 구부린 상태에서 굳은 어깨관절 쪽의 팔을 아래로 내려뜨려 원운동을 한다. 처음에는 작은 원을 그리다가 어깨가 풀어지면 점점 원의 지름을 늘려나간다. 처음에는 팔목에 아무것도 달지 않고 하다가 나중에는 모래주머니를 달거나 아령 같은 것을 쥐고 원운동을 한다.

B : 벽을 마주하고 서서 팔을 어깨 높이에서 시작하여 점점 위로 올린다. 이때 팔이 위로 올라감에 따라 몸을 점점 벽 가까이 접근시킨다.

C, D, E : 1m가량의 막대기를 구하여 양손으로 쥐고 앞으로 올리거나(C), 뒤로 올리거나(D), 옆으로 밀어올리는 운동(E)을 한다.

그림 10-2 어깨관절운동

다. 따라서 환자는 우선 이 질환 자체가 한시적인 것으로 대개 1~2년 지나면 특별한 치료 없이도 회복된다는 것을 이해하는 것이 중요하다. 우선 통증을 감소시키기 위해 소염진통제를 쓰고 또 관절에 스테로이드 주사를 놓아 치료한다.

목관절 이상에 의한 어깨통증

노인들에게 많은 목관절염은 목관절에서 나오는 신경을 자극해 어깨통증처럼 느껴지는 경우도 있다. 이런 경우에 대개 어깨통증은 목관절을 움직일 때 심하고 때때로 목에서부터 팔 끝까지 통증이 전기가 통하는 듯이 퍼져나가는 수도 있다. 이때는 엑스선검사나 자기공명영상검사 등을 통해 목디스크 증상이 있는지 확인해야 한다.

류마티스성 다발성 근육통

어깨와 고관절에 통증과 경직을 일으키는 질환으로 거의 노인들에게만 나타나는 것으로는 류마티스성 다발성 근육통을 들 수 있다. 이 질환을 가진 환자의 평균연령은 70세로, 50세 이전에는 거의 볼 수 없다. 이 질환은 전신적인 염증질환으로 나타나 어깨나 고관절통증 외에도 전신 피로감, 체중감소, 미열, 우울증 등을 동반한다. 특히 아침에 어깨관절이 심하게 경직되어 팔을 거의 들지 못한다면 이 질환을 의심해야 한다. 이 질환은 대세포성 동맥염이라는 아주 심각한 질환을 동반해 실명하거나 심한 두통이 생길 수 있는데, 스테로이드제제로 치료할 수 있으므로 조기에 진단하면 시력 상실 등의 심각한 부작용을 예방할 수 있다.

9. 팔꿈치통증

노인들에게 많이 발생하는 퇴행성 관절염은 팔꿈치관절(주관절) 부위에서는 거의 나타나지 않는다. 팔꿈치에 통증이 생기는 것은 다쳐서 직접적인 손상을 입은 경우를 제외하고는 주로 팔꿈치를 과도하게 사용했을 때다. 팔꿈치는 팔을 움직일 때 중요한 역할을 하기 때문에 팔을 많이 사용하는 일을 하거나 운동할 때 문제를 일으키기 쉽다. 이와 같은 이유로 골프나 테니스를 열심히 하거나 직업 또는 취미생활로 각종 작품 제작에 몰두하는 노인에서 팔꿈치통증이 나타나는 경우가 많다.

팔꿈치통증의 원인을 진단할 때 중요한 점은 먼저 과거나 최근에 외상을 입었는지 또는 어떠한 동작이 주로 통증을 일으키는지 알아보는 것이다. 특히 통증이 팔꿈치를 움직이지 않고 쉬고 있는 상태에서도 지속적으로 나타나면 팔꿈치에 생기는 세균감염이나 종양 또는 골괴사 등의 심각한 질환을 의심해야 한다.

테니스 엘보우

팔꿈치에 통증을 일으키는 질환 중 가장 흔한 것은 '테니스 엘보우*Tennis Elbow*'라는 질환으로 이는 팔꿈치 바깥쪽에 있는 힘줄에 염증이 생겨서 나타난다. 질환의 이름은 테니스 엘보우이지만 실제로는 테니스를 치지 않는 사람에게도 발생한다. 특히 팔목을 돌리거나 손으로 쥐는 동작 등을 많이 하는 경우에 많이 발생한다. 통증은 팔꿈치 바깥쪽에 생기고 종종 아래로 전해지기도 한다. 진찰 소견으로는 팔꿈치 바깥쪽 뼈의 튀어나온 부분 주위를 압박할 때 통증이 야기된다.

우선 문제가 생긴 팔을 사용하는 것을 금하고 팔꿈치 주위에 특별히 고안된 벨트를 차서 염증이 생긴 부위의 긴장을 완화해야 한다. 소염진통제를 복용하고 얼음찜질을 하는 것도 초기의 통증을 완화시키는 데 도움이 된다. 이러한 방법으로도 증상이 호전되지 않을 때는 국소 스테로이드 주사를 사용하면 대부분 완치될 수 있다.

골퍼스 엘보우

팔꿈치 안쪽의 힘줄에 염증이 생기는 것을 '골퍼스 엘보우*Golfer's Elbow*'라 한다. 이는 골프나 테니스 같은 운동을 하거나 무거운 물건을 들거나 드라이버 사용 등 손을 이용해 비트는 동작을 자주 할 때 생긴다. 통증은 팔목을 굽힌 상태에서 팔을 안으로 돌릴 때 더 심해지고 팔꿈치 안쪽에 돌출한 뼈 부

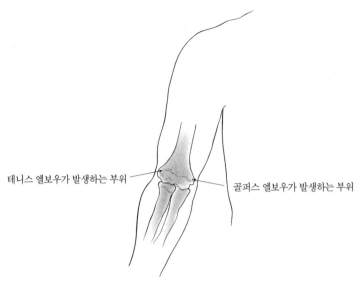

테니스 엘보우가 발생하는 부위   골퍼스 엘보우가 발생하는 부위

그림 10-3 팔꿈치통증이 발생하는 부위

위를 압박할 때 생긴다. 팔꿈치 안쪽으로 지나가는 척골신경이 압박을 받아 생기는 통증은 이 질환과 비슷한 형태로 나타날 수 있다. 치료방법은 테니스 엘보우와 같다.

기타 질환   팔꿈치에 주로 생기는 질환은 인대에 나타나는 염증 증상에 기인하나 때로는 류마티스성 관절염, 통풍성 관절염, 퇴행성 관절염 등도 통증을 일으킨다. 이때는 팔꿈치 전체가 붓고 통증이 있으며 벌겋게 변하기도 한다. 특히 전신적인 발열을 동반할 때는 세균성 관절염이 의심되므로 급히 의사를 찾아야 한다.

10. 팔목터널증후군

사람의 팔목은 손등 쪽으로는 팔목관절을 구성하는 뼈들이 반원형으로 배

열돼 있고 손바닥 쪽으로는 이 반원의 양 끝을 연결하는 질긴 인대가 있어서 일종의 반원형 터널 형태로 이루어져 있다. 이 터널 안으로는 손이나 손가락을 움직이는 근육들과 이 근육들을 지배하고 손의 감각을 느끼는 주요 신경의 하나인 정중신경이 통과한다. 그런데 어떤 이유로 이 터널이 좁아져 정중신경에 압박이 가해졌을 때 나타나는 질환이 팔목터널증후군이다.

원인   이 질환은 주로 40대 이상에서 나타나고 노년기에 들수록 더욱 발생률이 높아진다. 특히 골다공증으로 인해 팔목 골절이 있었던 노인이나 팔목 주위 힘줄에 물혹이 생기는 노인 또는 관절염 때문에 팔목관절의 변형이 심한 노인에게 자주 발생한다. 갑상선질환이나 심장질환으로 팔목이 붓거나 당뇨병이 있을 때도 발병 위험이 높다. 이 질환은 직업과 관련이 있는데, 팔목을 자주 굽히거나 물건을 세게 쥐는 동작을 반복하는 일을 할 때도 나타나기 때문에 글을 많이 쓰거나 뜨개질을 많이 하는 노인들도 이 질환이 많다.

증상   정중신경은 엄지손가락 쪽의 근육과 엄지와 둘째, 셋째 손가락 전체와 넷째 손가락 절반의 감각을 통제하는데, 압박을 받으면 해당 부위가 저리고 감각이 무뎌지며 통증이 오고 심하면 엄지손가락 아랫부분의 근육이 퇴화하는 현상을 보이게 된다. 통증은 대개 손목을 사용할 때나 수면 중인 밤에 나타나는데, 손목을 흔들어주면 증상이 감소한다. 또 평상시에도 자주 손이 뻑뻑해지고 손가락으로 집는 힘이 약해져서 물건을 자주 떨어뜨리며 손을 사용하는 미세한 동작을 하기 힘들다. 심한 경우에는 손 전체가 아프거나 통증이 어깨까지 전파될 수도 있다.

치료   이 질환은 특징적인 증상만으로도 대부분 쉽게 진단되지만 경우에 따라서는 신경전도검사를 통해 확진해야 한다. 치료는 우선 통증을 일으킬 수 있는 손목을 이용한 각종 동작을 피해 손목관절이 쉬도록 해주는 것으로 시작한다. 팔목을 고정해줄 수 있는 보조대를 사용할 때는 손목이 약 15~30° 가량 들린 상태로 고정해야 한다. 소염진통제는 통증을 감소시키고 팔목에 있을지도 모르는 염증을 감소시키는 데 효과적이다. 그러나 노인에게는 부작용으로 위장장애가 나타나므로 조심해서 사용해야 한다. 갑상선기능저하증이 있을 때는 갑상선호르몬을 사용하고 신장질환이나 심장질환이 있을 때는 이뇨제를 사용해 팔목의 부기를 빼주는 것도 증상 완화에 도움이 된다. 이런 방법으로 증상이 호전되지 않으면 손목에 스테로이드 주사를 놓는데, 그것도 안 되면 수술로 정중신경이 눌리는 것을 교정해야 된다.

11. 고관절통증

고관절(엉덩이관절)은 다른 관절에 비해 신체 깊은 곳에 있기 때문에 문제가 생기면 통증이 서혜부뿐만 아니라 넓적다리 바깥쪽이나 무릎 윗부분까지 느껴지기도 한다. 노년기에 주로 생기는 고관절통증의 원인은 퇴행성 관절염이나 고관절 주위의 활액낭염 등이다. 또 고관절은 골다공증에 의한 골절이 주로 일어나는 장소이기도 하다.

퇴행성 관절염   퇴행성 관절염이 있을 때의 증상은 우선 일어선 자세에서 고관절에 체중이 실릴 때 통증이 느껴지는 것이다. 앉은 자세에서 일어날 때도 통증이 생기고 걸을 때는 아픈 쪽에 체중이 실리면서 통증이 느껴지는데, 특히 계단을 오를 때는 통증이 더 심해진다. 고관절 통증은 앉거나 누우면 감소한다.

고관절 활액낭염   고관절의 퇴행성 관절염에 의한 통증과는 달리 고관절 주위의 활액낭 염증에 의한 통증은 염증이 생긴 활액낭의 위치에 따라 부위가 달라진다. 즉 고관절 바깥쪽의 대전자 활액낭에 염증이 있을 때는 넓적다리 바깥쪽 위쪽에서 시작한 통증이 바깥 면을 따라 무릎 바깥쪽까지 전파된다. 또 통증이 있는 쪽을 아래로 해서 옆으로 누우면 대전자 활액낭이 눌리면서 심한 통증을 느끼게 된다.

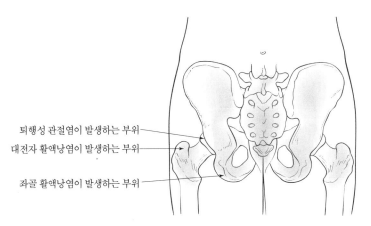

퇴행성 관절염이 발생하는 부위
대전자 활액낭염이 발생하는 부위

좌골 활액낭염이 발생하는 부위

그림 10-4 고관절통증이 발생하는 부위(뒤에서 본 그림)

    골반뼈 아래쪽에 있으면서 앉을 때 무게를 받는 엉덩이뼈 주위의 좌골 활액
낭에도 염증이 생기는데, 이때는 엉덩이 아래쪽에서 시작한 통증이 넓적다리
뒷면을 따라 아래로 전파된다. 의자에 앉을 때 엉덩이뼈가 의자에 닿으면 통
증이 심하고 서서 엉덩이뼈에 압력이 가해지지 않을 때는 통증이 감소한다.

치료   고관절에 일어나는 퇴행성 관절염의 치료는 다른 관절염의 치료와 비슷하
다. 고관절 역시 퇴행성 관절염에 의한 변형이 심해 약물치료로 통증이 조절
되지 않으면 인공관절로 대체하는 수술을 시행할 수 있다. 대전자나 좌골 활
액낭에 생기는 염증 또한 일반적인 관절염 치료법에 준해서 치료하는데, 이
경우에는 국소적인 스테로이드 주사가 효과적이며 신속하다. 좌골 활액낭염
의 경우에는 주위에 중요한 신경이나 혈관 등이 지나가므로 경험이 많은 의
사가 주사를 놓아야 한다.

    무릎관절이나 고관절에 통증이 있을 때는 종종 지팡이를 사용하는데, 이때
통증이 없는 쪽 손으로 지팡이를 들어 아프지 않은 다리를 떼어놓을 때 지팡
이가 몸을 지탱하도록 해야 한다.

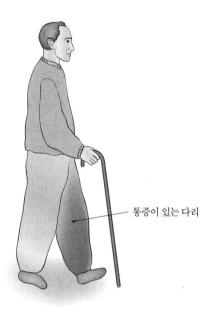

통증이 있는 다리

그림 10-5 지팡이 사용법

12. 무릎통증

무릎에 통증이 있거나 걷거나 일어설 때 불편함을 호소하는 노인들이 많다. 실제로 사회생활을 할 수 있는 노인 중에서도 약 5%는 이런 문제를 갖고 있다. 사람의 무릎은 대퇴골 아랫부분과 경골 윗부분이 연결되고 앞쪽에 무릎뼈가 위치해 이뤄진다. 무릎관절은 고관절이나 팔꿈치관절과는 달리 뼈와 뼈가 맞물려 연결되지 않고 평평한 두 뼈가 주위의 인대와 힘줄 등에 의해 지지되는 형태를 이룬다. 따라서 주위 조직에 손상이 오거나 주위 근육이 약해지면 불안전해져 걸음걸이나 일어서는 동작에 장애를 일으킨다.

무릎관절의 약화

노인들에게 흔히 많은 무릎질환은 무릎관절의 사용 부족으로 무릎 주위 조직이 위축되거나 약화되어 생긴다. 이 현상은 퇴행성 관절염이나 기타 다른 관절염 또는 무릎 주위 연조직의 손상으로 무릎에 통증이 있을 때 이를 피하기 위해 무릎관절을 움직이지 않을 때 생긴다. 이런 증상이 있는 노인은 무릎만을 이용해 일어나지 못하고 항상 손으로 무엇을 붙잡고 일어나거나 의자의 팔걸이 등을 손으로 밀면서 일어나야 한다. 무릎 주위의 근육위축을 막기 위해서는 손으로 붙잡는 의자의 높이를 높이고 일어날 때는 다리의 힘을 이용해 일어나며 손으로 상체를 지지할 때는 양손의 위치를 허벅지 앞쪽, 즉 무릎관절 위에 대고 일어나도록 해야 한다. 무릎관절을 강화하려면 높은 의자나 침대에 걸터앉아 한쪽 무릎을 펴고 다리를 곧게 뻗어 약 5초간 들고 있는 운동을 하는 것이 좋다. 이 운동을 반복하다가 다리근육이 강해지면 들고 있는 시간을 점점 늘리도록 한다.

퇴행성 관절염

노인층에서 무릎에 통증이 생기는 가장 큰 원인은 퇴행성 관절염이다. 퇴행성 관절염이 있는 무릎은 뼈가 자라 관절이 커지면서 모양이 뒤틀어지게 되고 심하면 관절이 안쪽으로 굽는 안짱다리 형태를 이루기도 한다. 통증은 서 있거나 걸을 때 심하고 누워서 쉬면 감소한다. 때로는 관절에 물이 차서 관절이 심하게 붓기도 한다. 퇴행성 관절염은 우선 비약물적 요법으로 위에서 말한 관절강화운동을 실시하고 더운물 찜질이나 마사지 등의 물리치료로 치료한다. 통증이 심할 때는 소염진통제를 사용하고 반응이 없으면 무릎관절에 스테로이드 주사나 윤활제 주사를 사용한다. 류마티스성 관절염이나 통풍도 무릎통증을 일으키는데, 이때는 적절한 소염진통제를 사용해야 한다.

활액낭염

관절염 외에도 무릎 주위에 있는 인대나 힘줄, 근육, 활액낭의 염증이 통증을 일으킬 수 있다. 이 중에서도 특히 무릎 안쪽의 활액낭에 생기는 염증(거위발 활액낭염)이 노인들에게 흔한데, 특히 여성에게 많이 생긴다. 증상은 무릎관절 안쪽 약 4~5cm 밑에 부기가 있어 누르면 심한 통증이 느껴지며, 계단을 오르거나 옆으로 누웠을 때 무릎이 서로 부딪치면 심해진다. 소염진통제를 사용해 치료하고 호전되지 않으면 스테로이드 주사를 이용해 염증을 감소

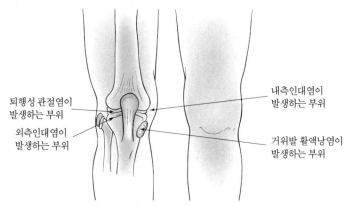

내측인대염이
발생하는 부위

퇴행성 관절염이
발생하는 부위

외측인대염이
발생하는 부위

거위발 활액낭염이
발생하는 부위

그림 10-6 무릎통증이 발생하는 부위(앞에서 본 그림)

시켜야 한다. 또 잘 때 무릎 사이에 푹신한 베개를 끼고 자는 것도 통증을 예방하는 방법이다. 무릎 안쪽과 바깥쪽에서 무릎관절을 지지하고 있는 인대에 생기는 염증도 노년기 무릎통증의 흔한 원인이다. 이러한 무릎 측면 인대에 염증이 있는 환자는 그 부위를 누르면 통증을 느끼는데, 치료방법은 무릎 활액낭염과 같다.

13. 무릎관절수술

퇴행성 관절염은 오랜 세월 동안 사용된 관절이 닳고 낡아 관절에 변형이 오고 염증이 생기는 질환이다. 이 질환은 특히 무릎관절이나 고관절 등 체중을 지탱하는 관절에 많이 오는데, 관절이 심하게 변형되거나 통증이 심한 일부 환자는 수술로 손상된 연골을 제거하는 치료를 하고 안 되면 전체 관절을 인공관절로 대체하기도 한다.

인공관절수술　무릎관절을 인공관절로 대체하는 수술은 퇴행성 관절염을 가진 노인들에게 가장 많이 시행되는 수술이다. 이 수술은 수술 자체의 위험성도 적고 비교적 성공률도 높지만 아직도 상당수의 환자에서는 수술이 실패하거나 합병증이 일어나므로 수술을 결정할 때는 수술로 얻는 이익과 부작용을 신중히 생각해야 한다. 수술이 성공적이어도 인공무릎관절은 관절염이 생기기 전과 같이 완벽하게 무릎기능을 재현하지는 못하므로 무릎이 아프기 전에 할 수 있었던 운동이나 활동을 기대할 수는 없고 일상생활을 무리 없이 하는 정도로 만족해야 한다.

수술할 수 없는 경우 치매가 심해 의사의 지시에 따라 무리한 관절 사용을 자제할 수 없는 환자나 다른 질환으로 항상 누워만 있는 환자 등은 무릎관절 대체수술을 해서는 안 된다. 이 밖에도 무릎관절 또는 그 주위에 세균감염증이 있거나 관절 주위의 감각이 없을 때, 수술하기 이전부터 이미 관절 주위의 근육이나 힘줄의 경직이 심할 때도 해당된다.

수술은 전신마취나 척추마취를 한 후 시행하며 수술 후에는 3~6일간 입원하게 된다. 또 수술 후에는 몇 주 내지 몇 개월 동안 물리치료로 관절의 굴곡성을 회복하고 관절 주위 근육을 강화해야 한다.

합병증 무릎관절 대체수술 후 나타나는 합병증 중에는 다리에 생기는 심부정맥혈전증이 있다. 이는 무릎 주위에 있는 정맥 내부의 혈액이 엉겨서 다리가 붓고 때로는 이 핏덩어리 일부가 떨어져나가 폐동맥을 막는 폐동맥전색증이 생길 수도 있다. 무릎 수술 후에 생기는 문제 중 하나로 무릎뼈의 위치가 불안정할 때는 대퇴부근육의 약화와 무릎관절의 불안정으로 보행에 지장을 줄 수 있다. 이때는 인공관절의 위치를 교정하는 수술을 시행하거나 무릎뼈의 위치를 옮기는 수술을 시행해야 한다. 인공무릎관절의 수명은 상당히 길어서 10년 뒤에는 약 95%, 15년 뒤에도 약 90%가 별다른 문제없이 지내고 있는 것으로 조사됐다.

14. 허리통증

　　노인층에 생기는 허리통증은 발생 원인 및 치료 등이 젊은 사람과는 많이 다르고 또 방치하면 심각한 문제를 일으키는 경우도 있기 때문에 신속한 진단 및 치료가 필요하다. 허리통증은 주로 허리 척추뼈 5개와 그 사이에 있는 디스크(추간판) 그리고 주위의 근육 및 인대조직의 이상으로 발생한다. 드물게는 복부동맥류 등 혈관성 질환이나 자궁이나 기타 복강내 기관의 종양에서 생기는 통증이 허리 쪽으로 전파돼 허리통증이 느껴지기도 한다.

척추협착증　　척추뼈와 척추뼈 사이에는 충격을 흡수하는 역할을 하는 연골조직인 디스크가 있는데, 중년기에 들어서면서부터 퇴화현상이 나타나 노년기가 되면 찌그러지는 정도가 심해 평균 2~3cm가량 키가 작아지게 된다. 이에 따라 척추뼈와 척추뼈 사이의 간격이 좁아지고 눌린 디스크가 뒤쪽으로 돌출하며 또 척추뼈의 퇴행성 변화로 척추뼈 주위에 새로운 뼈가 자라 척추뼈 내부의 공간이 좁아지는 척추협착증 증상이 발생한다. 이 증상은 등골(척수)이 척추신경의 다발에 눌려 허리통증과 더불어 대소변을 잘 가리지 못하며 성기능장애를 일으키고 다리의 힘이 약해지며 감각이 무뎌지는 형태로 나타난다. 특히 통증은 걷거나 서거나 허리를 뒤로 젖히면 점점 증가하고 앉거나 허리를 앞으로 굽히면 감소한다. 따라서 계단이나 언덕을 오를 때보다는 내려갈 때 통증이 더 심하다.

좌골신경통　　척추 디스크가 옆으로 밀려나 척추뼈 옆으로 빠져나가는 신경을 압박할 때 나타나는 이른바 '디스크현상'은 좌골신경통의 한 종류로 척추협착증 증상과는 상당히 다르다. 이때는 척추협착증과는 반대로 몸을 앞으로 굽히면 허리통증이 더 심해지고 허리에서 시작한 통증이 대개 한쪽 다리로만 뻗쳐나가며 근육의 퇴화나 감각 이상도 그 신경이 지배하는 부위에만 나타난다. 예를 들어 요추 제5번 신경이 자극을 받거나 압박되면 허리에서 통증이 시작되는

데, 엉덩이와 대퇴부 후측방 부위를 통과하여 무릎 아래쪽에서는 다리 앞쪽을 따라 발등까지 전해진다. 또 이때는 무릎이나 다리 앞쪽 및 발등 부위의 감각이 현저하게 떨어지고 무릎을 펴는 힘이 약해지며 무릎반사도 약해진다.

　다리에 통증이 있거나 감각 이상 증세가 나타난다고 해도 이와 같이 특정한 경로를 따라서 이상 소견을 보이지 않으면 좌골신경통이라 볼 수 없다. 예를 들면 당뇨병성 말초신경염의 경우에 다리에 통증과 감각 이상, 무릎이나 발목반사 이상 등을 보일 수 있지만 무릎 이하 전체나 팔목 이하 전체에서 감각 이상을 보이는 장갑, 스타킹 분포현상(장갑이나 스타킹을 착용할 때 가려지는 부분에 이상이 나타나는 현상)을 보인다. 허리통증 환자 대부분이 허리통증과 더불어 엉덩이나 대퇴부 또는 무릎까지 이르는 통증을 호소하는데, 통증이 무릎 아래까지 이르지 않을 때는 좌골신경의 압박이나 자극에 의한 통증이라고 보기 힘들다. 실제로는 위 두 종류의 질환이 같이 나타나는 경우도 흔하기 때문에 증상만으로는 정확한 진단을 내리기 힘들다. 노인에게서 특별한 외상 없이 척추협착증이나 좌골신경통 증상이 갑자기 나타나면 암의 전이나 척추뼈의 골수염 등 치명적인 질환일 수 있으므로 즉시 의사의 진단을 받아야 한다.

치료　　초기에는 허리근육을 강화하는 운동을 하거나 열치료 같은 물리치료를 하고 소염진통제 등을 사용하는 등 대증적인 치료방법이 권장되고 있다. 또 침이나 이와 유사한 원리인 피부 전기자극기도 사용할 수 있다. 증상이 심하면 수술로 신경이 눌린 부위를 완화시키기도 하는데, 수술 성공률은 그리 높지 않으며 전체적인 건강상태가 나빠 수술할 수 없는 노인도 많다.

15. 발질환

　통증이 없고 충분한 힘과 균형감각을 가진 건강한 발은 안정되고 자유로운 보행을 가능케 한다. 따라서 건강한 발을 갖는 것은 하체근육을 유지하고 심폐기능을 보전하는 등의 육체적인 건강뿐만 아니라 정신건강에도 필수적이다. 일반적으로 노년기에 들어서면 잘못된 신발 착용이나 퇴행성 관절염, 당뇨병이나 혈관질환의 합병증 등으로 각종 발질환이 증가한다.

발꿈치 및 발바닥 통증　노인들에게 많은 발질환 중 하나가 발꿈치와 발바닥의 통증이다. 아침에 일어나서 처음 몇 발자국을 걸을 때 통증이 심하고 계속 걸으면 감소하다가 오후가 되면 다시 심해진다. 이 질환은 발가락에서 뒤꿈치에 이르는 근막에 염증이 생기고(발바닥 근막염) 발뒤꿈치의 뼈가 가시 모양으로 튀어나와(발꿈치돌기) 생긴다. 우선 각종 깔창을 이용해 발바닥의 압력을 분산시키도록 하고 신발은 부드러운 것으로 바꾸며 발뒤꿈치의 아킬레스건을 늘여주는 운동을 한다. 또 약물치료와 물리치료로 증상이 좋아지지 않으면 국소 스테로이드 주사로 증상을 호전시킬 수 있다. 스테로이드 주사는 발뒤꿈치의 지방조직을 감소시키거나 근막을 파열시키는 등의 부작용으로 증상을 오히려 악화시킬 수 있다.

발가락 변형　엄지발가락이 점점 새끼발가락 쪽으로 휘어지면서 엄지발가락 기저 부위가 튀어나오는 질환은 하이힐이나 통이 좁은 신발을 오랫동안 신었던 노인에게 많이 생긴다. 우선 튀어나온 부위가 닿는 신발 부분을 늘여주거나 앞부분이 넓은 신발로 바꾸는 것으로 치료한다. 이러한 보조적인 방법이 실패하고 통증이 지속되는 경우에는 외과적인 수술이 필요하다.

신경절　발가락 사이에 있는 신경섬유에 반복적인 손상이 가해지면 주위 조직이 증식하여 결절을 형성하는데, 이것 또한 통이 좁은 신발을 신은 여성에 많으며 주로 셋째, 넷째 발가락 사이에 심한 통증을 일으킨다. 치료는 발가락 사이를 벌려주는 패드를 대거나 국소 스테로이드 주사를 사용하는데, 증상이 재발하면 수술을 시행해야 한다.

발 건강법　발의 건강을 유지하기 위해서는 매일 발을 씻고 씻은 후에는 잘 말려서 무좀이 생기는 것을 방지해야 한다. 발톱은 항상 발톱이 자라는 방향과 직각이 되도록 깎아 발톱이 살을 파고 들어가 염증을 일으키는 것을 막아야 한다. 또 노년기에 들어서면 발바닥 각질층이 두꺼워져 매우 딱딱하게 되는데, 발을 물에 불린 후에 화산석으로 긁어 각질층을 제거하면 발바닥의 혈액 순환도 좋아질 뿐만 아니라 발의 감각도 좋아져서 걸음걸이가 더 안정된다.

신발은 부드러운 가죽으로 만들어져 걸을 때 신발 바닥이 쉽게 구부러지고 또 앞부분의 공간이 충분해 발가락이 눌리지 않으면서 발뒤꿈치 부위도 잘 보호되는 것을 선택해야 한다. 양말은 천연섬유로 만들어진 것을 신어 습기 흡수 및 통풍이 잘 되게 해야 한다.

16. 골다공증

인체의 뼈조직은 대사 과정을 통해 한편에서는 오래된 조직이 제거되고 다른 한편에서는 새로운 조직이 만들어지는 과정이 일생 동안 중단 없이 지속된다. 어떤 이유에서든 새로운 조직의 형성이 둔화되거나 오래된 조직의 제거가 늘어나면 전체적인 뼈조직이 손실되어 골다공증이 발생한다. 특히 뼈의 주성분은 칼슘이기 때문에 칼슘대사에 이상이 생기면 골다공증이 가속된다.

(1) 원인

특별한 질환이 없는 노인에게서 나이가 들어 자연적으로 발생하는 골다공증은 두 가지로 나눌 수 있다. 첫 번째는 주로 여성에게서 나타나는 골다공증으로 갱년기에 들어 여성호르몬이 급격히 감소하면서 뼈의 손실이 증가해 나타난다. 두 번째는 노년기 남성이나 여성에 큰 차이가 없이 나타나는 노인성 골다공증으로 새로운 뼈조직의 형성이 둔화되고 한편으로는 뼈의 손실도 증

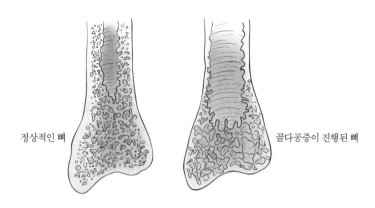

정상적인 뼈   골다공증이 진행된 뼈

골다공증이 진행되면 뼈의 밀도가 감소하여 뼈 안의 공간이 커지게 된다.

그림 10-7 골다공증에 의한 뼈의 변화

가해 생기는데, 이 형태의 골다공증은 여성호르몬 감소에 의한 것보다 뼈의
손실 속도가 훨씬 느리다.

나이에 따른 노화현상 외에도 백인이나 동양 여성, 운동량이 부족하거나
커피나 술을 많이 마시는 사람, 담배를 피우는 사람, 신체나 골격이 작은 사
람, 과거에 사소한 골절이 있었던 사람, 가족 중에 골다공증이 있는 사람, 비
타민 D나 칼슘이 부족한 사람, 운동을 하지 않는 사람, 스테로이드나 갑상선
호르몬제제를 과다하게 쓰는 사람은 골다공증 위험이 높아진다.

(2) 진단

골다공증을 진단하는 데 가장 정확한 방법은 DEXA(Dual Energy X-ray
Absorptiometry)라는 기계를 이용하여 골밀도를 측정하는 것이다. DEXA는
여러 종류가 있지만 그중에서도 허리뼈(요추)와 대퇴골 상단을 직접 측정하
는 기계가 가장 정확히 요추와 대퇴골 골절의 위험도를 반영한다. 골밀도 측
정 결과를 해석할 때는 뼈가 가장 튼튼한 시기인 30대 초반의 젊은이와 비교

하여 얼마나 약해졌는가를 계산하는 T-스코어와 나이가 같은 노인들과 비교해서 골밀도가 어떤가를 재는 Z-스코어 두 가지를 사용한다. 일부에서는 Z-스코어가 더 의미 있다고 하지만 아직은 T-스코어로 치료 방향을 결정한다. T-스코어는 환자의 골밀도가 젊은 사람 평균치에서 몇 표준편차*Standard Deviation; SD* 단위나 떨어져 있는가로 나타내는데 -1.5SD에서 -2.5SD까지는 골감소증으로, -2.5SD 이하일 때는 골다공증으로 분류한다.

(3) 골다공증은 무증상

흔히들 허리가 아프거나 무릎이 아프면 골다공증에 의한 것으로 생각하는데, 이는 잘못된 의학 상식이다. 골다공증은 대개 골절이 일어나기 전에는 증상이 없다. 예컨대 어떤 노인이 허리가 아프고 DEXA검사상 허리뼈에 골다공증이 있어도 허리엑스선검사상 골절이 보이지 않으면 그 노인의 허리통증은 골다공증이 아닌 다른 원인에 의한 것으로 보아야 한다. 환자는 골다공증 치료제를 복용하기 시작한 후에도 허리통증이 가시지 않는다고 복용을 중단하는 잘못을 저지르지 말아야 한다.

(4) 골절

골다공증이 진행되면 각종 합병증을 동반하는데, 그중에서 가장 심각한 것이 가벼운 충격이나 낙상에도 쉽게 골절상을 당하는 것이다. 골다공증과 관련된 골절상 중에는 척추뼈가 내려앉는 척추 압박골절이 약 44%, 대퇴골 골절이 약 20%, 팔목 골절이 약 14%를 차지하고 있다.

(5) 예방 및 치료

운동　젊었을 때 골밀도가 높았던 사람은 노년기에 골다공증의 발병이 지연되므로 젊었을 때부터 뼈를 튼튼히 하기 위해 칼슘과 비타민 D를 충분히 섭취하고 규칙적으로 운동을 하는 것이 바람직하다. 또 이러한 조치들은 실제 골다공중 유무와 관계없이 노년기에 들어서도 계속해야 한다. 골다공증에 효과적인 운동은 체중이 실리는 운동으로 걷기나 가볍게 뛰기, 계단 오르기나 역기 들기 등이 있다.

비타민 D   골다공증의 예방과 치료를 위해 하루에 섭취해야 되는 비타민 D의 양은 400~600iu(international unit, 비타민 섭취 국제단위)이다. 이는 대개 1~2정의 종합 비타민 정제에 들어 있는 양이므로 비타민 D만 따로 복용할 게 아니라 아예 종합 비타민을 복용하는 것이 좋다. 비타민 D는 너무 많이 복용해도 몸에 좋지 않으므로 권장량만을 복용해야 한다.

칼슘   노인들은 여러 가지 이유로 칼슘이 많은 식품을 충분히 섭취할 수 없는 경우가 많아 대부분 정제된 칼슘제제를 복용할 것을 권장하고 있다. 칼슘이 많은 식품으로는 우선 우유나 치즈 등 유제품을 들 수 있다. 우유는 저지방 우유나 일반 우유를 막론하고 칼슘이 풍부하다. 만약 우유만으로 하루에 필요한 칼슘(1,000~1,200mg)을 다 섭취하려면 매일 최소 4컵 정도 마셔야 한다. 그러나 우리나라 사람, 특히 노인들에 흔한 유당분해효소결핍증으로 인해 많은 노인들이 우유를 마시지 못하는 경우가 있다. 요구르트는 우유로 만들지만 앞에서 말한 부작용이 없으므로 우유를 대체할 수는 있으나 많은 양을 매일 먹기는 힘들다.

또 칼슘이 많은 식품으로는 생선을 들 수 있다. 특히 우리나라 사람이 많이 먹는 멸치나 통조림에 든 꽁치처럼 뼈째 먹을 수 있는 생선이 좋다. 그러나 멸치를 국물만 우려서 먹는 것은 효과가 없고 통째로 먹어야 칼슘 섭취에 도움이 되는데, 잔멸치를 기준으로 한 컵 정도가 1일 필요량에 해당된다. 두부에도 칼슘이 많아 한 모에 약 800mg이 들어 있다. 이 밖에도 칼슘이 많은 식품으로는 미역, 다시마, 굴, 달걀 등이 있다. 시금치나 일부 콩류에도 칼슘이 많지만 장에서 바로 흡수돼 이용할 수 있는 형태가 아니다. 이와 같이 칼슘이 많이 포함된 식품은 다양하므로 어느 한 식품으로만 1일 필요량을 다 섭취하지 말고 다양한 식품을 이용하여 1일 필요량을 섭취하면 칼슘뿐만 아니라 다른 영양소들도 균형 있게 섭취할 수 있다.

칼슘의 흡수   일반적으로 크기가 작은 칼슘정제를 여러 개 복용하는 것이 큰 것 하나를 복용하는 것보다 쉽게 용해된다. 칼슘 흡수에 영향을 주는 다른 요소는 음식에 들어 있는 섬유소인데, 이는 칼슘 흡수를 감소시키지만 섬유소의 다른 좋은 기능을 감안하면 섬유소를 계속 섭취하는 것이 좋다.

칼슘의 부작용으로 소화장애나 복부통증이 나타날 수 있다. 이는 칼슘 복용으로 인해 위산분비가 증가되기 때문인데, 식후에 즉시 칼슘을 복용하면 이 증상이 감소된다. 신장결석이 있는 사람은 칼슘을 과다하게 복용해서는 안 된다.

치료제   DEXA검사 결과 골밀도가 골다공증에 임박했거나 이미 골다공증 수준까지 떨어진 사람은 칼슘과 비타민 D의 섭취와 운동을 병행하면서 골다공증치료제를 복용해야 한다. T-스코어 기준으로 -1.5~-2.5SD에 해당하는 경우에 위에서 말한 위험인자가 하나라도 있을 때는 골다공증치료제를 복용할 것을 권장하는데, 우리나라 여성은 이미 동양 여성이라는 위험인자를 가지고 있으므로 모두 복용해야 한다.

골다공증치료제는 각각 사용방법과 부작용이 다르므로 환자의 상태에 맞게 잘 선택해야 한다. 알렌드로네이트나 리세드로네이트 등은 대개 처음에 시도되는 약물인데, 식도에 걸려 염증을 일으킬 위험이 있으므로 복용 후에는 물을 한 컵 이상 충분히 마시고 복용 후 30분 안에는 눕지 말아야 한다. 또 음식물이 들어가면 약효가 없어지므로 아침 공복일 때 복용하고 복용 후 30분 이내에는 음식을 먹지 말아야 한다.

랄록시펜은 여성호르몬 유도체로 앞에서 말한 약물보다는 골다공증 치료 효과가 적은 것으로 알려져 있으나 유방암 위험을 낮추는 부수적인 효과가 있는 것으로 알려져 있다. 부작용으로 얼굴이 화끈거리거나 다리에 쥐가 날 수 있고 또 혈전증 위험도 증가시키는 것으로 알려져 있다.

칼시토닌은 코에 뿌리는 형태로 많이 쓰이는데, 위의 두 약물을 복용할 수 없을 때 주로 쓰인다. 칼시토닌은 골다공증에 의한 골절이 있을 때 사용하면 통증을 감소시키는 부수적인 장점도 있다. 칼시토닌은 코에 뿌리므로 코에 염증을 일으킬 수 있고 또 구역질이나 두통, 어지럼증도 일으킬 수 있다.

여성호르몬은 과거에는 골다공증 치료와 심장질환 예방 등 여러 목적으로 사용되었으나 여성호르몬이 심장질환과 뇌혈관질환 위험을 높인다는 연구 결과가 나온 뒤로는 골다공증 치료 목적으로만 사용되지는 않는다(336쪽 폐경기 참조).

17. 골절

노년기에는 골다공증 때문에 그다지 크지 않은 충격에도 뼈가 부러질 수 있다. 노년기에 흔한 골절은 척추, 엉덩이관절, 손목관절, 골반뼈의 골절인데 주로 넘어져서 생기는 경우가 많다.

(1) 병리적 골절

암조직이 뼈에 전이되어 뼈의 강도가 많이 약해졌을 때는 사소한 충격에도 골절되는데, 이를 병리적 골절이라 하며 각종 암의 발생이 많아지는 노년기에 주로 나타난다. 병리적 골절 환자 중에는 아직 암이 진단되지 않은 사람도 종종 있기 때문에 골절 원인이 되는 암을 찾는 검사를 시행해야 한다. 병리적 골절은 외상에 의한 골절과 치료방법이나 예후가 다르므로 잘 감별해야 한다. 병리적 골절 환자는 대개 골절이 있기 전부터 그 부위에 통증을 느끼는 경우가 많다.

(2) 위팔뼈 골절

위팔뼈(상완골)의 골절은 주로 손을 뻗은 상태에서 넘어질 때 일어나는데 환자의 80% 이상이 뼈가 크게 어긋나지 않아 수술 없이 팔걸이만 하고 기다리면 된다. 위팔뼈 골절 환자는 골절 부위가 접합되어 고정되면 가능한 빨리 어깨운동을 하여 어깨가 굳는 것을 막는 것이 중요하다.

(3) 팔목 골절

팔목 골절 역시 팔을 뻗은 상태에서 넘어질 때 생기는데 8~12주 정도 석고붕대를 하여 치료한다. 이 기간 동안에도 관절이 굳는 것을 막기 위해 손가락이나 팔꿈치, 어깨운동을 계속해야 한다.

(4) 고관절 골절

고관절 골절은 골절 자체에 의한 통증이나 출혈 등의 문제뿐만 아니라 거동장애에 의한 근육 약화나 각종 감염증, 욕창 등의 심각한 합병증을 동반할 수 있다. 고관절 골절이 있는 노인은 입원 기간 중에 사망할 확률이 5%이고, 골절 후 1년 내에 사망할 확률은 20%에 이른다. 치료를 마쳐도 골절 이전의 활동력을 회복하는 노인은 3/4밖에 되지 않고 절반은 걸을 때 지팡이나 보행기 같은 보조기구를 사용해야 한다.

고관절 골절이 있는데도 골절된 뼈 사이의 틈이 아주 작을 때는 보통의 엑스선검사로는 발견할 수 없다. 따라서 고관절을 다친 환자가 엑스선검사상으로는 이상이 없으나 계속 서 있거나 걸을 때마다 고관절통증을 호소하면 방사성 동위원소를 이용한 뼈 스캔이나 자기공명영상검사로 미세한 골절 유무를 확인해야 한다.

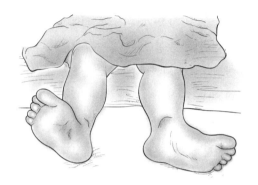

고관절 골절 환자는 두 발로 서지 못하는데, 누워 있으면 골절된 쪽의 발(위 환자의 왼발)이 바깥쪽으로 돌아간다.

그림 10-8 왼쪽 고관절 골절 환자

고관절 골절은 골절이 일어나는 부위에 따라 여러 종류로 나뉘는데, 노인들은 골절 위치에 관계없이 대부분 인공관절을 삽입하거나 쇠막대로 대퇴골을 고정하는 수술로써 치료한다. 고관절 골절 환자에게 수술을 신속하게 시행하고 빨리 움직이게 하는 것은 환자가 골절 후 얼마나 빨리 걸을 수 있느냐에 따라 골절에 따른 합병증 발생 여부가 좌우되기 때문이다. 고관절 골절 환자에게 나타날 수 있는 심각한 합병증으로는 정맥혈전증 및 그에 따른 폐전색증을 들 수 있다. 폐전색증은 심하면 사망을 초래할 수 있으므로 입원 기간에나 회복 기간에도 적절한 조치를 취해야 한다(79쪽 정맥혈전증 참조).

(5) 척추 압박골절

척추 압박골절 역시 골다공증과 연관되어 노년기에 주로 나타나는 골절이다. 넘어지거나 다쳐서 허리통증이 생긴 노인에서도 척추 압박골절이 발견되지만 아무런 통증이 없거나 넘어져서 허리를 다친 적이 없는 노인들에서 엑스선검사상 우연히 척추 압박골절이 발견되는 경우도 흔하다. 다쳐서 척추 압박골절이 온 경우에 생기는 통증은 앉거나 선 자세에서 심해지고 누우면 감소하는 양상을 보인다. 또 등 뒤에서 누르면 압박골절이 일어난 부위에 심한 압통을 느낀다. 통증은 몇 주 내지 몇 개월씩 계속되고 다친 부위 아래위로 통증이 이동하기도 한다.

척추 압박골절은 주로 허리고정보조기를 이용하는 등 대중요법으로 치료한다. 허리고정보조기는 통증을 감소시키고 활동을 빨리 시작하는 데 도움을 줄 수 있지만 압박골절에 의해 허리가 앞으로 굽는 것은 막지 못하는 것으로 보인다. 몸통 전체를 둘러싸는 석고붕대나 외과적인 수술은 노인 환자에게는 사용하지 않는다.

요즘 새로 시도되는 방법으로는 척추성형술이나 척추후만성형술이 있다.

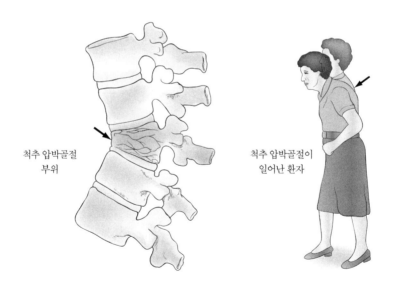

척추 압박골절
부위

척추 압박골절이
일어난 환자

척추뼈의 앞부분이 주저앉아 척추 압박골절이 발생하면 등이 앞으로 굽게 된다.
그림 10-9 척추 압박골절

척추성형술은 압박골절이 일어난 척추뼈에 뼈시멘트를 주사하여 더 이상 뼈가 주저앉는 것을 막는 방법이고, 척추후만성형술은 주저앉은 뼈에 풍선이 달린 튜브를 넣고 풍선을 부풀려 눌렸던 뼈의 원래 높이를 찾아주고 풍선이 부풀면서 생긴 공간에 뼈시멘트를 채워 고정하는 방법이다. 이 방법들은 압박골절에 따른 통증을 감소시킬 뿐만 아니라 척추가 앞으로 굽는 것까지도 교정해 골다공증에 의한 척추 압박골절 치료에 큰 효과를 보일 것으로 기대되고 있으나 뼈시멘트 누출 등으로 인한 수술 합병증이 나타날 수 있다.

|제11장| 신경정신질환

1. 어지럼증

어지럼증은 노년기에 매우 흔한 증상으로 이 질환만큼 발병 양상이나 원인이 다양한 경우도 드물다. 일반적으로 어지럼증이라 하면 정상적인 자세나 균형을 잘 잡을 수 없는 상태를 말하는 것으로 알고 있지만 어지럼증을 호소하는 환자들의 증세를 잘 들어 보면 환자 각각이 느끼는 증상은 큰 차이를 보인다. 예컨대 어떤 환자는 아침에 일어나서 머리가 맑지 못한 것을 어지럼증이라 하고, 어떤 환자는 다리에 힘이 부족하여 걷기 불안한 상태를 어지럼증이라고 한다. 따라서 어지럼증을 호소하는 환자의 증상을 잘 분석하여 환자가 구체적으로 어떠한 상태나 증상을 호소하고 있으며 어느 신체기관의 이상으로 증상이 생기는지를 알아보아야 한다.

어지럼증은 환자가 느끼는 증상의 유형에 따라 크게 다음 세 가지로 나눌 수 있다.

빙빙 도는 느낌의 어지럼증

첫째는 환자나 환자 주위의 사물들이 빙빙 도는 것 같은 느낌을 받는 어지럼증으로 정상인도 회전의자에 앉은 채로 몇 바퀴 돈 뒤 일어설 때 경험할 수 있는 느낌을 말한다. 이 증상은 주로 신체의 균형을 유지하는 데 가장 중요한 역할을 하는 속귀의 전정기관에 이상이 있을 때 생기는데, 가벼운 뇌졸중으로 나타나는 경우도 간혹 있다. 전정기관은 신체의 균형감각을 담당하는 기관으로 몸을 움직일 때 자극을 받아서 자신의 몸이 어느 방향으로 어느 정도 속도로 움직이는가를 느끼게 해준다. 이 기관에 이상이 생기면 몸을 움직이는 정도와는 상관없이 몸이 심하게 움직이는 것처럼 느껴지거나 가만히 있어도 몸이 돌거나 움직이는 것처럼 느껴지는 현기증이 생긴다.

(1) 양성체위성 발작현기증

노인들에게서 심한 어지럼증을 일으키는 가장 큰 원인은 양성체위성 발작현기증이라는 질환이다. 이 질환은 내이에서 몸의 움직임을 감지하는 데 중요한 역할을 하는 탄산칼슘 결정체 일부가 떨어져나가 엉뚱한 위치에 자리잡을 때 나타난다. 50세 이전에는 대개 머리에 받은 충격의 합병증으로 나타난다. 이 질환은 노년기에 들어서 더 많이 발생하는데, 이는 노화에 따른 내이 조직의 퇴행성 변화와 관계가 있는 것으로 보여진다.

증상　　양성체위성 발작현기증에 의한 어지럼증은 아주 특징적인 형태로 나타난다. 주로 머리 위치가 바뀌는 경우에 발생하는데 누워서 머리를 뒤로 젖힐 때 주위가 빙빙 도는 느낌을 받게 된다. 특히 어느 쪽 귀에 이상이 왔느냐에 따라 이상이 생긴 쪽으로 머리를 돌린 상태에서 머리를 뒤로 젖히면 어지럼증이 더욱 심해진다(그림 11-1). 어지럼증이 흔히 생기는 상황은 뒤로 누울 때, 누웠다가 앉거나 일어설 때 또는 자다가 돌아누울 때, 일어서서 선반의 물건을

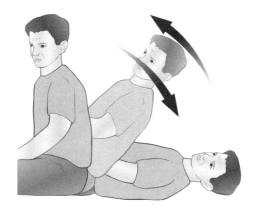

1. 머리를 한쪽으로 45° 돌린 상태에서 뒤로 빨리 눕게 한다.(1~2초)
2. 이때 환자는 눈을 계속 뜨고 있도록 하고 누운 뒤 2~3초 후에 심한 어지럼증(빙빙 도는 느낌)이 나타나고 안구가 요동치는 안구진탕이 있는지 관찰한다.
3. 5~10초 후에 어지럼증이 끝나면 이번에는 환자를 원래 위치로 빠르게 앉혀서 다시 어지럼증이 나타나는지 확인한다.
4. 이러한 동작을 왼쪽(위 그림)과 오른쪽 모두 해보고 어느 쪽으로 머리를 돌렸을 때 어지럼증이 나타나는지 확인하여 증상이 나타나는 쪽을 치료한다.

그림 11-1 양성체위성 발작현기증의 진단

내리기 위해 머리를 위로 들 때 등이다. 어지럼증은 머리를 움직인 뒤 1~2초 후에 시작되고 대개 7~10초 동안 지속되는데, 심할 때는 약 1분까지도 지속되며 머리를 더 이상 움직이지 않으면 저절로 사라진다. 또 머리나 몸을 전혀 움직이지 않고 가만히 앉아 있을 때는 어지럼증이 생기지 않는다.

치료　　이 질환은 치료하지 않아도 대개 6개월이 지나면 자연 소멸되지만 몇 년씩 지속되는 경우도 있다. 이 질환은 간단한 방법으로 쉽게 치료되므로 무작정 다른 어지럼증에 쓰는 약물을 복용하여 부작용을 일으키는 잘못을 범해서는 안 된다. 치료법의 원리는 환자의 머리 위치를 단계적으로 변화시킴으로써 엉뚱한 위치에 자리잡고 있는 탄산칼슘 결정체를 제 위치로 돌려놓아 어지럼증을 없애는 것이다(그림 11-2, 3). 이 방법은 한 번의 시행으로도 약 80%의 성공률을 보이고 부작용이 없을뿐더러 시행하는 데도 2분 정도면 충분하며

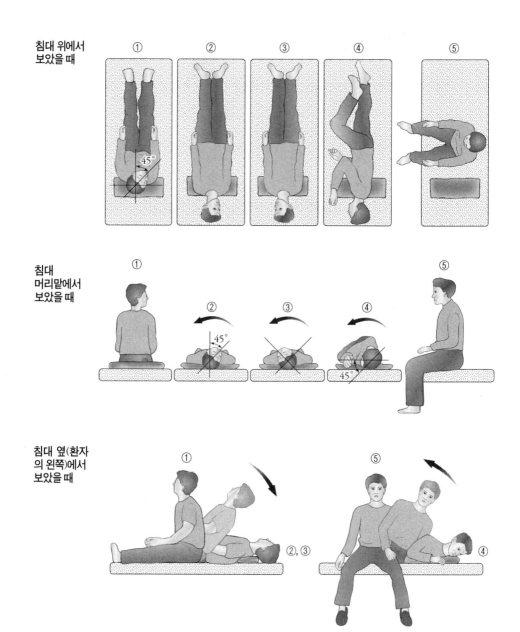

침대 위에서
보았을 때

침대
머리맡에서
보았을 때

침대 옆(환자
의 왼쪽)에서
보았을 때

그림 11-2 오른쪽 귀 이상의 치료(시술자와 보조자는 그림에서 생략되었음)

침대 위에서
보았을 때

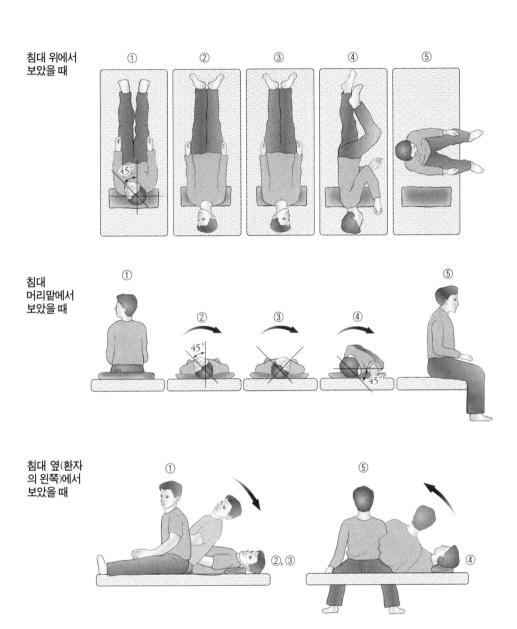

침대
머리맡에서
보았을 때

침대 옆(환자
의 왼쪽)에서
보았을 때

그림 11-3 왼쪽 귀 이상의 치료(시술자와 보조자는 그림에서 생략되었음)

- 치료 중 환자가 주의할 점
  · 환자는 몸의 힘을 빼고 치료자와 보조자에게 몸의 움직임을 맡기도록 한다.
  · 치료 중에 어지러우면 즉시 치료자에게 말해야 한다.
- 치료방법
  · 앞의 그림에 보여진 순서와 자세대로 환자의 몸을 움직여야 되는데, 특히 머리의 위치와 각도가 중요하다.
  · 치료는 테이블이나 침대 위에서 하고 누웠을 때 어깨가 닿는 위치에 약 5cm 높이의 베개를 놓아 어깨를 받쳐주든지 아니면 환자가 누웠을 때 침대 머리 쪽에서 환자의 고개가 뒤로 젖혀질 수 있는 위치까지 환자를 위로 끌어올린다.
  · ①의 자세에서 ②의 자세까지, ②의 자세에서 ④의 자세까지, 또 ④의 자세에서 ⑤의 자세까지 각각 40~50초에 걸쳐서 환자의 몸을 천천히 움직이는데, 각 단계의 마지막 10초는 정지상태를 유지하였다가 다음 단계로 지속한다.
  · 환자의 몸을 움직이는 도중에 환자가 어지럼증을 호소하면 즉시 그 자세에서 멈추고 어지럼증이 완전히 사라질 때까지 기다렸다가 다음 동작을 지속한다.
- 치료 후 주의할 점
  · 치료 후 1~2일 동안은 가능하면 머리를 수직으로 유지하도록 해야 한다. 따라서 고개를 숙이거나 뒤로 젖히는 행동을 피하고 잠도 가능하면 앉아서 자거나 눕더라도 머리가 뒤로 45° 이상 젖혀지지 않도록 소파에서 등을 받치고 자도록 한다.
  · 치료 후 일주일 동안은 가능하면 치료 전에 어지럼증을 일으켰던 동작들은 피하도록 한다.

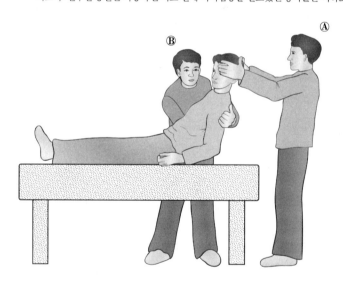

양성체위성 발작현기증을 치료할 때는 시술자(A)와 보조자(B)가 필요하다. 시술자는 환자의 머리를 양손으로 조절하면서 머리 위치와 돌아가는 각도를 유지한다. 보조자는 환자의 몸통을 받쳐주어 시술자가 머리 위치에만 주의를 집중할 수 있도록 하고 또 환자의 힘을 덜어준다.

그림 11-4 치료 시 시술자와 보조자의 위치와 역할

치료 후에 재발하면 똑같은 치료법을 다시 시행하면 된다. 여러 번 시도해도 실패하면 위와 같은 연속 동작으로 이루어진 환자 혼자 할 수 있는 자가 치료법을 의료진으로부터 배워서 하루에 10번씩 2주일 동안 실시하면 약 15%에서 효과를 볼 수 있다. 이런 방법이 모두 실패한 환자는 이비인후과적인 수술을 시행할 수 있다.

(2) 내이염

다음으로 노인들에게 종종 심한 어지럼증을 일으키는 질환으로는 급성 내이염이 있는데, 앞에서 말한 전정기관이나 전정신경에 발생한 염증이 원인이다. 이 염증의 원인은 감기나 위나 장의 염증 후에 발생한 바이러스 감염인 것으로 알려져 있다.

증상 특징적인 증상으로는 걷거나 서지도 못할 정도로 빙빙 도는 느낌의 어지럼증이 갑자기 생기고 구역질과 구토증이 동반된다. 또 어지럼증은 몸을 움직일 때 심해지고 가만히 앉아 있어도 주위 사물이 흔들리는 것같이 보이거나 도는 느낌이 든다. 경우에 따라서는 귀에서 소리가 나거나 청력이 감소되기도 하고 일어서다가 한쪽 방향으로 쓰러지기도 한다. 초기에는 걷지 못할 정도의 심한 어지럼증이 며칠 동안 지속되다가 차츰 완화되고 대개는 6주 이내에 어지럼증이 완전히 사라진다. 그러나 사람에 따라서는 6주 이상 증상이 지속되기도 하고 완전히 증상이 없어졌던 사람에게서도 1년 내지 1년 반에 걸쳐서 가끔씩 약한 어지럼증이 재발하기도 한다. 이 질환의 주요 원인은 감기 바이러스이기 때문에 감기를 같이 앓은 가족이나 주위 사람들에게 집단적으로 발생하는 경우도 있다.

치료 다른 바이러스성 질환과 마찬가지로 이 질환에도 바이러스 자체를 치료하는 약물은 없다. 대부분 큰 후유증 없이 시간이 지나면 완치되므로 환자나 가족은 이를 숙지하고 있어야 한다. 실제로 이 질환을 가진 환자들이 뇌졸중이나 다른 심각한 뇌질환을 의심해 불안해하고 주위 사람들의 말을 듣고 각종 치료법을 시도하는 등 시간과 비용을 낭비하는 경우가 있다.

증상이 심한 초기에는 메클리진, 드라마민 등 어지럼증을 감소시키는 약물을 복용하면 좋아질 수 있다. 또 구토가 심한 환자는 수액 주사를 통해 탈수현상이 생기는 것을 방지해야 한다.

(3) 메니에르병 및 뇌졸중

이 밖에도 주위가 빙빙 도는 느낌의 어지럼증을 일으키는 질환에는 메니에르병이 있는데, 이 질환은 빙빙 도는 느낌의 어지럼증이 생겼다 없어지기를 반복하고 매번 몇 분에서 몇 시간씩 지속된다. 어지럼증에 구토와 구역질이 동반되고 특징적으로 일시적인 청력 감퇴와 귀울림현상이 나타난다. 이 질환은 메클리진을 사용하여 증상을 감소시키고 이뇨제를 사용하여 내이의 부종을 감소시키는 것으로 치료한다. 가벼운 뇌졸중이 있어도 빙빙 도는 느낌의 어지럼증이 나타날 수 있는데, 특히 소뇌에 생긴 뇌졸중의 경우에 이러한 어지럼증이 발생한다.

아찔하게 어지러운 병

두 번째는 아찔하면서 정신을 잃을 것 같은 느낌으로 나타나는 어지럼증이다. 여기에 속하는 대표적인 질환으로는 노인에게 무척 흔한 체위성 저혈압을 들 수 있다.

(1) 체위성 저혈압

건강한 사람의 혈압은 어떤 자세를 취하든지 크게 변하지 않는다. 사람이 누워 있을 때는 혈액이 전신에 균등하게 분포하지만 일어서면 중력에 의해 혈액이 하체에 쏠리게 된다. 이때 인체는 하체 혈관을 수축시켜 하체로 혈액이 몰리는 것을 줄이고 심장박동의 증가를 통해 심박출량을 증가시켜 상체와 머리로 가는 혈류량을 유지시킨다. 노년기에 들어서면 노화현상으로 이와 같은 혈관수축을 일으키는 반사작용이 둔해지는데, 특히 신경계질환이 있거나 약물부작용 또는 출혈이나 탈수현상이 있으면 이러한 체위성 저혈압이 심해진다.

증상   체위성 저혈압의 의학적인 정의는 수축기 혈압을 기준으로 서서 잰 혈압이 누워서 잰 혈압보다 20mmHg 이상 낮고 또 그에 따른 어지럼증, 현기증, 불안한 걸음걸이 등이 나타나는 것을 말한다. 체위성 저혈압 환자는 일어서면 아찔한 기분이 들고 일어선 지 1~2분 후에 어지럼증이 더 심해지는데, 그 뒤로는 서서히 어지럼증이 사라지지만 심한 경우에는 어지럼증이 더 오래 지속되기도 하고 실신을 일으키기도 한다.

고혈압과
체위성 저혈압   노인의 약 10~30%가 체위성 저혈압이 있는데, 특히 고혈압 환자에 발생 빈도가 높다. 고혈압 환자에게서 역설적으로 체위성 저혈압이 많은 것은 고혈압치료제를 과도하게 복용하여 혈압이 너무 떨어져 있던지 항상 누워 있거나 앉아 있는 자세에서만 혈압을 재고 거기에 맞게 고혈압치료제를 사용해 일어선 자세에서의 혈압이 너무 떨어져 있기 때문이다. 고혈압치료제 중에서도 특히 이뇨제나 혈관확장제를 사용할 때 체위성 저혈압 발생률이 높아진다. 특히 동맥경화증이 심해 실제 혈관내 혈압보다 혈압계로 잰 혈압이 항상 높게 나와 고혈압치료제를 필요 이상으로 강하게 사용하게 되는 가성 고혈압의 경우 체위성 저혈압 위험이 따른다. 따라서 고혈압 환자가 어지럼증이나 일어설 때 아찔한 느낌이 들면 항상 각 체위(누운 자세, 앉은 자세, 선 자세)에서의 혈압과 맥박을 재어 체위성 저혈압 여부를 확인해야 하고 만약 그런 현상이 발견되면 서 있을 때 혈압을 기준으로 고혈압치료제를 조절해야 한다.

다른 질환들   뇌졸중이나 파킨슨병 등 중추신경계질환이나 당뇨병성 자율신경장애가 있는 경우에도 체위성 저혈압이 많이 나타난다. 이때는 대·소변실금증, 발기부전, 만성 피로, 체온조절기능 상실 등의 증상이 동반되기도 한다.

약물부작용 다른 노인성 질환과 마찬가지로 체위성 저혈압도 노인들이 많이 사용하는 각종 약물의 부작용으로 나타나는 경우가 많다. 그런 약물 중에는 앞에서 말한 고혈압치료제 외에도 우울증이나 불면증치료제 등이 있다.

치료 노인에게 체위성 저혈압이 흔한 것은 약물부작용 때문인 경우가 많으므로 체위성 저혈압이 있고 이에 따른 증상이 있는 환자는 우선 현재 복용하고 있는 약물을 검토해 가능한 한 저혈압을 일으키는 약물을 중단해야 한다. 또 질환이나 다른 이유로 오래 자리에 누워 있을 때는 누운 자세에서라도 운동을 계속하고, 특히 일어서기 전에 팔다리를 자주 움직여준 다음 일어선다. 일어설 때는 곧바로 일어서지 말고 누운 자세에서 앉은 자세로 바꾼 다음 조금 있다가 일어서는 등 단계적으로 일어서야 한다. 수분을 충분히 섭취해 탈수를 막고, 너무 더운 곳을 피해 혈관이 확장되어 체위성 저혈압이 악화되는 것을 피한다. 과식도 내장기관으로 피가 몰리게 하여 체위성 저혈압을 악화시키므로 전분 등 탄수화물 섭취량을 줄이고 음식은 조금씩 자주 먹는다. 또 고혈압이 없는 체위성 저혈압 환자는 고염분 식사를 하기도 하고 체내 수분을 증가시키기 위해 플루드로코르티손을 복용한다. 취침 시에 상체를 5~20°가량 높여주는 것도 아침에 일어날 때 생기는 체위성 저혈압의 위험을 줄여준다.

(2) 다른 질환들

체위성 저혈압과 비슷한 증상을 일으킬 수 있는 질환으로는 대동맥판협착증이나 대동맥판역류증, 심한 부정맥 등이 있는데 이들 질환 역시 뇌로 가는 혈류량을 감소시켜 어지럼증을 일으킨다.

걸음이 불안하게 느껴지는 어지럼증

셋째는 걸을 때 자신의 걸음걸이가 불안정하고 곧 쓰러질 것처럼 느껴지는 어지럼증이다. 이러한 어지럼증은 다음의 여러 이상 중 하나 이상을 가지고 있을 때 나타난다. 즉 시력이 나쁘거나, 소뇌의 기능이 떨어졌거나, 전정기관의 기능이 감소되었거나, 척수의 고유 감각기능이 떨어졌거나, 운동 부족이나 관절염 등으로 보행장애가 있을 때 등이다. 이런 형태의 어지럼증은 원인이 다양하기 때문에 치료 또한 그에 따라 달라진다. 즉 시력이 나쁘면 환자 주위를 밝게 하고 안경이나 수술을 통해 시력을 교정하며 물리치료를 통해서서 균형을 잡는 연습이나 걷는 연습, 하체근육 강화운동 등을 실시한다.

2. 낙상

노인들은 많은 질환에 시달리지만 그중에서도 가장 심각하고 급격한 건강상의 문제를 일으키는 것이 일어서거나 걷다가 넘어져 다치는 낙상이다. 골다공증이 있는 노인이 넘어지면 이미 약해져 있는 뼈가 부러질 위험이 큰데, 특히 팔목뼈나 척추뼈, 대퇴골 골절이 가장 많이 생긴다. 이런 골절이 있는 경우에는 후유증에 의한 폐렴, 근육 퇴화, 거동장애 등이 생길 수 있고 많은 노인들이 한 번 넘어진 뒤에 영원히 걷지 못하게 되는 수도 있다.

낙상후 증후군

특히 넘어져서 크게 다친 경험이 있는 노인들에게는 낙상후증후군이 발생하기도 한다. 이는 한 번 낙상한 노인이 다시 넘어질지도 모른다는 생각 때문에 걷는 것 자체를 두려워하고 그에 따라 활동량이나 운동량이 크게 감소해 전신적인 근육 퇴화나 무력증이 오는 현상이다. 이 때문에 운동 부족에 의한 근육 퇴화나 골다공증의 악화로 낙상할 확률이 더욱 증가하고 또 넘어졌을 때 골절을 당할 위험도 증가한다.

65세 이상 인구의 약 1/3은 1년에 평균 한 번 이상 넘어진 경험을 갖고 있다. 또 이 중 40명에 한 명꼴로는 낙상과 연관된 후유증으로 병원에 입원하게 된다. 노인을 대상으로 한 통계에 의하면 65세 이상 노인들의 낙상 및 후유증에 의한 사망이 전체 노인 사망 원인의 13%를 차지하는 것으로 밝혀졌다.

원인 및 예방

노인들이 낙상하는 가장 큰 원인은 보행장애 및 균형감각의 장애이다. 근육이 퇴화되지 않았고 반사신경이 예민한 젊은 사람들은 발이 어디에 걸리든 몸이 일시적으로 균형을 잃어도 반사작용에 의한 즉각적인 자세 교정으로 넘어지는 것을 막을 수 있으나 노인들은 이런 상황에 대처할 능력이 떨어져 일단 몸의 균형을 잃으면 그대로 넘어지게 된다. 또 근육 약화나 관절염에 의한 통증, 뇌졸중에 의한 신체 마비 등의 증상이 있는 노인들은 걸을 때 발을 지면에서 완전히 들지 않고 걷는 경우가 많아 바닥에 있는 물건에 걸릴 확률이 높다. 실제로 낙상 원인을 조사한 결과 30~50%는 엉성하게 깔려 있는 카펫, 어두운 장소의 문턱, 전화선이나 전선, 신문지 등 바닥에 널려 있는 물건에 걸려 넘어지는 것으로 나타났다. 특히 시각장애나, 청각장애가 있는 노인에게 낙상 사고가 더 자주 일어나므로 이런 노인들은 안경이나 보청기를 이용해 이를 교정해야 한다. 노인이 있는 집에서는 항상 집 안을 잘 정돈해야 하는데, 특히 방바닥에 널려 있는 물건을 치우고 카펫은 잘 고정시켜야 한다. 집 안의 조명은 밝게 하되 간접 조명을 이용해 백내장 환자가 밝은 빛에 의해 시력이 떨어지는 것을 막아야 한다. 또 계단이나 복도에 손잡이를 설치해 노인들이 움직일 때 잡고 가도록 하는 것도 좋다.

보행장애의 교정

걸음걸이가 불안한 보행장애는 노인 낙상의 주요 원인이다. 65세 이상 노인의 10~20%는 일상활동에 지장을 받을 정도의 보행장애를 가지고 있다. 보행장애가 있는 노인은 우선 어떤 근육이나 관절 또는 균형감각기관에 문제가 있는지 분석해 이에 따른 근육강화운동이나 걸음걸이 연습 또는 보조기

(지팡이, 보행기 등) 사용 등으로 안정된 걸음걸이를 되찾아야 한다. 특히 태극권같이 균형감각 및 하체근육 강화에 도움이 되는 운동을 하는 것이 좋다. 또 파킨슨병이 보행장애를 일으킬 수 있는데, 이때는 이 질환에 대한 치료제를 사용함으로써 걸음걸이가 크게 호전된다.

어지럼증의 치료   어지럼증도 노인들에게 많은 증상으로 낙상 원인 중 5～20%를 차지한다. 어지럼증은 원인이 매우 다양해 원인을 찾으려면 전문적인 진단이 필요한데, 원인을 밝히지 못하는 경우가 많다. 따라서 어지럼증이 심한 노인은 우선 보행기를 사용해 낙상을 예방하는 것이 중요하다.

골다공증과 낙상   이미 골다공증이 상당히 진행돼 있는 노인들은 낙상으로 골절상을 입으면 피해가 크다. 따라서 노인들은 평소에 호르몬제나 칼슘제제 등을 복용해 골다공증을 미리 예방하는 것이 중요하다. 낙상 위험이 높고 골다공증이 진행된 노인은 엉덩이 부위에 패드를 착용해 넘어지는 순간의 충격을 흡수시켜 골절 위험을 감소시키기도 한다.

3. 급성 혼돈증

평소에 정상적인 행동을 보이던 사람이 갑자기 심한 혼돈증을 보이는 증상을 급성 혼돈증(섬망증)이라 한다. 이 증상은 각종 급성질환으로 병원에 입원하거나 수술을 받은 노인에게 자주 발생하는 증상으로 조기에 진단해 조치하지 않으면 심각한 부작용을 유발하거나 사망에 이를 수도 있다. 병원에 입원한 환자를 대상으로 조사한 결과, 입원 중 급성 혼돈증이 발생한 환자들은 이 증상이 없었던 환자들에 비해 사망률이 2～20배가량 높은 것으로 나타났다.

원인   실제로 노인에게서는 어떤 급·만성질환이든 급성 혼돈증을 일으킬 수 있으나 대부분은 각종 세균감염증, 저혈압, 약물중독증, 뇌졸중, 갑상선질환,

부신피질장애 같은 대사질환, 심장발작, 급·만성 간질환, 급·만성 신장질환 등으로 입원한 환자에게 나타난다. 특히 입원 후에 나타나는 급성 혼돈증은 치료 중에 각종 마약성 진통제, 진정제, 부신피질호르몬제, 위산억제제, 신경전달물질인 아세틸콜린 차단제 등을 사용하는 경우에 더욱 빈번하다.

또 급성 혼돈증은 시각이나 청각적인 외부 자극이 없을 때도 나타나는데, 대표적인 예가 해가 저물 때 생기는 혼돈 증상과 이미 시력이나 청력이 나쁜 환자에게서 발생하는 경우 등이다.

노인에서는 수술 후에도 급성 혼돈증이 발생할 수 있는데, 대개 수술 중에 투여했던 약물의 효과가 떨어지고 수술 중에 공급받은 각종 수액에 의해 증가된 체액이 빠져나오는 수술 후 2~3일경에 나타나기 시작한다. 수술 후 생기는 급성 혼돈증은 어떤 수술이냐에 관계없이 흔한데, 백내장 수술의 경우에는 약 15%, 고관절 수술은 약 50%에서 발생한다.

평상시 음주량이 많은 노인이 과음하거나 단번에 술을 끊어도 급성 혼돈증이 발생하고 평소 신경안정제를 과용하던 노인이 갑자기 사용을 중지해도 이 증상이 생길 수 있다.

증상　　급성 혼돈증은 여러 형태로 나타난다. 심하게 흥분된 상태를 보이는 경우는 전체의 약 25% 정도이고, 나머지 경우에는 환자는 조용하지만 혼돈 상태가 계속된다. 급성 혼돈증의 가장 기본적인 증상은 주의력 상실인데, 주의가 산만해져 대화할 때 상대방의 말에 집중하지 못하고 조금 전까지 말하던 주제와 어긋난 이야기를 하는 것이 초기 증상이다. 심해지면 의미가 없는 말을 중얼거리거나 이치에 맞지 않는 말을 하기도 하며 전혀 예측할 수 없는 방향으로 생각이 비약한다. 기억력 또한 급격히 감소해 의료진의 지시에 따르지 못하고 시간, 장소, 사람을 혼동한다. 또한 주위 사람이나 사물을 심하게 경계하거나 졸린 상태, 혼미상태, 혼수상태 등 여러 형태로 나타날 수 있다.

진단　　급성 혼돈증은 혈액검사나 장비를 이용하여 진단하는 것이 아니고 환자의 상태를 잘 관찰함으로써 이뤄진다. 급성 혼돈증은 초기에는 증상이 뚜렷하지 않아 담당 의사보다는 환자와 같이 있는 시간이 많은 간호사들이 발견하는 경우가 더 많다. 이 점을 고려하면 환자들의 평소 상태를 잘 아는 가족들이 급성 혼돈증을 조기에 발견할 수 있을 것이다. 즉 병원에 입원한 노인 환자가 갑자기 평상시와 다르게 반응하거나 행동할 때는 급성 혼돈증 초기 증상일 수도 있으므로 즉시 의료진에게 알려야 한다.

치매와 급성 혼돈증   일반적으로 급성 혼돈증과 비슷한 증상을 보이는 질환으로 치매나 급성 정신분열증을 들 수 있다. 급성 혼돈증이 치매와 다른 점은 몇 시간 내지 며칠에 걸쳐서 갑자기 나타나고 증상의 호전과 악화가 단시간에 빠르게 반복되며 각종 급성질환이나 만성질환의 악화를 동반하는 것이다. 반면 치매는 혼돈 증상이 몇 개월 내지 몇 년에 걸쳐 서서히 일어난다. 급성 혼돈증은 치매가 있는 사람에게 더 잘 일어나서 이 두 질환에 의한 증상이 동시에 나타나는 경우도 있다. 급성 정신분열증은 대개 노인에게는 드물고 환각증상이 동반된다. 급성 혼돈증도 이상한 물체가 보이는 환시 증상이 나타날 수 있고, 뇌파검사를 시행하면 파장이 느려지는 현상을 보일 수도 있다.

치료   급성 혼돈증이 의심되거나 진단되면 우선은 원인을 규명하는 데 주력해야 한다. 일단 아직 발견되지 않은 세균감염 여부나 전해질 및 체내 수분대사 이상이나 심폐기능 이상 여부를 점검하고 현재까지 투여된 모든 약물을 재점검해야 한다. 이를 위해서는 혈액검사, 혈중산소검사, 각종 엑스선검사, 뇌단층촬영, 뇌파검사 등이 필요하다.

가능하면 모든 약물을 중단하고 전해질이나 수분대사 이상을 교정하며 환자가 있는 방은 항상 불을 켜서 밝게 한다. 또한 방은 조용하게 하되 텔레비전이나 라디오 등을 틀어 주위에서 사람들의 소리가 들리는 정도의 소음은 유지해야 한다. 가족이나 친지가 곁에 있는 것도 환자를 안정시키는 데 도움이 된다. 또 가능하면 환자를 자주 옮기지 말고 환자가 주위 환경이나 사람들을 잘 알아볼 수 있도록 도와주어야 한다. 또 환자가 쓰던 안경이나 보청기 등을 점검해서 교정이 필요하면 새로 교환해야 한다.

환자의 혼돈과 흥분상태가 심해 환자 자신이나 주위 사람에게 해를 입힐 가능성이 있을 때는 강력한 진정제인 할로페리돌을 소량 사용하기도 한다. 일반 신경안정제나 진정제는 급성 혼돈증 치료에는 도움이 되지 않고 오히려 상태를 악화시키는 경향이 있으므로 사용을 피해야 한다. 또 환자를 침대나 의자에 결박시키는 것도 오히려 흥분상태를 악화시키거나 낙상에 의한 골절이나 폐렴, 욕창 발생 등의 부작용을 가져오므로 피해야 한다.

4. 손발 떨림

손이나 발 또는 신체의 일부를 떠는 증상은 정도의 차이는 있지만 노인의 약 절반 정도가 가지고 있을 정도로 흔하다. 노인에게 많은 이 증상으로는 대부분 특별한 신경질환이 없는데 내과적 질환이나 약물부작용으로 나타나는 생리적 떨림증과 특별한 원인 없이 나타나는 본태성 떨림증 등을 들 수 있다. 떨림 증상이 있는 환자 중에는 드물게 신경계통의 질환에 의해 떨림증이 생기기도 하는데, 대표적인 질환으로는 파킨슨병이 있다. 이 질환을 가진 환자들은 떨림증 외에도 여러 가지 다른 증상을 보인다.

(1) 생리적 떨림증

생리적 떨림증은 정상적인 노인들에서도 흔히 나타나는데, 주로 손을 떨고 떨림의 진동폭이 작으면서 1초에 6~12회의 진동을 보인다. 생리적 떨림증은 스트레스가 심할 때 또는 갑상선기능항진증이나 저혈당증이 있을 때 나타난다. 또 기관지천식치료제나 폐기종치료제, 우울증치료제 등을 복용할 때도 나타날 수 있고 커피같이 카페인이 많은 음료나 화학조미료 등도 원인이 된다. 이 밖에도 장기간 술을 마시던 사람이 일시적으로 술을 끊으면 생리적 떨림증이 나타난다. 이 증상을 근본적으로 치료하기 위해서는 먼저 정확한 원인을 찾은 후 이를 해결하는 것이 필수적이다.

(2) 본태성 떨림증

특별한 원인은 발견할 수 없지만 떨림증이 상당히 심하고 지속적이라면 본태성 떨림증인 경우가 많다. 이 증상은 주로 손을 이용해 무슨 일을 하려고 할 때 나타나고 가만히 쉬고 있을 때는 나타나지 않는다. 증상이 심해지면 손뿐만 아니라 머리, 목, 턱 등이 떨리고 목소리도 떨려 변하게 된다. 떨림의 진동폭은 상당히 크고, 1초에 4~12회의 진동을 보인다. 환자가 긴장하거나 당황할 때 증상이 더 심해지고 술을 마시면 감소하거나 없어지기도 한다. 파킨슨병과는 달리 본태성 떨림증 환자에서는 떨림증 외에 느린 행동이나 관절경직 등의 증상이 동반되지 않는다.

치료 　대개는 베타차단제인 프로프라놀롤이나 아테놀롤을 사용하여 치료하나 당뇨병이나 심부전증 또는 폐기종 같은 호흡곤란증이 있는 환자에게는 사용할 수 없다. 프리미돈을 사용할 수도 있으나 노인들은 부작용이 심하며, 가바펜틴도 효과적이나 부작용이 많다. 따라서 본태성 떨림증은 조금 보기는 싫지만 떨림증 때문에 생활에 지장을 받지 않는다면 약물치료를 하지 않는 것이 바람직하다.

(3) 파킨슨병

파킨슨병은 뇌졸중과 알츠하이머병에 이어 세 번째로 노인들에게 많이 생기는 중추신경계질환으로 대개는 60대에 첫 증상이 시작된다. 또 가족 중에 환자가 있는 경우 발병률이 5~10%에 달하는데, 이때는 첫 증상이 50대 때부터 나타날 수 있다.

　　파킨슨병의 주증상은 떨림증이지만 노인에게서 떨림증이 나타난다고 해서 모두 파킨슨병이 있는 것은 아니다. 파킨슨병의 3대 주증상은 손발 떨림, 행동의 둔화, 관절경직 등이다. 증상은 대개 몸 한쪽에서 시작하여 병이 진행됨에 따라 다른 쪽에도 나타난다. 파킨슨병의 떨림증은 본태성 떨림증과 달리 어떤 일을 하기 위해 손발을 사용할 때는 떨림이 감소한다. 떨리는 증상은 주로 손발이 아무 일도 하지 않는 이완상태에 있을 때 나타나는데, 1초에 3~7회의 진동을 보인다. 또 환자가 스트레스를 받으면 떨림증은 증가하고 수면 중에는 나타나지 않는다. 행동이 둔화되는 현상은 얼굴 표정에 변화가 없어지고 때때로 눈을 감는 횟수도 감소하는 것이다. 목소리 또한 고저의 변화가 감소하고 소리가 작아지며 말수도 적어진다. 관절경직 증상은 검사자가 환자의 관절을 움직여 보면 알 수 있는데, 관절이 부드럽게 움직이지 않고 저항감이 생긴다. 파킨슨병 환자는 보폭이 짧고 상체가 앞으로 굽는 불안한 걸음걸이로 걷기 때문에 자주 넘어지게 된다. 이 밖에도 사고력이 감퇴하여 치매로 진행될 수 있고 요실금이나 변비, 후각기능 마비, 삼킴장애가 생기고 지루성 피부염이 생길 수도 있다.

　　파킨슨병은 특별한 혈액검사나 엑스선검사로 진단되는 것이 아니고 앞에서 설명한 대로 여러 증상들과 질환의 진행 형태 및 약물치료에 대한 반응을 종합하여 진단이 이뤄진다.

파킨슨병은 뇌에 신경전달물질인 도파민이 부족하여 생기는 질환이므로 치료의 주안점은 뇌 속의 도파민 농도를 어떻게 증가시키느냐에 있다. 파킨슨병의 주치료제인 시네멧은 도파민과 도파민의 혈중분해를 지연시키는 약물의 복합체다. 이 밖에 보조치료제로는 아만타딘, 셀레질린, 항콜린제제 등이 사용된다. 주치료제인 시네멧은 증상이 진행된 환자에게는 처음부터 사용하지만 증상이 경미한 70세 이전의 환자에게는 보조치료제부터 먼저 사용하고 증상이 호전되지 않거나 악화되면 나중에 사용한다.

약물치료에 반응하지 않는 심한 떨림 증상이나 운동 이상 증상은 뇌수술로 완화될 수도 있는데, 낙태한 태아로부터 추출한 뇌조직을 이식하는 수술도 시험적으로 시행되고 있다.

5. 손발 저림

팔이나 다리가 저리고 감각이 무뎌지거나 팔다리근육에 통증이 생기고 쥐가 나는 등의 증상은 노인에게 흔히 나타난다. 노년기에 팔다리에 이런 증상을 일으키는 원인은 크게 두 가지로 나눌 수 있다. 첫째는 팔다리로 가는 혈액을 공급하는 말초동맥이 좁아져 생기는 동맥경화성 혈관질환이고, 둘째는 팔다리의 감각이나 운동기능을 지배하는 말초신경의 이상이다. 이 두 질환은 비슷한 증상을 일으키지만 자세히 진단하면 각 질환 특유의 증상을 가지고 있다.

(1) 말초혈관질환

혈관질환에 의한 경우는 주로 다리에 증상이 나타나는데, 주된 증상은 걷기 시작한 지 얼마 되지 않아 장딴지나 허벅지가 땅기고 통증이 생기는 것이다. 이 통증은 걷기를 멈추면 몇 분 내에 사라지는데, 다시 걸으면 재발한다. 이 밖에도 평소에 손발이 차고 저리면서 발등의 피부가 반들반들하게 변하고 작은 털들이 없어진다. 심하면 동맥이 완전히 막혀 막힌 부분 아래로 조직괴사가 일어나 다리를 절단해야 하는 경우도 있다. 이 질환은 고혈압, 당뇨병, 고지혈증이나 흡연 등으로 동맥경화가 진행된 사람에서 나타나고 뇌졸중이나 협심증을 동반하는 경우가 많다.

증상이 심하지 않을 때는 적혈구의 유연성을 높여 말초혈액의 순환을 증가시키는 실로스타졸이나 펜톡시필린이라는 약물을 쓰면 상당히 효과적이다. 말초혈관질환 환자는 또 다른 동맥경화성 질환에서와 같이 아스피린이나 클로피도그렐을 사용하여 혈관에서 혈액이 응고될 위험을 낮추어야 하며 평소에 고혈압, 당뇨병, 고지혈증을 잘 조절하는 것도 이 질환을 막는 데 중요하다. 동맥협착이 심해 약물치료에도 반응이 없을 때는 막힌 부분을 인조혈관으로 대체하는 수술을 시행하기도 한다.

(2) 말초신경질환

말초신경장애로 인해 나타나는 증상은 대개 손과 발, 다리에 나타나는데 일반적으로 손가락, 발가락 등 말단부위부터 증상이 시작된다. 손발이 저리고 감각이 무뎌지며 날카로운 통증이 나타나기도 한다. 증상은 대개 밤에 더 심하고 혈관질환과는 달리 걸을 때 증상이 크게 악화되지는 않는다.

말초신경질환을 일으키는 질환은 수없이 많으나 노인들에서는 당뇨병, 갑상선기능저하증, 각종 혈액암이나 비타민 B_{12} 결핍증이 주원인이다. 이와 같이 원인이 다양하므로 치료 성공 여부는 얼마나 빨리, 정확하게 원인 규명을 하느냐에 달려 있다. 당뇨병 합병증으로 나타나는 경우는 혈당을 철저하게 조절하면 증상이 호전된다. 비타민 B_{12} 결핍증도 발병 후 6개월 내에 치료하면 완치할 수 있다. 원인 발견 및 치료가 늦어져 신경섬유가 완전히 손상되었을 때는 항우울제나 간질치료제 등을 사용하는 대증요법을 시행하는데, 효과가 탁월하지 않고 노인들에게는 부작용도 심하므로 사용할 때 주의해야 한다 (135쪽 당뇨병 합병증 참조).

6. 근육경련

갑자기 신체의 일부 근육이 수축하면서 통증을 일으키는 증상은 특히 노인들에게 많다. 대부분의 노인들이 한두 번씩은 다리근육에 쥐가 난 경험이 있을 정도로 이 증상은 아주 흔해서 노화에 따른 정상적인 현상으로 여겨지고 있다.

(1) 말초혈관장애

실제로 근육경련현상을 자세히 관찰해 보면 몇 가지 다른 형태로 나타난다. 먼저 말초혈액순환장애 증상은 당뇨병, 고혈압, 고지혈증이 있는 환자들의 말초혈관이 동맥경화에 의해 좁아짐으로써 나타난다. 주증상은 환자가 걷거나 계단을 오를 때 종아리나 허벅지근육에 통증이 나타나고 쥐가 나는 것 같은 느낌을 받는 것이다. 그러나 실제로는 쥐가 날 때처럼 근육이 뭉치는 현상은 보이지 않는다. 걷기를 멈추고 몇 분간 쉬면 증상이 사라지지만 다시 걷기 시작하면 재발한다. 이러한 증상이 있는 사람은 혈관초음파검사로 혈관이 좁아진 정도를 확인하고 심하면 수술로 혈관을 넓혀주거나 인조혈관으로 대체해야 한다. 증상 완화를 위해서는 혈액순환개선제를 쓰고 동맥경화를 악화시키는 고혈압, 당뇨병, 고지혈증, 비만증 등을 치료하며 규칙적인 운동으로 말초혈관계의 기능을 극대화해야 한다.

(2) 근육경련

손이나 발에 갑자기 근육수축이 나타나고 근육이 뭉쳐 단단해지면서 통증을 동반하는 경우를 흔히 '쥐가 난다'고 한다. 이는 크게 주로 낮에 생기는 경우와 주로 밤에 생기는 경우로 나눌 수 있다. 낮에 생기는 경우는 주로 손이나 발의 근육에 나타나며 신경계통의 손상을 일으키거나 신체의 전해질대사에 이상을 일으키는 질환이 있을 때 나타난다. 대표적인 예로 갑상선기능저하증, 만성 신부전증, 마그네슘결핍증이나 무리한 운동 뒤의 탈수증 등이 있고, 과음했을 때도 나타난다. 우선 원인 질환을 밝혀내 치료하고 원인이 밝혀지지 않으면 간질치료제 등을 사용해 증상을 완화시킬 수 있다.

수면 중에 나타나는 경련은 주로 다리에 나타나는데, 원인은 분명하지 않지만 말초신경장애나 말초혈관장애가 있는 환자에게 나타나는 경우가 많다. 근육경련은 발을 발바닥 쪽으로 굽히면서 다리를 쭉 뻗을 때 나타나는데, 주로 종아리근육에 나타나고 드물게 발근육에도 나타날 수 있다. 다리근육에 경련이 일어나면 우선은 근육을 마사지하고 발을 발등 쪽으로 젖혀 종아리근육을 풀어야 없어진다.

근육경련을 예방하는 데는 키닌이 가장 효과적이나 문제는 증상이 가끔씩 일어나는 환자에게 이러한 약물을 매일 써도 되느냐 하는 것이다. 예를 들어 일주일에 3~4회씩 근육경련이 발생하면 그때마다 자기 전에 약물을 복용하면 되지만 한 달에 3~4회 발생한다면 이를 예방하기 위해 한 달 내내 약물을 복용할 수는 없기 때문이다. 근육경련 예방에 가장 많이 쓰이는 키닌이 저혈당증이나 혈소판감소증 또는 귀울림이나 시각장애, 청각장애, 위장장애, 부정맥 등의 부작용을 일으킬 수 있기 때문에 가능하면 사용량을 줄이는 것이 바람직하다. 환자 자신이 그날 얼마나 활동량이 많았느냐에 따라 근육경련이 오는 것을 예감하는 경우가 있으므로 근육경련이 자주 일어나지 않는 환자는 근육경련이 올 것 같은 날 저녁에만 예방약물을 복용하는 것도 약물부작용을 줄이는 한 방법이다.

근육경련을 예방할 수 있는 또 다른 방법으로는 종아리근육과 힘줄을 늘려주는 운동이 있다(그림 11-5). 이 운동은 간단할뿐더러 상당히 효과적이기 때문에 열심히 하면 큰 도움을 받을 수 있다. 근육경축은 근육경련의 심한 형태로 말초신경이 과다하게 흥분하여 나타나는 증상으로 파상풍이 있거나 혈액

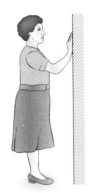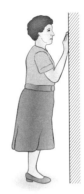

1. 벽과 자기 신발 길이만큼 간격을 두고 떨어져 벽을 마주하고 선다.
2. 벽에 손을 짚고 상체를 앞으로 기울인다. 이때 발뒤꿈치를 들지 않도록 한다.
3. 종아리근육에 긴장감이 느껴지도록 앞으로 기대 약 10초간 가만히 있은 뒤 팔을 뻗어 똑바로 선다. 이 동작을 매번 10~20회씩 하루 2~3번씩 계속한다.
4. 종아리근육이 늘어나 앞으로 기울였을 때 종아리근육의 긴장감이 감소하면 벽에서 조금 더 떨어져 이 운동을 계속한다.

그림 11-5 종아리근육경련 예방운동

속에 칼슘 및 마그네슘이 부족할 때 또는 불안증으로 호흡과다를 보일 때 나타난다. 증상은 얼굴의 근육이나 손발의 근육에 지속적인 수축이 일어나면서 손이나 발이 꼬이는 것이다. 원인을 빨리 발견하여 교정해야 하는데, 특히 파상풍의 경우에는 생명을 잃을 수도 있으므로 앞에서 말한 증상이 있는 환자는 급히 병원을 찾아 치료를 받아야 한다.

7. 불면증

노년기에 들어서면 수면의 양과 질에 큰 변화가 생겨 많은 노인들이 불면증을 호소하고 그 결과 수면제를 사용하게 된다. 그러나 정상적인 노화 과정에 따른 수면 형태의 변화를 이해하면 불면증에 대한 불필요한 걱정이나 과다치료를 막을 수 있다. 또 각종 질환의 증상으로 나타나는 불면증을 구별하는 데 도움이 될 수 있다. 노인들은 젊은 사람보다 잠자리에 드는 시간과 일어나는 시간이 빠르고 일단 잠자리에 든 후 실제로 잠이 들기까지의 시간이 오래 걸린다. 상대적으로 얕은 잠을 자는 시간이 증가해 수면 중에 조그만 자극에도 쉽게 깨어나게 돼 전체적인 수면 효율이 떨어진다. 이로 인해 밤 수면 시간이 줄어들고 낮잠이 늘게 된다. 따라서 아무런 질환이 없는 노인이 이 같은 변화를 보이며 일상생활에 문제가 없을 때는 크게 걱정하지 않아도 되고 수면제 남용도 자제해야 한다.

(1) 충분한 수면

많은 노인들이 불면증을 호소하지만 자세히 이야기해 보면 실제로는 불면증을 가지고 있지 않은 경우가 많다. 즉 사람은 몇 시간은 자야 건강하다는 의학 상식에 집착하여 그보다 한두 시간이라도 적게 자면 불면증이라고 생각하는 경우가 많은 것이다. 일반적인 기준으로는 노인은 6시간을 자면 충분하다고 알려져 있으나 이는 어디까지나 평균치의 개념이고, 4시간만 자도 충분한 사람도 있고 10시간을 자도 모자라는 사람도 있을 수 있다. 수면의 주목적이 다음 날을 위한 휴식이므로 노인의 불면증을 정의하는 데는 몇 시간을 자느냐보다는 수면량이 적어서 다음 날 활동을 하는 데 실제로 얼마나 지장을 받느냐가 더 중요하다.

나폴레옹은 평생 매일 2∼3시간만 자고도 아무런 문제가 없었다는 예에서도 볼 수 있듯이 수면시간은 중요하지 않다. 수면시간이 줄어서 괴롭다는 노인 중에는 수면이 부족하여 다음 날 활동에 지장을 받지는 않아도 밤새 잠을 자려고 씨름하는 것이 괴롭고, 그렇다고 수면제를 복용해야 될 것이냐 말아야 될 것이냐를 두고 고민하는 것이 괴롭고, 아침에 너무 일찍 일어나서 할 일이 없어서 괴롭다고 호소하는 경우가 자주 있다. 이러한 문제들을 수면시간을 늘리는 것으로 해결하려고 하기보다는 수면이 줄어서 생기는 시간을 얼마나 유용하게 보낼 수 있을 것인지를 생각해 해결의 실마리를 찾아야 한다. 사실 따지고 보면 하루에 4시간을 자는 노인은 8시간을 자는 노인에 비해 4시간을 더 깨어 있게 되어 깨어 있는 시간만큼 수면이 연장되는 효과를 얻는 셈이 되는 것이다.

수면의 양이나 질에 만족하지 못하고 낮 시간에 졸거나 피로를 느끼며 수면 중에 심하게 코를 골거나 호흡이 일시적으로 멈추고 자주 발을 차는 현상을 보일 때는 치료를 해야 한다.

(2) 치료

불면증은 노년기에 흔한 질환이지만 낮 시간에 활동량이 적은 노인에게 더 심하고 약물 사용 때문에 생기는 경우도 많다. 심장질환, 신장질환, 당뇨병, 고혈압 등의 치료를 위해 이뇨제를 사용하는 사람, 취침 전에 물을 많이 마시는 사람은 수면 중에 소변을 보기 위해 자주 일어나게 되는데, 이것이 숙면을 방해한다. 따라서 이런 사람들은 이뇨제를 오전에 사용한다든지, 자기 전에 물을 많이 마시지 않고 또 만성질환을 치료함으로써 수면 효율을 높여야 한다.

관절염에 의한 통증이나 위궤양, 식도역류증 등으로 잠을 설치는 노인들도 많은데, 역시 적절한 치료로 통증을 제거하는 것이 수면제 사용에 선행돼야 하며 우울증에 의한 불면증일 경우에도 우울증을 먼저 치료해야 한다.

비약물적 치료방법 불면증을 치료할 때 시행할 수 있는 여러 가지 비약물적 치료방법은 부작용이 없을뿐더러 제대로 시행하면 약물을 사용하는 것보다 훨씬 효과적이고 지속적이다. 우선 낮 시간의 활동량을 늘여 저녁에는 피로감을 느껴 잠이 잘 오게 하고 가능하면 매일 최소 30분간 온몸을 햇빛에 노출시켜 신체리듬을 정상화시켜야 한다. 또 평일과 휴일을 가리지 말고 항상 정해진 시간에 잠자리에 들고 일어나는 습관을 갖도록 해야 한다. 가능하면 낮잠을 피하되 특히 늦은 오후의 낮잠은 피해야 하며 운동은 저녁식사 전에 하고 저녁식사 후에는 피해야 한다. 잠자기로 정한 시간 한 시간 반이나 2시간 전에 따뜻한 물로 목욕을 하는 것도 체내 온도의 리듬을 바꾸어 잠이 오게 할 수 있다. 잠자기 30분 전에는 힘들이지 않고 조용히 할 수 있는 독서나 명상 등 을 하며 침실은 약간 서늘하고 환기가 잘 되도록 한다. 저녁식사는 잠자리에 들기 4~5시간 전에 가볍게 하고 카페인이 들어 있는 음식은 피해야 하는데, 배가 고프면 자기 전에 우유 한 잔 정도의 가벼운 간식을 먹을 수도 있다.

노인들에게는 점진적인 근육이완법이 수면을 유도하는데, 방법은 다음과 같다. 먼저 한쪽 발의 근육에 힘을 세게 주면서 숨을 들이마신다. 이 동작의 강도를 높이면서 약 8초 동안 발의 근육이 약간 아플 정도까지 지속하다가 갑자기 근육을 이완시키고 힘을 완전히 뺀 상태로 15초 동안 지속한다. 이때 발을 쭉 펴면 다리에 쥐가 나므로 펴지 않도록 한다. 이 동작을 몇 번 반복한 뒤에는 다른 쪽 발을 이용해서 하고, 그 다음에는 종아리, 넓적다리, 복부, 가슴위 근육까지 한 뒤 다시 손, 팔, 목, 어깨근육순으로 계속한다. 이 모든 과정을 마치는 데는 10분 정도 걸린다.

이 방법을 시행해도 잠이 오지 않거나 졸려서 잠자리에 들었는데 15 - 20분 이상 지나도 잠이 들지 않으면 일어나서 가벼운 음악을 감상하거나 책을 읽는다. 또 잠자리에 누워서는 책을 읽거나 텔레비전을 시청하지 않도록 한다.

수면제   비약물적인 노력이 실패하면 수면제를 사용하게 되는데, 명심해야 될 것이 있다. 불면증을 완치시킬 수 있는 것은 앞에서 설명한 방법이지, 수면제는 불면증을 완치시키지 못하고 장기간 사용으로 습관성만을 길러줄 뿐이라는 점이다. 사실 수면제를 먹고서라도 억지로 잠을 자고 다음 날 일터에 나가야 하는 젊은 사람들과는 달리 노인은 이미 수면제에 중독되어 있을 때를 제외하고는 급하게 수면제를 사용해야 하는 경우가 거의 없다. 또 사람은 잠을 자지 않고는 살 수 없으므로 기다리면 언젠가는 자게 된다. 따라서 마음의 여유를 갖는 것이 수면제 복용을 막고, 수면제중독에서 벗어나는 길이다.

수면제로 흔히 쓰이는 디펜하이드라민 같은 항히스타민제 계통의 약물은 노인들에게는 심한 부작용을 일으키므로 피해야 한다.

멜라토닌은 천연물질로 수면을 유도하는 효과가 있으며 특히 멜라토닌이 부족한 노인들이 복용하면 빨리 잠이 들지만 전체적인 수면시간을 연장시키는 효과는 없는 것으로 알려져 있다. 수면을 유도하기 위해 얼마나 많은 양을 복용해야 되는가에 대해서는 정해진 바가 없으나 0.3mg이 가장 효과적인데, 3~5mg 정도를 사용하면 오히려 불면증을 악화시킬 수 있다.

수면제로 가장 많이 쓰이는 약물은 진정제인 벤조디아제핀 계통의 약물이다. 이 계통의 약물들은 작용 시간에 따라 다시 세분되는데, 잠들기까지의 시간이 많이 걸리는 노인에게는 작용 시간이 짧은 약물이 효과적이다. 작용 시간이 짧은 대표적인 약물은 트리아졸람인데, 복용을 중단하면 반동작용과 금단현상으로 불면증이 악화되는 부작용이 심하다. 또 이 약물을 사용하는 노인들은 밤에는 기억력이 많이 떨어지고 정신적인 혼동을 일으킬 수 있으므로 권장하지 않고 있다.

중간에 깨지 않고 수면을 유지하기 위해서는 중간 정도의 작용 시간을 가진 수면제가 유리한데 로라제팜, 테마제팜 등이 이에 속한다. 플루라제팜이나 디아제팜같이 작용 시간이 긴 수면제는 부작용이 심하여 노인들이 사용하면 안 된다.

벤조디아제핀 계통 약물과 달리 습관성이 적은 수면제로는 잘레플론이나 졸피뎀이 있는데 작용 시간 또한 짧아 노인들에게 적합하다. 항우울제 중에서도 수면제 기능이 있는 네파조돈이나 트라조돈 같은 약물은 불면증과 더불어 우울증 증세가 있는 환자에게 효과가 크고 습관성도 없다.

8. 졸음과다증

노인들에게 가장 흔한 수면장애는 불면증이다. 그러나 일부 노인들은 밤에 잠을 충분히 자도 낮에 자꾸 졸려 낮잠을 자야 하는 증상을 호소한다. 65세 이상 노인을 대상으로 한 연구 결과에 의하면 약 20%가 낮에 졸리는 증상을 갖고 있는 것으로 나타났다.

(1) 수면부족

낮에도 자주 졸리는 증상을 일으키는 원인은 여러 가지가 있는데, 가장 큰 원인은 밤에 자는 수면의 양이 부족한 경우이다. 여기서 말하는 수면의 양은 단순히 수면시간의 많고 적음을 말하는것이 아니라 질적으로 양호한 수면의 양을 말한다. 따라서 불면증을 치료하는 것이 졸음과다증을 예방하는 첫 단계이다.

(2) 수면중무호흡증

수면중무호흡증은 40~60대에 주로 많은 질환으로 낮에 심한 졸음을 일으킬 수 있다. 불면증과는 달리 이 질환이 있는 사람은 대개 수면시간은 충분하나 수면 중에 숨이 자주 막혀 깊은 잠을 잘 수 없고 하룻밤에도 몇 번씩 얕은 수면과 깊은 수면 사이를 오가기 때문에 실제 숙면시간은 한두 시간에 불과하다. 따라서 수면중무호흡증이 있는 사람은 밤에 자는 시간이 충분한 듯해도 실제 수면시간은 부족해 낮에 자주 졸게 되고 낮잠을 자게 되는데, 낮잠을 자는 중에도 역시 같은 현상이 반복돼 낮잠의 효과 또한 충분하지 않다.

폐쇄성 수면 중무호흡증

수면중무호흡증은 우선 원인에 따라 중추성과 폐쇄성으로 나눈다. 폐쇄성 수면중무호흡증은 선천적으로 혀의 뒷부분 목젖이 붙어 있는 연구개조직 등이 비대해져 상부 기도가 좁아진 사람이나 비만증으로 그 부위 조직의 지방세포가 증가하여 기도가 좁아진 사람에게서 나타난다. 수면중무호흡증의 주증상은 낮 시간에 나타나는 졸음과다증 외에도 두통과 기억력장애, 집중력장애가 나타나고 신경질적으로 된다. 수면 중에는 대부분 심하게 코를 골고 종종 몇 초 동안 호흡이 정지된다. 특히 이러한 증상은 옆으로 누워서 잘 때보다 똑바로 누워서 잘 때 2배가량 더 생긴다. 수면중무호흡증은 비만한 사람에게 더 생길 뿐만 아니라 이 질환 자체가 비만증을 악화시키는 데 한몫한다. 또 수면중무호흡증은 고혈압, 뇌졸중, 심장질환 위험을 높이는 것으로 알려져 있다.

중추성 수면 중무호흡증

앞에 말한 상기도 폐쇄현상은 없지만 뇌에 있는 호흡중추의 기능이 떨어져서 간간이 숨을 쉬지 않는 중추성 수면중무호흡증은 주로 노인들에게 나타나는 질환으로 폐쇄성 수면중무호흡증에 비해서는 훨씬 드문 질환이다.

치료

수면중무호흡증 환자는 옆으로 누워서 자도록 노력해야 한다. 가능하면 목을 굽히지 않도록 해 턱을 들고 윗몸을 높인 자세로 자는 것이 증상을 줄여준다. 또 체중을 줄여 상기도를 조금이라도 넓혀주는 것이 증상 완화에 도움이 된다. 금주와 금연 또한 증상을 완화시킨다. 증상이 심한 환자는 목젖 부위를 절제하는 수술을 시행하거나 수면 중에 숨쉬는 것을 도와주는 기구 등을 사용한다.

(3) 다른 원인들

노인들에게 특히 많은 졸음과다증의 원인 중 하나가 수면제나 신경안정제 등의 잔류효과이다. 즉 밤에 잠을 자기 위해 복용한 수면제나 불안증 등을 치료하기 위해 복용한 신경안정제의 효과가 필요 이상으로 지속돼 자꾸 졸리는 것이다. 노화에 따른 체형의 변화나 신장과 간장의 기능 변화로 생기는 약물대사능력의 감퇴로 인해 노인들은 중추신경계에 작용하는 약물에 특히 약하다. 따라서 수면제 등을 사용할 때는 항상 작용 시간이 짧고 약한 것부터 시작해 필요한 최소량만을 사용해야 한다.

감기치료제나 기침치료제, 우울증치료제, 일부 고혈압치료제 등도 졸음과다증을 일으킨다. 평상시 활동량이 부족한 사람도 졸음과다증을 일으킬 수 있다. 대낮에도 갑자기 잠에 빠지는 수면발작증은 주로 어린이나 청소년기에서 시작하는 질환으로 노인들에게는 드물다.

9. 두통

두통은 소아에서 노인에 이르기까지 모든 연령층에서 생기는 증상으로 원인은 매우 다양하다. 조사에 의하면 성인의 80~90%는 자주 두통을 경험하고, 그중 30~50%는 때때로 심한 두통 때문에 생활에 지장을 받는다고 한다. 60세 이상 노인층에서는 두통이 있는 사람의 비율이 감소하는 경향을 보이지만 그래도 노인 남성의 약 43%, 여성의 약 57%가 두통을 호소하고 있으며 심한 두통으로 고생하는 경우는 18~30%에 이른다.

위험한 두통   두통이 몇 개월에서 몇 년에 걸쳐 자주 재발하고 횟수나 통증의 강도가 크게 변하지 않는 만성 두통은 대개 생명에 지장이 없다. 그러나 머리를 다친 후에 생기는 두통이나 두통과 더불어 열이 있거나 의식이 혼미해질 때, 한쪽 눈이 안 보이거나 신체 일부에 마비가 오는 등의 증상을 보이는 두통이 있을 때는 즉시 병원을 찾아야 한다.

긴장성 두통   두통 중 대표적인 것은 긴장성 두통과 편두통이다. 긴장성 두통은 대개 스트레스나 머리 주위의 근육이 긴장할 때 생긴다. 통증은 주로 머리 양쪽 부위나 전면 부위에 나타나는데, 절반 가량의 환자는 매일 두통이 일어난다. 신체검사 결과에는 특별한 소견이 없으나 일부에서는 머리나 목 주위 근육의 긴장과 통증을 보이기도 한다. 긴장성 두통은 환자가 먼저 질환의 발생기전을 이해하고 스트레스를 해소하도록 노력해야 한다. 두피나 목근육 마사지나 참선 등으로 효과를 보는 사람도 있다. 긴장성 두통이 있을 때 대부분 타이레놀이나 아스피린 등을 사용하는데, 심하면 소염진통제를 사용하고 경우에 따라 코데인 같은 습관성 약물이 함유된 제제를 사용하기도 한다.

편두통   편두통은 주로 젊은 사람에게 더 많이 나타나는데, 일반적으로 긴장성 두통보다 발생 횟수는 적지만 강도는 훨씬 심하고 구토나 시각장애 등의 증상을 동반한다. 통증은 대개 한쪽 부위에 국한되고 맥이 뛰는 것 같은 박동성 통증이 나타난다. 심하면 신체 한쪽 부위의 감각이 둔해지거나 마비될 수도 있다. 머리의 동맥이 수축돼 뇌의 산소 공급이 감소하여 통증이 시작된다는 설이 유력하다. 우선 유발인자를 찾아 제거하는 것이 중요하다. 특히 협심증 치료제, 고혈압치료제로 쓰이는 혈관이완제, 피임약 등을 피하고 음주나 과도한 카페인 섭취, 불규칙한 수면 습관도 고쳐야 한다. 편두통이 생기면 우선 어두운 방에서 머리에 얼음찜질을 하는 것이 좋다. 치료제로는 일반적인 긴장성 두통치료제 외에도 편두통치료제를 사용하고 증상이 심할 때는 마약성 진통제를 사용한다.

측두동맥염   가장 많이 발생하는 긴장성 두통이나 편두통 외에도 두통의 종류는 아주 많다. 측두동맥염(거대세포 동맥염)에 의한 두통은 주로 노인에게만 발생하는데, 머리 한쪽에 심한 통증이 생기면서 그 부위에 손도 못 댈 정도로 압통이 있고 전신 증상으로 무력감, 피로, 발열, 체중감소 등을 동반하기도 한다. 특히 10~20%는 실명할 수 있으므로 즉각적인 진단과 치료가 필수적이다. 최종 진단은 측두동맥 자체를 일부 떼어내 조직검사함으로써 이뤄지고 스테로이드제제를 사용하여 치료하면 즉각적인 효과를 볼 수 있다.

뇌질환   만성 폐질환이나 심한 감기로 계속해서 기침을 하거나 힘을 쓰는 일이나 운동을 할 때도 두통이 생길 수 있다. 이때는 뇌와 척수의 일시적인 압력 차이에 의해 두통이 일어나는데, 이 두통은 기침이 멈추거나 힘쓰는 일을 멈추면 30분 이내에 사라진다. 지주막하출혈 때문에 나타나는 두통은 시간이 지날수록 점점 심해지는데, 목이 뻣뻣해지고 열이 나며 의식이 혼탁해지는 양상을 보이고 사망률도 아주 높다. 문제는 지주막하출혈로 인한 두통 초기 증상과 힘쓰는 일과 관련된 두통 증상을 구별하기가 쉽지 않다는 것이다. 따라서 이런 증상이 있는 노인들은 조기 뇌단층촬영으로 확진할 필요가 있다는 주장도 있다.

약물부작용 노인들이 많이 사용하는 약물도 종종 두통을 일으키는데, 대표적인 것으로는 고혈압이나 심장질환 치료에 쓰이는 니트로글리세린, 칼슘차단제, 혈관확장제 등이 있다. 많은 환자들이 두통이 겁이 나서 협심증치료제인 니트로글리세린 사용을 중단하는 수도 있는데, 심장질환치료제나 고혈압치료제 때문에 두통이 발생하면 의사와 상의해 사용량을 줄이거나 다른 약물로 대체해야 한다.

커피를 많이 마시던 사람이 갑자기 양을 줄이면 두통이 생길 수 있으므로 평소에 지나치게 많이 마시는 것을 삼가야 한다.

두피의 염증 만성 두통 환자들 중에는 의외로 두피 부위의 힘줄이나 근육 등에 생기는 염증이 있는 경우가 많다. 이러한 환자들은 두통이 머리의 한 부분에서 느껴지고 그 부분을 누르면 심한 통증을 느끼는 경우를 볼 수 있다. 이러한 형태의 두통은 관절염 치료에 준하여 치료하는데, 소염진통제 복용과 뜨거운 찜질을 해보고 증상이 호전되지 않으면 국소 스테로이드 주사로 즉각적인 효과를 볼 수 있다.

고혈압과 두통 목이 뻣뻣하고 두통이 있으면 흔히 고혈압 때문이라고 생각하는데, 일반적으로 혈압이 아주 높지 않을 때는 두통은 일어나지 않는다. 또 수축기 혈압이 200mmHg이 넘는 심한 고혈압 환자 중에도 두통을 호소하지 않는 사람이 많다.

10. 두부손상

　노년기에 들어서면 대뇌가 위축돼 두개골과 대뇌 사이에 공간이 커지고 이 공간을 가로지르는 정맥의 노출 부위가 길어져서 뇌에 가벼운 충격이 가해져도 쉽게 정맥이 파열되어 출혈이 생긴다. 이런 현상은 주로 넘어지면서 뇌를 다쳤을 때 많이 발생하는데, 이때는 뇌의 질긴 막 아래 혈액이 고여 혈종을 형성하는 경막하혈종이 발생한다. 자동차 사고에 의해 머리가 앞뒤로 크게 젖혀지면 뇌 전체에 산소 공급이 일시적으로 중단되는 손상을 입을 수 있다.

　노인이 뇌손상을 입으면 젊은 사람과는 다른 증상이 나타나는 경우가 많다. 즉 노인에서는 두개골과 대뇌 사이의 혈액이 고일 수 있는 공간이 넓기 때문에 경막하출혈이 있어도 증상이 서서히 발생하고 뇌손상의 특징적인 증상보다는 두통, 구토, 무력감 등만 나타날 수 있다.

　또 경막하혈종이 3주 이상 지속되면 만성 경막하혈종이라 하는데, 이때의 증상은 치매, 성격 변화, 만성 두통 등 비특이적으로 나타날 수 있다. 만성 경막하혈종 환자의 20~50%는 특별히 과거에 뇌손상을 입었을 만한 사건이 발견되지 않는다. 따라서 과거에 뇌손상 경험이 없는 노인에게서 앞에서 말한 만성 경막하혈종 증상이 나타나면 검사를 받을 필요가 있다. 가장 많이 사용되는 뇌손상 진단방법은 컴퓨터단층촬영이다. 뇌손상이 있고 나서 바로 촬영하면 출혈 여부가 가장 잘 나타나는 것으로 알려져 있다.

　경막하혈종은 비교적 간단히 치료된다. 수술은 두개골에 작은 구멍을 내고 그곳을 통해 응고된 혈액이나 혈장액을 제거하는데 경우에 따라서는 두개골을 여는 큰 수술을 시행해야만 할 때도 있다. 수술 환자의 약 20%는 수술 후에 혈종이 재발할 수 있다.

11. 치매

노년기의 대표적인 질환인 치매는 환자 자신뿐만 아니라 가족에게도 부담을 주는 질환으로 아직도 뚜렷한 치료방법이 개발되지 않은 만성질환이다. 알츠하이머병에 의한 치매가 가장 많은데, 치매 환자의 약 60~70%를 차지한다. 다음으로 흔한 치매는 주로 뇌졸중에 의해 발생하는 혈관성 치매를 들 수 있는데, 이는 전체 치매 환자의 약 20%를 차지하며 알츠하이머병과 혈관성 치매를 동시에 가지고 있는 환자도 약 10%나 된다. 이 밖에도 치매 원인으로는 파킨슨병 같은 신경계질환, 만성질환 및 이를 치료하기 위한 약물에 의한 2차적 치매, 갑상선기능 이상 등의 각종 대사질환, 비타민 B_{12} 결핍증 등과 같은 영양장애, 뇌수종이나 뇌암, 말기 매독 같은 질환과 우울증에 의한 가성치매 등이 포함된다.

진단 상당히 진행된 치매 환자는 누가 보아도 쉽게 알 수 있으나 초기에는 전문의사의 자세한 진찰에 의해서만 진단할 수 있다. 치매가 의심되는 환자가 있으면 기본적인 병력 및 신체검사 외에도 혈액검사, 뇌단층촬영검사 등을 시행하지만 이 중 어느 하나로 치매 유무를 진단할 수는 없다. 최종 진단은 이러한 검사 결과와 정신상태검사 결과를 종합하여 의사가 치매 유무와 종류에 대해 결론을 내리게 된다.

초기 진단이 어렵다 치매 초기에는 뇌기능장애가 미미하기 때문에 환자 본인은 물론 가족들도 알아차리기 힘들다. 또 의사도 특별히 치매를 의심해 자세한 진찰을 하지 않으면 일상적 진찰 수준으로는 조기에 발견하기 힘들다. 노년기에는 으레 기억력장애가 생긴다는 인식이나 치매를 진단해도 치료방법이 없다는 생각 또한 진단을 더디게 하는 요인이다. 진단이 늦어짐으로써 생길 수 있는 가장 큰 문제는 약 10%에 이르는 치료 가능한 치매의 치료가 늦어질 수도 있다는 점이다.

진단 기준 치매 중 가장 대표적인 알츠하이머병을 진단하는 기준은 여러 가지가 있는데, 그중에서도 가장 많이 사용되는 DSM-IV에 따른 진단 기준을 보면 다음과 같다. 우선 환자는 기억력장애 소견을 보여야 한다. 기억력은 방금 들은 사물의 이름이나 오늘 날짜 등을 기억하는 단기적인 기억력과 한국전쟁이 일어난 해, 사망한 부모의 이름 등을 기억하는 장기적인 기억력으로 나눌 수 있다. 알츠하이머병 환자는 이 중 한 가지 또는 두 가지 모두에 이상이 온다. 기억력장애와 더불어 독자적으로 일상생활을 해나가는 것이 어렵다는 판단이 내려져야 알츠하이머병으로 진단된다. 또 이와 같은 이상이 서서히 시작해 점차 악화되는 경향을 보여야만 진단 기준에 부합한다. 이와 같은 조건을 만족해도 만약 이 증상들이 뇌졸중, 파킨슨병, 갑상선질환, 혈중비타민 부족, 뇌매독, 뇌손상, 우울증, 정신분열증 등 다른 원인 때문에 발생하지 않았다는 것을 증명해야 최종적으로 알츠하이머병 진단이 이루어진다.

(1) 알츠하이머병

알츠하이머병은 노인들에게 치매를 일으키는 질환 중에 가장 흔한 질환이다. 알츠하이머병이 최초로 발견된 것은 1906년 독일 의사인 알로이스 알츠하이머Allois Alzheimer에 의해서다. 그는 심한 기억력장애와 혼돈 증상으로 사망한 56세 여성의 뇌를 부검하다가 뇌조직에 특징적인 변화를 발견하고 이러한 변화가 환자의 기억력장애나 혼돈 증상과 관계가 있을 것이라고 기술했다. 그러나 알츠하이머병이 발견된 지 1세기 가까이 지난 지금도 정확한 발생기전이나 완전한 치료방법이 개발되지 않은 상태다.

위험인자 알츠하이머병의 발병 위험을 높이는 인자 중에 가장 중요한 것은 노화 그 자체이다. 즉 알츠하이머병은 극히 일부에서 50세 이전에도 발생하지만 대부분 60세 이후에 발생하는 노인성 질환이다. 따라서 이 질환의 발생은 노년기 중에도 나이가 많을수록 급격히 증가한다. 즉 65~74세의 연령층에서는 약 3%가 알츠하이머병을 갖고 있으나 75~84세에서는 약 20%, 85세 이후에는 약 50%가 갖고 있다. 따라서 전후 베이비붐 세대가 노년기에 진입하는 2010년경에는 노인 인구가 급격히 증가함에 따라 알츠하이머병 발병률도 크게 증가할 것으로 예상된다.

알츠하이머병의 다른 위험 요소로는 가족력이 있다. 이는 부모로부터 받은 이 질환에 대한 유전적 소질 정도에 따라 질환의 발생 위험 정도가 결정되는 것을 말한다.

알츠하이머병은 여성이 더 많고 동양인보다 서양인에서 더 발생하는 것으로 알려져 있다. 고혈압과 콜레스테롤과다증도 발병 위험을 높이는 것으로 의심되고 있다.

예방 알츠하이머병을 효과적으로 예방할 수 있는 방법으로 증명된 것은 아직까지 없다. 그러나 지금까지의 연구 결과 가능성이 높다고 알려진 방법들은 다음과 같다. 일부 소염진통제 등은 장기간 사용할 때 뇌에서의 베타아밀로이드 축적을 감소시켜 발병 위험을 낮추는 것으로 밝혀졌으나 이러한 약물들은 위장장애 등을 일으켜 아직은 치매 예방을 목적으로 사용되지는 않는다.

콜레스테롤 수치를 낮추기 위해 스타틴 계통의 약물을 사용하는 사람들은 비사용자에 비해 70%까지 알츠하이머병 발병 위험이 감소되었다고 보고되었다.

여성호르몬 사용이 알츠하이머병 위험을 줄이는가에 대해서는 아직도 이견이 많고 또 최근에는 여성호르몬이 심장질환이나 뇌혈관질환 위험을 증가시킨다는 연구 결과도 나와서 알츠하이머병을 예방할 목적으로는 권장되지 않고 있다.

증상 알츠하이머병의 증상은 초기에는 아주 경미해 주위 가족들은 잘 모르고 지나치는 경우가 대부분이다. 따라서 환자의 행동이 이상해 병원에 오게 됐을 때 자세히 물어 보면 이미 몇 개월이나 몇 년 전부터 비슷한 증상이 시작되었음을 알 수 있다.

알츠하이머병의 초기 증상으로는 주로 기억력장애와 집중력장애가 나타난다. 물론 정상 노인에게서도 기억력장애는 나타날 수 있지만 이 경우에는 주로 일시적으로 나타나고 또 기억력장애 외에는 다른 지적 능력의 장애가 동반되지 않으며 본인 자신이 기억력에 문제가 있다는 것을 알고 있고 주위에서 힌트를 주면 기억해내곤 한다.

이와는 대조적으로 초기 알츠하이머병 환자는 평상시에 문제없이 수행할 수 있던 간단한 일을 하는데도 혼돈을 일으키고 물건을 엉뚱한 곳에 놓거나 간단한 계산을 못하고 지금이 몇 월인지 무슨 계절인지를 알지 못하는 기억력장애나 집중력장애 증상을 보인다. 노년기에 들어서 일시적으로 불안감이나 우울한 기분을 느끼는 것은 노화에 따른 정상적인 감정이다. 또 사물에 대한 흥미가 변하고 행동 자체가 점점 더 신중해지는 것도 정상적인 노화현상으로 볼 수 있다. 그러나 알츠하이머병 환자는 외부의 것에 대해 흥미를 상실하고 감정 기복이 예측할 수 없이 나타나며 자기 자신이나 주위의 변화에 대해 화를 내거나 우울감을 느끼거나 혼돈을 일으킨다. 또 이러한 변화를 인정하지 않으려 든다.

뇌기능이 저하되어 나타나는 증상은 아니지만 초기 알츠하이머병 환자에게 나타날 수 있는 현상으로 이유를 알 수 없는 체중감소나 약간의 보행장애 등 신체 움직임의 장애가 있을 수 있다.

알츠하이머병이 조금 더 진행되면 언어장애가 나타난다. 정상인의 언어구사능력은 노년기에 들어서도 감퇴되지 않으나 알츠하이머병 환자들은 말을 할 때 적당한 단어를 찾지 못해 말이 막히고 한 문장을 완전히 끝내지 못하는 경우가 생긴다. 또 단어의 의미를 이해하지 못하고 대화 중에도 주제와 벗어난 말들을 하게 된다. 또 보통 노인들보다 행동이 더 느려지고 균형감각이 둔해지며 걸음을 자주 멈추는 행동장애가 생기기도 하고 냄새 맡는 능력이 떨어지며 심한 체중감소를 보이기도 한다.

치료　　　그동안 수많은 인력과 비용이 알츠하이머병 치료법 개발에 투자됐으나 아직도 알츠하이머병의 치료는 유아기 수준을 벗어나지 못하고 있다. 결론적으로 말해 아직까지는 알츠하이머병이 완치되거나 진행을 중단시킬 수 있는 치료제가 개발되어 있지 않다. 그 결과 사정이 급한 환자나 발병을 우려하는 노인들이 특정 약품이나 건강식품, 건강보조기구, 치료 프로그램이 치매 치료나 예방에 효과가 있다는 광고에 현혹돼 돈을 허비하거나 부작용에 의한 피해를 입게 되는 경우가 많다.

최근에는 알츠하이머병의 증상 완화뿐만 아니라 진행 자체도 지연시킬 가능성이 있는 약물들이 발견되고 있기 때문에 10년 내에는 완치는 어렵더라도 당뇨병이나 고혈압같이 조절 가능한 질환으로 만들 수 있다는 게 전문가들의 의견이다.

현재 나와 있는 알츠하이머병치료제는 주로 대뇌의 기능 중에서 기억과 학습에 주역할을 하는 콜린시스템을 보호하는 역할을 하는 것들이다. 그러나 이러한 약물의 효과는 크지 않고 이 약물을 사용한 초기나 중기 알츠하이머병 환자의 절반 정도에서 약간의 증상 호전을 보일 뿐이다. 또한 이러한 약물은 증상을 일시적으로 호전시키는 효과가 있을 뿐, 진행 자체를 막아주지는 못한다. 그럼에도 이러한 약물을 사용하는 것은 조금이나마 증상을 호전시켜 요양시설에 입원시켜야 하는 확률을 낮추고 또 보호자의 간병 부담을 덜어줄 수 있기 때문이다.

타크린은 이러한 약물 가운데 가장 처음 개발된 것으로 고단위에서는 간에 이상을 일으키므로 최근에는 거의 사용하지 않는다. 도네페질이나 리바스티그민은 주로 초기나 중기 환자에게 효과를 보인다. 일부 말기 환자에게서 효과가 나타나기도 하지만 위장장애의 정도는 리바스티그민이 더 심하다. 갈란타민은 가장 최근에 개발된 약물로 콜린시스템뿐만 아니라 니코틴수용체에도 작용하여 뇌기능을 향상시키는 효과는 앞의 두 약물과 비슷하지만 환자의 신체기능을 향상시키는 데도 효과가 있다. 그리고 효과도 앞의 두 약물에 비해 더 지속되는 것으로 보인다.

이 밖에도 알츠하이머병치료제로 아직 공인되지는 않았지만 가능성이 있다고 보여지는 물질들은 다음과 같다. 은행잎에서 추출한 깅코는 항산화효과와 더불어 뇌로 가는 혈류량을 증가시키는 효과가 있어 초기나 중기 알츠하이머병 환자들의 기억력을 약간 증가시킬 수 있다고 알려져 있다. 그러나 이 효과는 앞에서 언급한 치료제들에 비해서는 훨씬 미약하다. 깅코는 일반적으로 부작용은 적지만 출혈을 일으킬 수 있는 위험성이 있으며 특히 고단위 비타민 E나 혈액응고방지제와 같이 쓸 때는 위험이 크게 늘어난다. 멜라토닌이 알츠하이머병 환자의 뇌에서 증가하는 베타아밀로이드를 파괴하여 진행을 막아준다는 보고도 있으나 아직은 연구가 더 필요한 상황이다.

알츠하이머병 자체 외에도 이 질환에 동반되는 다른 증상에 사용되는 약물 중에 가장 중요한 것은 우울증치료제이다. 즉 알츠하이머병과 우울증을 동시에 가지고 있는 환자들은 알츠하이머병치료제와 더불어 세로토닌재흡수억제제를 사용하면 알츠하이머병의 진행이 더뎌지는 것으로 알려져 있다. 우울증과는 달리 슬픈 감정은 보이지 않으면서 감정 표현이 너무 메마른 무감정상태에 이른 치매 환자에게는 정신자극제인 메틸페니데이트를 사용한다. 언어적으로나 육체적으로 폭력적이고, 자꾸 방황하거나 환청이나 환시 등의 중증 정신 증상을 보이는 환자에게는 강력신경안정제 계통인 할로페리돌을 써왔으나 부작용이 심해 요즘은 새로 나온 리스페달이나 올란자핀을 사용하여 부작용을 줄인다.

(2) 기타 치매 질환
알츠하이머병 다음으로 흔한 혈관성 치매는 뇌졸중이 일어날 때마다 뇌 일부가 손상돼 나타나는 것으로 고혈압, 당뇨병, 고지혈증이 있는 환자나 흡연자 등에게 많이 나타나며 일단 발생하면 특별한 치료방법이 없다. 즉 알츠하이머병 환자에게 쓰이는 약물은 혈관성 치매 환자에게는 효과가 없다. 혈관성 치매 환자의 치료 목표는 뇌졸중처럼 더 이상 뇌졸중이 일어나지 않도록 예방하는 데 있다.

이 밖에도 여러 질환들이 치매를 일으키는데, 이들 질환의 약 10%는 조기 발견하여 치료하면 완치할 수 있으므로 노인들이 치매 증상을 보이면 고칠 수 있는 질환인지 점검해야 한다. 이러한 질환들로는 심한 우울증, 갑상선질환, 비타민 B_{12} 결핍증, 뇌매독, 뇌수종, 뇌암 등이 있다.

(3) 치매 환자의 간호

초기 치매
환자의 간호

치매 환자는 정상인보다 감정 기복이 심해 지나치게 화를 내거나 공격적으로 되며 우울해지기도 한다. 이는 물론 질환의 진행에 따른 대뇌 신경전달물질의 이상에 의한 것이지만, 이에 더해 환자가 자신의 기억력 감퇴 등의 증상과 자기 처지에 대한 두려움과 공포, 불편함이나 감정을 자유롭게 표현할 수 없는 것에 좌절해서 나타나는 것일 수도 있다. 따라서 환자가 흥분하는 것을 예방하고 환자를 안심시키기 위해서는 다음 사항에 유의해야 된다.

1. 가능하면 주위를 조용하게 해서 환자의 주의를 산만하게 하지 말 것.
2. 환자와 말을 할 때는 천천히, 똑똑하게 말할 것.
3. 말 외에 몸짓을 사용할 것.
4. 환자에게 무엇을 선택하라고 할 때 선택의 여지를 줄일 것.
5. 환자가 이상 행동을 보이면 다른 제안을 하여 주의를 다른 곳으로 돌릴 것.
6. 간호하는 사람은 자기의 감정을 숨기고 자연스럽게 환자를 대할 것.

치매 환자는 종종 엉뚱한 행동으로 가족들을 놀라게 하고 또 그 때문에 가족들이 낙담하고 당황할 수도 있다. 이때 가족이나 친지는 환자의 그러한 행동들을 질환의 한 증상이라고 이해하고, 이상한 행동에 상처받을 것이 아니라 웃어 넘길 수 있는 마음의 여유를 가져야 한다.

치매 환자 중에는 자꾸 집 밖으로 나가려고 하는 방황 증세가 있는 사람이 있는데, 이는 매우 위험한 증상 중의 하나이다. 이 증상이 심해지면 치매 환자 수용시설에 입원시키게 된다. 그래도 집에서 환자를 계속 간병하는 경우에는 다음 사항을 주의해야 한다.

1. 밖으로 나가는 문에는 모두 밖에서 잠글 수 있는 장치를 할 것.
2. 문이 열릴 때 울리는 경보장치를 설치할 것.
3. 매일 환자를 운동시켜 밖으로 나가려는 욕구를 어느 정도 충족시켜주고 또 어느 정도 환자를 피곤하게 만들 것.
4. 만약의 사고에 대비해 주소나 연락처를 팔찌나 기타 다른 형태로 환자가 항상 지참할 수 있도록 할 것.

말기 치매 환자의 간호　　말기 치매 환자는 24시간 지속적인 보호 관찰이 필요하다. 요실금이 있는 치매 환자는 우선 소변검사를 통해 소변에 세균감염증이 있는가를 확인하고 염증이 있으면 항생제치료를 시행해야 된다. 염증이 없는 경우에는 수분 섭취량과 섭취 시간, 음식 먹는 시간, 소변보는 시간을 며칠 동안 기록하여 요실금이 일어나는 형태와 시간 간격을 알아본 뒤에 평균적으로 요실금이 일어나는 시간 이전에 미리 소변을 보게 하는 방법을 쓸 수 있다.

치매증이 진행되면 환자는 점점 더 움직이지 않게 되어 결국 휠체어나 침대에서만 생활하게 되는데, 이때부터는 욕창이나 기타 다른 합병증들이 발생하게 된다. 따라서 이것을 예방하기 위해서는 가능한 한도 내에서 운동을 계속해야 된다. 또 일단 환자가 움직일 수 없게 되면 2시간마다 환자의 자세를 바꿔주고, 침대 시트는 자주 갈아 항상 깨끗하고 건조하게 유지하고 팔다리 관절을 풀어주는 운동을 통해 관절이 굳는 것을 막아야 된다. 또 치매 환자는 쉽게 탈수증을 일으킬 수 있으므로 항상 수분을 충분히 섭취하도록 해야 된다. 음식을 삼키지 않거나 삼키지 못해 체중이 감소하는 증상 또한 말기 치매 환자들에게서 흔히 나타나는 현상이다. 환자를 격려하고 또 여러 가지 맛과 형태의 음식을 권하며 음식을 입에 담고만 있을 때는 환자의 턱이나 입술을 가볍게 밀어올려 음식을 씹는 동작을 유도하는 것 등은 음식 섭취량을 늘리기 위한 방법들이다. 환자의 음식 섭취량이 너무 줄어 체중감소가 심할 때는 위에 튜브를 설치하여 영양액을 공급할 수도 있으나 이러한 방법이 치매 환자의 생존을 연장시키는 것으로는 보이지 않는다.

|제12장| 이비인후질환 및 안질환

1. 시각장애

　나이가 들어 생기는 눈의 변화는 정상적인 노화에 따른 변화, 당뇨병이나 고혈압의 합병증, 눈 자체의 질환에 의해 나타나는 현상으로 나눌 수 있다. 정상적인 노화 과정에서는 동공이 작아지고 수정체 등의 빛을 통과시키는 매체의 투명도가 떨어져 빛이 약하거나 어두운 곳에서는 물체를 잘 구별하지 못하게 된다. 또 수정체의 탄력이 떨어져 원근 조절이 잘 되지 않아 가까운 물체를 잘 보지 못하는 노안현상이 일어난다.

　심한 시각장애는 대부분 눈이나 신체적인 질환의 합병증으로 나타나는데, 노인들에게 흔한 질환으로는 백내장, 녹내장, 노인성 황반변성증, 당뇨성 망막증 등이 있다.

백내장　백내장은 수정체가 혼탁해지는 질환으로 65~75세 노인의 약 18%, 75세 이상 노인의 약 46%에서 나타나는 아주 흔한 질환이다. 여러 안질환이나 신체질환이 백내장 발생률을 높이는데, 그중에서도 특히 당뇨병 환자나 관절염 치료 등의 목적으로 스테로이드제제를 장기간 사용한 사람에게 자주 생긴다. 또 일생 동안 자외선에 많이 노출된 사람에게서 발병률이 높다는 보고도 있다. 백내장으로 시력이 심하게 손상되면 수술 외에는 특별한 치료법이 없다. 대개는 수술로 시력이 회복되지만 아직도 백내장은 노인에게 흔한 실명 원인으로 꼽히고 있다. 백내장을 예방하려면 평소에 선글라스를 착용하여 자외선에 의한 수정체 손상을 막아야 한다. 또한 각종 항산화제(비타민 A나 C, 아연, 베타카로틴)나 아스피린을 복용하면 효과가 있는 것으로 알려지고 있다.

녹내장　　녹내장은 안구 내의 압력이 올라감에 따라 시각세포가 손상되어 생기는 질환으로 초기에는 전혀 증상이 없으며 정기적인 안압 측정으로도 발견되지 않는 경우가 많다. 따라서 65세 이상 노인이나 가족 중에 녹내장이 있는 사람, 과거에 눈을 다쳤던 사람 또는 당뇨병이나 고혈압이 있는 사람은 정기적으로 녹내장 여부를 검사해야 한다.

황반변성증　　노인성 황반변성증은 노인들에게 가장 흔한 실명 원인 중 하나로 망막 중에서도 가운데 있어 가장 해상도가 높은 황반 부위가 퇴화하여 생기는 질환이다. 따라서 이 질환이 생기면 중심 시야가 손상되어 사람 얼굴을 볼 때 가운데 있는 눈, 코, 입은 흐려서 보이지 않지만 머리나 목 부위는 보이는 현상이 나타난다. 이 질환은 발병하면 치료하기 힘들다. 일부 환자는 레이저치료로 효과를 보기도 하는데, 항산화제를 사용해 이 질환을 예방하려는 연구가 진행되고 있다.

당뇨성 망막증　　당뇨병에 의해 생기는 안질환 중에 가장 특징적인 것은 당뇨성 망막증으로 망막출혈, 부종, 새로운 혈관형성, 망막박리 등 여러 형태로 나타난다. 정기적인 안과검사로 조기에 발견하여 치료하고 당뇨병을 잘 조절하는 것이 이 질환으로 인한 시력상실을 예방하는 방법이다.

2. 비염

감기 등 상기도 감염이 없는데도 콧물이나 기침이 나고 목으로 코가 넘어가는 증상을 흔히 '비염'이라고 한다. 이러한 증상을 일으킬 수 있는 질환은 다양하고 진단에 따라 치료방법 또한 다르다.

노인성 비염　노년기에 들어서는 노화에 따른 자연적인 코의 변화로 세균감염이나 알레르기 현상이 없어도 각종 증상이 나타날 수 있다. 노화에 따른 코의 변화로는 우선 코의 연골이 약화되어 코가 약간 길어지고 코끝이 처지는 것을 들 수 있다. 이에 따라 숨을 쉴 때 공기에 대한 저항이 커져 코가 막히는 기분이 든다. 또 콧속의 점막에서 나오는 점액질은 진하고 더욱 끈적거리게 되어 이것이 코 뒤로 넘어갈 때 목에 이물감, 간지럼, 기침 등을 일으키고, 목에서 자주 가래를 뱉어내게 된다. 노년기에 들어서면 콧속의 말초혈관이 감소해 들어오는 공기에 습기를 보충하는 기능이 떨어진다. 따라서 코점막이 건조해지고 코막힘 증상이 나타난다. 콧속 혈관의 수축력 감소로 한쪽으로 누우면 아래쪽에 있는 코가 막히는 증상이 생기거나 냄새를 잘 맡지 못하는 것도 노년기에 나타나는 코의 변화이다.

이와 같이 콧속이 막히면서 코로 숨쉬기가 불편하고 진한 콧물이 목으로 넘어가면서 기침이나 가래가 나오며 목이 근질거리면서 이물감을 느끼는 증상은 자연적인 노화현상으로 나타날 수 있는데, 이를 '노인성 비염'이라 한다.

알레르기성 비염　노인성 비염과 비슷한 증상을 보이는 흔한 질환으로는 알레르기성 비염을 들 수 있다. 알레르기성 비염이 노인성 비염과 구별되는 점은 콧물이 진하지 않고 재채기를 동반하며 코뿐만 아니라 눈이 가렵고 충혈되며 계절에 따른 증상 변화를 보이는 것이다.

만성 부비강염(축농증)이 있는 환자는 진하고 냄새나는 콧물과 더불어 두통이나 안면 압박감이 있고 컴퓨터단층촬영이나 엑스선검사 결과 이상을 보인다. 식도역류증 환자도 노인성 비염과 비슷한 증상을 보일 수 있는데, 이때는 코의 증상뿐만 아니라 가슴통증이나 신물이 넘어오는 증상 등이 동반되는 경우가 많다.

치료 치료하기 전에 우선 정확한 진단이 앞서야 한다. 노인성 비염을 치료할 때 근본 목표는 콧속의 습기를 증가시키는 것이다. 생리식염수 분무제를 이용하여 하루 4~6회씩 코에 뿌려주면 습기를 유지할 수 있다. 콧물이 매우 진한 사람에게는 증기발생장치나 콧속에 물을 분사하는 장치를 사용하는 것도 좋다. 복용 약물로는 거담제 계통의 약물을 사용하되 알레르기성 비염 치료에 쓰이는 항히스타민제나 충혈감소제는 점막의 건조를 악화시키므로 피해야 한다.

알레르기성 비염을 치료할 때는 항히스타민제 계통의 약물을 복용하거나 스테로이드 계통의 코 분무제를 사용한다. 요즘은 졸음이나 입안건조증 등 항히스타민제 특유의 부작용이 줄어든 새로운 복용 약물이 개발되어 있으나 그래도 노인에게는 부작용을 많이 일으킨다. 따라서 가능하면 스테로이드 코 분무제를 사용하고 증상이 심할 때만 약물을 복용하는 것이 바람직하다. 스테로이드 코 분무제는 매일 한두 번 양쪽 콧구멍에 뿌리는데, 사용하자마자 바로 효과가 나타나는 것은 아니므로 최소 4~5일은 계속 사용하도록 한다. 코 분무제를 사용하여 증상이 좋아졌을 때는 언제 사용을 중단할 것인지 결정해야 한다. 알레르기성 질환 자체가 대개는 계절적으로 나타나므로 봄에 특히 알레르기 증상이 심한 사람은 봄철이 끝나가면 약물 사용을 중단해야 한다. 계절적 변동과 관련이 없는 사람은 증상 호전 후 2~3주 더 약물을 사용하다가 중단하고 증상이 재발하면 다시 사용하는 식으로 약물 지속 여부를 결정해야 한다.

3. 외이질환

    인간의 귀는 귓바퀴에서 외이도(귓구멍)를 통하여 고막에 이르는 외이와 고막 및 이소골 등이 있는 중이 그리고 청각 및 평형감각기가 있는 내이로 나눌 수 있다. 외이에 생기는 이상 중에 노년기에 많이 나타나는 것으로는 귀지가 외이도를 막는 현상과 외이도에 가려움증을 느끼는 증상이 있다. 또 외이도에 염증이 생겨 아프고 진물이 나오는 외이도염도 노년기에 종종 나타나는 질환이다.

귀지   외이도에는 땀샘이 변형된 귀지샘에서 분비되는 물질과 외이도 속의 피부가 노화해 떨어져나온 죽은 세포들이 합쳐져 귀지를 형성한다. 노년기에 들어서면 귓속 피부에 존재하는 땀샘이나 귀지샘의 활동이 감소해 귀지가 젊은 사람보다 더 단단하게 형성되어 귀지에 의한 외이도폐쇄현상이 더 잘 나타난다. 단단한 귀지가 외이도를 막게 되면 귀에 뭔가 차 있는 느낌이 들고 청력이 많이 떨어진다. 특히 샤워나 수영 중에 귀에 물이 들어가면 귀지가 불어나 외이도의 폐쇄가 심해져 앞에서 말한 증상이 악화된다. 또 귀에 꽉 찬 귀지로 인한 자극에 의해 만성적인 기침을 하는 사람도 있다. 귀지가 얼마나 있고 어느 정도 외이도를 막고 있는가는 병원에서 이경을 사용해 간단히 진단할 수 있다. 귀지 제거방법은 강도가 어느 정도인가에 달려 있다. 즉 귀지가 많기는 하지만 아주 연해 쉽게 떨어져나올 수 있을 것 같으면 따듯한 물로 외이도를 세척하면 된다. 그러나 귀지가 매우 단단하면 매일 과산화수소나 귀지제거용 약물을 몇 방울씩 며칠 동안 투여한 뒤 따듯한 물로 세척해야 한다. 과거에 귀에 염증이 있었거나 손상을 입어 고막에 구멍이 있는 사람이나 통상적인 방법으로 귀지를 제거할 수 없을 때는 이비인후과를 찾아서 귀지를 제거해야 한다.

가려움증   노년기에 들어서면 외이도 내 피부의 분비기능 감퇴로 피부가 건조해져서 귓속의 가려움증을 호소하는 경우가 많다. 또 가려움증을 해소하기 위해 면봉 등으로 귓속을 후빌 때 쉽게 손상을 받아 염증을 일으키고 그 때문에 가려움증이 더 증가하는 악순환을 일으킬 수 있다. 따라서 특별한 이상이 없이 계속 귓속 피부가 가려울 때는 자주 긁거나 물이나 알코올로 씻어서 피부를 더 건조하게 만들지 말고 베이비오일을 몇 방울씩 써서 귓속 피부의 건조를 막아주는 것이 바람직하다.

외이도염　　외이의 세균감염에 의해 외이도염이 생기면 귀에서 진물이 나고 가렵거나 아픈 증상이 나타난다. 이 질환은 특히 귀에 물이 들어갔을 때 물을 빼거나 말리기 위해 귀를 후비는 경우에 많이 생긴다. 심하지 않은 염증은 물이 들어가지 못하게 하고 항생제와 스테로이드 혼합액을 쓰면 잘 낫는다. 경우에 따라서는 치료하기 힘든 진균(곰팡이)에 감염될 수도 있고 또 당뇨병이 있는 환자에서는 주위의 뼈조직까지 확산돼 생명에 위험을 줄 수도 있다.

4. 귀울림

일시적 귀울림　　외부 소리가 없는 조용한 장소에서도 귀에서 소리가 나는 것 같은 귀울림(이명) 증상은 때에 따라 아주 심해 이 증상이 있는 환자는 정신을 집중하지 못하고 수면장애에 시달리게 된다. 몇 초 내지 몇 분 동안 나타나는 귀울림 증상은 정상적인 사람에게도 종종 나타날 수 있다. 또 귀울림과 더불어 어지럼증, 청력 감퇴 등이 짧은 시간에 갑자기 나타날 때는 대개 중이나 내이의 염증이나 다른 질환에 의한 경우가 많은데, 이런 경우에는 원인을 규명해 치료하면 대개는 증상이 없어진다.

만성적 귀울림　　문제는 귀울림 증상이 만성적으로 지속되는 것인데, 이때는 뇌나 귀에 대한 각종 첨단 검사들을 시행해도 뚜렷한 원인을 발견할 수 없는 경우가 다반

사이다. 귀울림에는 크게 환자 자신과 의사가 같이 들을 수 있는 객관적인 귀울림과 환자 자신만이 느낄 수 있는 주관적인 귀울림이 있다.

객관적
귀울림

객관적 귀울림은 귀 주위 조직의 혈관성 질환이 원인으로, 혈관박동이나 혈관협착 때문에 생기는 잡음이 귀에 전달되어 나타난다. 이 경우는 특히 만성 중이염 등으로 한쪽 귀에 전도성 청력장애가 있는 사람에게 많이 발생한다. 이러한 사람들 중에는 뇌동맥 일부가 꽈리처럼 부푸는 동맥류나 목에 있는 동맥이 좁아지는 경동맥협착증이 심한 노인들이 있을 수 있는데, 이러한 질환을 방치하면 치명적인 뇌출혈이나 뇌졸중을 일으킬 수 있으므로 조기에 치료해야 한다. 동맥질환 때문에 발생하는 귀울림은 맥이 뛰는 것같이 소리의 강약이 느껴진다. 그러나 귀와 코를 연결하는 귀인두관이 항상 열려서 귀울림이 느껴지는 경우에는 바람이 부는 것 같은 소리가 들리는데, 이는 갑자기 체중이 많이 감소한 사람에게 나타날 수 있다.

주관적
귀울림

환자 자신만이 느끼는 주관적인 귀울림은 특별한 질환 없이 대개 노화에 의해 나타나는 경우가 많은데, 이때는 대부분 청각기능도 함께 감퇴된다. 노인들이 많이 복용하는 고혈압치료제나 항생제 등 각종 약물이 청각기관에 독성으로 작용해 생기는 귀울림도 많은데 귀울림이 생기면 일단 의사와 상의해 귀에 독성이 있는 약물을 다른 약물로 대체해야 한다. 제8번 뇌신경의 가지인 속귀신경에 종양이 생길 때도 귀울림과 더불어 청각장애, 어지럼증이 나타난다. 이 질환은 주로 50~60대에 나타나고 종양이 크면 수술로 제거해야 한다. 일부 귀울림 환자들은 소리를 전달하는 제8번 뇌신경을 절단해도 귀울림이 지속되는 수가 있다. 이는 곧 귀울림이 말초청각기관의 장애가 없어도 생길 수 있다는 것을 말해준다.

치료

귀울림이 있는 노인들은 대부분 특별한 원인 질환을 발견할 수 없기 때문에 원인 치료는 불가능하고 어떻게 하면 귀울림으로 인해 생기는 불편함을 줄일 수 있느냐가 치료 목표가 된다. 귀울림은 낮에는 주위의 소음에 가려 잘 들리지 않다가 주위의 소리가 잦아드는 밤에 크게 들린다. 따라서 밤에 잘 때 수면을 방해하지 않을 정도의 음악을 켜놓으면, 귀울림에 의한 소리를 가릴 수 있다. 청각장애가 있는 사람들은 보청기를 사용함으로써 주위에서 들리는 소리를 증폭해 귀울림을 덜 느끼게 할 수도 있다. 이런 방법 외에 인위적으로 귀를 자극하지 않는 진동수의 소리를 발생하는 장치를 귀에 착용하는 방법을 쓸 수도 있다. 또 일부 진정제나 우울증치료제 등을 사용해 심한 귀울림을 감소시키기도 하는데, 부작용의 위험이 있으므로 가능한 한 피하는 것이 좋다.

5. 청각장애

노인들에게 많은 청각장애는 소리를 잘 듣지 못하거나 들은 소리를 제대로 이해하지 못하는 것을 말한다. 한 조사에 의하면 65~74세 노인의 약 25%가, 75세 이상 노인의 약 40%가 청각장애가 있는 것으로 나타났다. 청각장애는 단순히 말을 잘 알아듣지 못한다는 차원을 떠나 개인생활에 지대한 영향을 미칠 수 있는 건강상의 큰 문제이다. 청각장애 때문에 다른 사람과 자유롭게 의견을 교환할 수 없으면 고립감을 느끼게 되고 또 소리를 잘 듣지 못해서 각종 교육이나 종교의식, 여기활동이나 오락활동에 뒤처지게 돼 사회적으로 소외되며 심하면 주위 사람들에게 남의 의견을 따르지 않는 완고한 사람이나 치매 환자로 비쳐지기도 하기 때문이다.

소리를 잘 듣지 못하는 난청은 소리가 내이까지 전달되는 과정에 문제가 생겨 나타나는 전도성 난청과 내이의 소리 감지기관이나 청신경에 문제가 생겨 나타나는 감각신경성 난청으로 나눌 수 있다. 전도성 난청의 원인으로는 귀지가 외이를 막은 경우나 중이에 있는 이소골에 생기는 관절염과 중이염 등을 들 수 있는데, 이들은 치료하면 어느 정도 또는 완전히 회복될 수 있다.

노인성 난청

노인에게 가장 많은 난청은 감각신경성 난청의 일종인 노인성 난청으로, 내이의 소리 감지기관에 이상이 생겨 나타난다. 이런 난청을 가진 사람은 고음 영역부터 난청이 시작된다. 어떤 언어를 막론하고 음성정보는 대부분 자음에 의해 전달되는데, 자음은 주로 고음으로 발음되기 때문에 노인성 난청을 가진 노인은 자음에 의해 전달되는 음성정보를 이해하지 못해 의사소통 문제가 가중된다.

이해력 부족과 난청

일부 노인들은 청력검사상으로는 정상이어서 상대방의 말을 들을 수는 있지만 말뜻을 이해하지 못하는 경우가 있다. 이는 치매나 뇌졸중으로 나타날 수도 있으나 이보다는 받아들인 청각정보를 제대로 처리하지 못하는 중추신경계의 기능 이상으로 나타나는 경우가 많다. 따라서 노인이 말을 잘 알아듣지 못할 때는 무조건 난청으로 간주해 보청기를 사용하게 할 것이 아니라 청각검사와 더불어 치매 여부나 신경 이상 여부를 검사하여 귀 외에 다른 부위에 질환이 있는지 점검해야 한다.

치료

기본적인 청력검사는 휴대용 청력기로 간단히 할 수 있는데, 청력 이상이 발견되면 전문적인 검사를 받아야 한다. 난청을 교정하는 데는 보청기가 가장 많이 사용된다. 보청기는 요즘 각종 첨단제품이 개발되어 크기도 작아졌을 뿐만 아니라 각 주파수 대역별로 소리를 달리 증폭시켜 환자 고유의 청각장애에 맞게 만든 제품도 나와 있다. 그러나 이러한 제품들은 가격이 비쌀 뿐만 아니라 너무 작아 노인들이 조작하기가 불편하고 또 잃어버리기도 쉬우므로, 부피가 조금 크더라도 청각장애에 의한 불편함을 덜어줄 수 있는 것이면 사용하는 데 지장이 없다.

보청기 외에도 청각장애 노인들이 사용할 수 있는 기구를 살펴보면 진동이나 섬광기능을 가진 화재경보기나 자명종 시계가 있으며 노인성 난청이 고음에 둔한 것을 감안해 전화 벨이나 초인종 소리가 저음으로 나는 것들이 있다. 청각장애인용 전화기는 음성증폭기능과 함께 벨이 울릴 때 빛을 내게 고안되어 있어 난청을 가진 노인에게 아주 유용하다.

청각장애가 있는 노인과 이야기할 때는 말을 너무 또박또박 끊어서 느리게 하거나 너무 빠르게 하지 말고 정상적인 속도로 1~2m 정도 떨어져서 한다. 또한 말을 할 때는 말하는 사람의 입이 보이도록 하고 손짓, 몸짓, 표정 등을 이용하는 것도 좋다. 이 밖에도 너무 길게 말을 하지 말고 알아듣지 못할 때는 다른 표현을 시도하는 것이 중요하다.

6. 미각장애 및 후각장애

노인들은 대부분 맛있는 음식을 먹어도 예전 같은 맛을 못 느끼겠다고 호소한다. 노인이 입맛을 잃었다고 할 때는 맛을 느끼는 미각기능이 감소한 것인지 아니면 음식을 먹고 싶은 욕구(식욕)를 상실한 것인지 구별할 필요가 있다. 어떤 사람은 음식 고유의 맛을 다 느낄 수는 있지만 식욕이 없어 음식을 적게 먹고, 어떤 사람은 식욕은 있는데 맛을 전혀 느끼지 못해 음식을 먹어도 무슨 맛인지 구별하지 못하는데, 이는 심한 감기에 걸려 후각 기능이 마비될 때 흔히 나타나는 현상이다.

미각과 후각　음식의 맛을 느끼는 감각을 미각이라고 하는데, 맛을 보는 데는 혀보다는 코, 다시 말해 후각이 더 큰 역할을 한다. 그 밖에도 음식 고유의 습도, 온도, 씹히는 맛 등 여러 요소가 미각에 관여한다. 노년기에 들어서도 단맛, 신맛, 짠맛, 쓴맛을 느끼는 미각은 젊은 사람의 수준을 유지한다. 그러나 각각의 음식에서 풍기는 특유의 냄새를 구분하는 후각은 상당히 감소하는데, 이것이 미각을 잃는 주원인이다. 후각이 감소해 맛을 덜 느끼게 되면 이것을 극복하기 위해 무의식적으로 미각에 더 의존해 맛을 보려고 노력한다. 따라서 같은 음식이라도 더 달게 또는 더 짜게 해야만 예전의 맛과 비슷하게 느끼게 되는

데, 노인들이 섭취하는 이런 음식들이 당뇨병, 고혈압, 심장질환, 신장질환 등 만성질환에 영향을 미치게 된다.

후각장애　　　노화에 따른 자연적인 후각 상실 외에도 여러 가지 질환이 후각 상실을 심화시켜 입맛을 잃게 할 수 있다. 감기, 알레르기, 코질환 등은 일시적으로 후각을 상실하게 할 수 있으나 머리 부위의 손상이나 각종 종양, 수술 또는 방사선치료는 영구적인 후각 손상을 가져올 수 있다. 또 뇌졸중이나 각종 다른 뇌질환도 후각을 상실하게 할 수 있는데, 특히 일부 뇌종양은 후각 상실이 빨리 진행되고 알츠하이머병 같은 치매 경우에는 서서히 진행된다. 따라서 입맛을 잃으면서 후각 상실이 장기간 지속되는 노인은 자세한 검사를 통해 코나 뇌 부위에 심각한 질환이 있는지 여부를 조사해야 한다.

미각장애　　　미각장애의 원인으로는 치주염 등 각종 치아질환, 의치, 구강세척제 사용, 흡연 등이 있고 여러 가지 이유로 입 안이 건조한 경우, 식도역류증 등으로 만성적으로 입 안에 염증이 있을 때도 입맛이 쓰거나 미각을 상실한다. 노인들이 많이 사용하는 각종 약물들도 입맛을 변화시키거나 쓰게 할 수 있으므로 미각을 상실한 노인은 복용하는 약물 수를 가능한 줄여야 한다.

7. 입안건조증

노인들에게 많은 증상 중의 하나로 입안건조증이 있는데, 심한 경우에는 입 안이 말라 음식을 먹거나 말할 때에도 불편을 느끼게 된다. 노년기에 들어 침의 생산이 적어져 입 안이 마르게 되는 것을 자연스런 노화현상이라고 생각하기 쉬우나 실제로 노인들을 대상으로 검사한 결과로는 건강한 노인들은 침의 생산량이나 침의 구성 성분에 아무런 변화가 없는 것으로 나타났다. 따라서 입 안이 평소 바싹 마르는 증상이 있는 사람은 다른 원인이 있는가를 조사할 필요가 있다.

입 안의 건강을 유지하기 위해서는 침의 역할이 중요한데, 대표적인 침의 작용으로는 세균이나 곰팡이를 억제하고, 음식물을 분해하고, 입안세균에 의해 생성된 산을 중화하며, 치아의 강도를 유지하고, 입안구조물의 윤활제로 작용해 말하는 것을 쉽게 해주며, 입맛을 느끼게 하는 것 등이 있다. 따라서 어떤 이유로든지 침의 생산이 줄거나 입 안이 건조하게 되면 치석이 생기고 치주염을 앓게 되며 말하기도 불편해지고 세균과 곰팡이에 쉽게 감염되며 입맛도 잃게 된다. 심하면 입안조직 및 치주 감염으로 음식물을 삼키기도 불편하고 통증을 느끼는 경우도 있다.

노인들에게 입안건조증을 일으키는 가장 큰 원인은 각종 질환 치료에 쓰이는 약물의 부작용이므로 입안건조증이 있는 환자는 우선 사용하고 있는 약물을 점검하여 이런 부작용이 없는 약물로 대체하거나 사용을 중지해야 한다. 입안건조증을 일으키는 약물은 다양한데, 대표적인 것은 고혈압치료제(특히 이뇨제), 각종 감기치료제(특히 콧물 증상에 쓰이는 약물), 알레르기치료제(항히스타민제), 우울증치료제 등이다. 또 목이나 머리 부위의 암을 치료하느라 이 부위에 방사선치료를 받은 사람도 침샘이 말라 입안건조증이 생긴다. 특히 잘 때 입을 벌리고 자는 사람은 밤이나 아침에 입안건조가 심하다. 침샘에 이상을 일으키는 질환으로는 쇠그렌증후군이 있는데, 이는 침뿐만 아니라 눈물까지도 마르게 하는 심각한 질환으로 조속한 치료가 필요하다. 이 밖에 혈당이 잘 조절되지 않는 당뇨병 환자가 입안건조증을 호소하기도 한다.

입안건조증 환자는 혀 위를 레몬 주스 등으로 자극해 침이 잘 분비되는지 확인하고 치아의 건강상태를 확인해야 한다. 또 수면중무호흡증이나 코에 이상이 있어 입을 벌리고 호흡하거나 잠을 자는지 조사하고 당뇨병 유무나 현재 사용하고 있는 약물을 점검해야 한다. 증상이 심하지 않으면 평상시 물을 조금씩 자주 마시고 침샘의 분비작용을 돕기 위해 껌을 씹고 치아의 건강을 위해 불소제제로 입 안을 헹군다. 이 밖에도 설탕이 들어 있는 음료나 음식을 피하고 침샘에서 나오는 침과 유사하게 제조된 인공 침을 사용한다.

8. 음성 변화

발성 과정

　　나이에 따른 목소리 변화는 특징적이기 때문에 대부분 목소리만 듣고도 나이를 대충 짐작할 수 있다. 노화에 따른 목소리 변화를 이해하기 위해서는 먼저 목소리가 어떻게 나오게 되는지를 이해할 필요가 있다. 목소리를 내는 데는 입술에서부터 횡격막에 이르는 신체 상부의 기관들이 참여한다. 즉 폐, 횡격막, 흉곽 등은 공기를 내뿜는 작용을 하고 목에 있는 성대는 긴장과 이완을 통해 성대 간 간격과 긴장도를 조절함으로써 통과하는 기류에 진동을 일으킨다. 성대를 통과한 기류는 구강이나 비강의 공명작용에 의해 개인 특유의 음색이 더해지고 마지막으로 입을 통과하면서 혀나 입술에 의해 각각 다른 소리로 변형되어 나온다.

나이 든 목소리

　　노년기에 나타나는 목소리의 변화는 위에서 말한 발음기관의 나이에 따른 변화에 기인한다. 노년기에는 정상적인 노화현상이나 만성적인 폐질환에 의해 폐활량이 감소하고 발성에 필요한 내쉬는 숨의 강도가 약해지며 길이도 짧아진다. 일부 노인들은 짧아진 숨을 보충하기 위해 후두의 괄약근을 수축시키는데, 이때는 목에 힘을 주고 말하는 것같이 들린다. 후두연골의 석회화는 성대가 밀착하는 것을 막고 나이에 따른 성대근육이나 주변 지방조직의 위축은 성대가 완전히 닫혀도 가운데에는 틈새가 남는 성대만곡현상을 보인다. 이러한 변화 또한 목소리가 약해지고 숨쉬는 소리가 섞인 목소리를 내는 원인이 된다. 남성들은 노화에 따라 성대가 위축되면서 얇아져 목소리가 고음으로 변한다. 반대로 여성은 갱년기 후 성대에 부종이 생기고 표면에 굴곡이 생겨 목소리가 저음으로 변한다. 입안건조증이나 다른 질환에 의해 혀의 운동이 둔화되거나 노령으로 치아를 잃게 되면 발음이 부정확해진다. 이러한 노화에 의한 목소리 변화는 후두나 다른 발음기관에 생긴 질환에 의한 목소리 변화와 비슷하게 나타난다.

목소리가 변하는 질환

목소리에 변화를 일으키는 질환으로는 후두에 생기는 염증, 종양뿐만 아니라 각종 퇴행성 질환이나 신경질환, 폐질환, 심장질환 등 다양하다. 후두염이나 다른 일시적인 질환에 의한 목소리 변화는 목소리를 내지 않고 수분 섭취를 늘리는 등의 방법으로 대개 2주 내에 호전된다. 과거에 음주나 흡연을 심하게 한 사람의 경우 몇 주 이상 쉰 목소리가 지속될 때는 후두암 가능성을 염두에 두어야 한다. 특히 쉰 목소리가 최근에 나타났거나 말할 때 목에 통증이 있는 사람, 음식을 삼키기 힘들거나 목에 덩어리가 만져지는 사람은 즉시 정밀검사를 시행할 필요가 있다.

9. 삼킴장애

많은 노인들이 호소하는 증상 중의 하나는 음식물을 삼키거나 말을 할 때 갑자기 사레가 들어 심하게 기침을 하거나 호흡곤란을 일으키는 것이다. 또 음식을 삼킬 때 잘 내려가지 않고 식도에 걸리는 현상이 일부 나타나기도 한다.

음식물을 삼키는 과정

음식물을 삼키는 과정은 크게 세 단계로 나눌 수 있다. 처음 단계는 입 안의 음식물을 씹어 후두 쪽으로 밀어주는 준비단계 또는 구강단계로 이 단계는 음식을 먹는 사람 자신이 조절할 수 있는 자발적 단계이다. 후두 부위에 도달한 음식물은 음식을 먹는 사람의 의지와 무관하게 자동적으로 비자발적인 운동에 의해 식도 입구까지 전달되는데, 이를 인후단계라 부른다. 이때는 반사작용에 의해 자동적으로 기도 입구가 닫히고 식도 입구만 열리게 된다.

음식물이 식도 입구에 도달하면 식도단계가 시작되는데, 식도에서는 음식물을 아래로 끌어내리는 연동운동이 시작된다.

노화에 따른 변화

삼킴작용의 처음 두 단계는 입, 혀, 목근육, 목구멍, 식도 등 여러 부위의 5쌍의 뇌신경과 수많은 근육, 대뇌피질의 조절을 받는 삼킴중추의 고도의 조화를 필요로 하며 단 1초 내에 신속히 이루어지는 복잡한 단계이다. 특히 두 번째 단계에 문제가 생기면 음식물이 기도 위를 지나 식도로 가는 과정에서 기도로 흘러들어가 사레가 들리고 심하게 기침을 하며 때로는 코로 음식물이 넘어오기도 한다. 인후단계의 기능장애로 기도로 음식물이나 침이 흘러들어가는 현상이 심해지면 폐렴이나 폐종양, 기관지염이 생겨 생명에 위협을 주는 경우도 있다. 노년기에 들어서면 노화현상의 하나로 입 안이나 후두의 근육이 약해지고 입 안의 감각기능도 떨어지기 때문에 정상적인 노인에서도 이런 증상을 흔히 볼 수 있다. 그러나 이런 증상이 자주 발생하거나 폐렴 등 합병증이 있는 사람들은 진단을 통해 삼킴장애를 초래하는 심각한 질환이 있는지 조사해야 한다.

질환으로 인한 경우

노화에 따른 변화 외에도 어떠한 질환의 결과로 삼킴장애가 나타날 수 있는데, 노인들에게 흔한 질환으로는 대개 언어장애를 동반하는 뇌졸중, 파킨슨병, 알츠하이머병 등의 치매, 당뇨병 합병증에 의한 신경장애 등이 있고 드물게는 입 안에 생기는 종양을 들 수 있다.

심한 치매 환자에서는 삼킴작용 첫 단계에 문제가 있어 입 안의 음식물을 씹어서 목구멍까지 밀어주지 못하는 구강성 삼킴장애가 흔하다.

인후단계의 이상은 뇌졸중 환자에게서 흔히 볼 수 있는데, 기도로 이물질이 들어가 사레를 일으키고 각종 폐질환을 일으키는 것도 이러한 인후성 삼킴장애 환자에게서 주로 나타난다. 뇌졸중일 때는 재활치료를 통해 반복적으로 삼키는 연습을 해야 하고 훈련이 불가능한 치매 환자일 때는 복부에 직접 튜브를 설치해 급식하기도 한다. 파킨슨병에 걸렸을 때는 초기에 치료제를 쓰면 상당히 호전된다.

삼킴작용의 세 번째 단계인 식도단계에 이상이 있을 때는 음식물을 삼킨 후에 음식물이 가슴이나 목 아래 부분에 걸려 있는 느낌을 받게 된다. 액체나 고체 음식에 상관없이 이런 증상이 나타나면 주로 식도근육 자체의 운동성에 이상이 와서 근육이 움직이지 않거나 심하게 수축되었기 때문이고, 고체 음식을 삼킬 때만 이런 증상이 나타나면 식도 어느 부위가 종양이나 만성 염증에 의해 좁아져 있기 때문이다. 노인에서 이런 증상이 나타날 때는 무엇보다도 먼저 식도암을 생각해야 한다. 만성적인 위장장애가 있고 식도역류증이 있었던 사람은 염증 때문에 식도 말단부위가 좁아져 증상을 일으킬 수 있으므로 평소에 식도역류증을 잘 치료할 필요가 있다.

노인들이 많이 복용하는 아스피린, 관절염치료제, 철분제제, 골다공증치료제 등은 식도에 염증반응을 일으키므로 알약을 복용할 때는 항상 앉은 자세에서 충분한 물과 함께 복용해 식도에 걸리는 것을 막아야 한다.

주의사항　삼키는 데 문제가 있는 환자는 음식물에 의한 기도폐쇄나 기도흡입현상을 예방해야 한다. 그러기 위해서는 음식을 먹을 때는 한입에 조금씩만 먹어야 하는데, 음식은 천천히 먹고 입에 음식이 있을 때는 말을 하지 않도록 해야 한다. 가능하면 음식물을 미리 잘게 부수거나 죽 형태로 부드럽게 만들어 먹도록 한다. 틀니가 있는 노인은 식사 중에는 꼭 착용하여 음식물을 잘게 씹어 먹도록 한다. 기도흡입현상은 주로 물이나 국 같은 액체 음식에 의해 더 잘 일어나므로 기도흡입이 심한 사람은 물 대신에 아주 묽은 죽을 먹는 것으로 수분을 섭취할 수도 있다. 음식을 먹을 때는 항상 똑바로 앉아서 먹도록 하고 식사 후에도 약 30분 동안은 앉아 있거나 눕더라도 머리와 상체를 높여주는 것이 바람직하다.

|제13장| 피부질환

1. 가려움증

　노년기의 피부 변화는 정상적인 노화에 따른 피부 자체의 변화와 장기간에 걸쳐 햇빛에 노출되어 생기는 변화로 나눌 수 있다. 노년기에 들어서면 피부 재생능력이 떨어져 상처가 났을 때 치유가 더디고 멜라닌세포가 감소해 햇빛에 대한 방어기능이 떨어지며 콜라겐조직의 변화로 피부가 거칠어진다. 또한 신경세포가 줄어 감각이 무뎌지고 혈관도 감소해 체온조절기능이 떨어진다. 햇빛에 의한 변화로는 피부가 거칠어지며 혈관이 확장돼 얼굴이 붉어지고 쉽게 멍이 드는 것을 들 수 있다. 또한 피하출혈이 일어나 얼굴이나 팔 등 햇빛 노출 부위에 자주색 반점이 나타나고 각종 피부암이 발생한다. 실제로 노년기에 발생하는 각종 피부질환의 90% 이상이 장기적인 햇빛 노출이 원인인 것으로 보고되고 있다. 각종 피부질환의 가장 흔한 증상은 가려움증이다. 피부질환으로 인한 가려움증은 대부분 피부에 발진이 생기거나 색깔이 변화하는 등의 병변을 보이고 신체 일부분에서 가려움증을 보이는 경우가 많다. 그러나 피부에 별다른 소견이 없는데도 가려움증을 호소할 때는 내과적인 질환에 의한 가려움증인지를 점검해야 한다.

피부건조증　　노화에 따른 현상으로 피부가 건조해지고 또 각종 급·만성질환이 많이 발생하는 노인들 중에 특별한 피부의 병변 없이 가려움증을 호소하는 사람이 많다. 이러한 환자들은 대부분 피부를 심하게 긁어 상처를 입게 되고 또 그에 따른 2차적인 염증으로 인해 가려움증이 오히려 심해지거나 장기간 지속되는 악순환을 초래하게 된다. 피부에 병변이 없이 만성적으로 가려움증을 호소하는 사람은 신체검사와 더불어 혈액검사, 엑스선검사 등으로 각종 질환 유무를 확인해야 한다. 실제로 노인을 대상으로 조사한 바로는 만성적인 가려움증을 호소하는 환자의 절반 가량이 이러한 검사 후에도 특별한 원인이 발견되지 않았다. 건조한 피부는 거의 모든 노인에게 나타나는데, 대부분 가려움증을 동반한다. 이때는 목욕 후에 가려움증이 심해지는데, 다리 앞쪽이나 팔 바깥쪽에 더 심하다.

신부전증　　만성 신부전증 환자나 만성 신부전증을 치료하기 위해 혈액투석을 받는 환자들에게도 가려움증이 심하다.

가려움증은 대개 혈중혈액요소질소 수치가 50mg/dL를 넘게 되면 나타나기 시작하는데, 혈액투석을 받는 환자는 약 90%가 가려움증을 호소한다. 이때는 혈중인산 수치를 정상화시키는 것이 치료의 근본이다.

당뇨병　　당뇨병 환자의 약 3%는 전신 가려움증을 호소한다. 이때 생기는 가려움증은 반드시 당뇨병의 정도와 비례하지는 않는다. 당뇨병 환자에게 생기는 외음부나 질 또는 손발의 국소적인 가려움증은 진균감염에 의한 2차적인 가려움증이 많다.

기타 질환　　노인들에게 많은 갑상선질환도 가려움증을 일으키는데, 갑상선기능항진증과 저하증 모두 가려움증을 일으킬 수 있고 또 담도에 생기는 질환도 황달과 더불어 가려움증을 일으킨다. 여성호르몬제나 일부 정신질환치료제도 담즙 분비에 이상을 일으켜 가려움증을 일으킨다. 적혈구 과다증, 백혈병, 악성 임파종 등도 가려움증이 처음 나타나는 증상이 될 수 있다.

치료　가려움증 역시 원인 질환을 먼저 치료해야 한다. 그러나 상당수에서는 원인을 발견하지 못하거나 원인을 치료할 수 없으므로 우선은 증상을 완화시키는 것이 필요하다. 피부 습기를 보존하는 피부연화제를 사용할 때는 페놀이나 멘톨이 섞인 것을 쓰면 가려움증을 감소시키는 효과가 더 큰데, 피부보습효과를 최대로 하기 위해 목욕이나 샤워 직후에 사용하는 것이 좋다. 가려움증 치료를 위한 국소마취제나 스테로이드제제 또는 경구용 항히스타민제제 사용은 노인에게 많은 부작용을 일으킬 수 있으므로 꼭 의사와 상의해야 한다.

2. 대상포진

증상　주로 노인들에게 나타나는 피부질환의 하나로 대상포진이 있다. 대상포진은 병명 그대로 수포성 피부발진이 띠 모양으로 신체 한쪽에 나타난다. 주로 생기는 부위는 등과 가슴 그리고 복부 등 몸통 부위이지만 얼굴이나 팔다리 쪽으로도 생길 수 있으며, 경우에 따라서는 눈까지 침범하여 심각한 문제를 일으킬 수도 있다.

대상포진의 초기 증상은 신체 오른쪽이나 왼쪽 한쪽 피부에 날카롭고 타는 듯한 통증이나 저린 감각이 느껴지는 것인데, 피부를 만져보면 오히려 감각 기능이 떨어지는 현상을 보인다. 일부 환자는 통증 대신 심한 가려움증을 느낄 수도 있다. 또 전신에 두통이나 발열, 오한 등이 나타나고 위장장애도 나타날 수 있다. 이러한 증상이 나타난 뒤 2~3일 내로 염증이 일어난 해당 신경이 지나는 부위를 따라 피부발진이 띠 모양으로 나타나는데, 몸의 중앙부를 넘어서 반대쪽까지 진행되지는 않는다. 발진 부위에는 곧 수많은 수포가 생기는데, 수포 내에는 처음에는 맑은 액체가 보이나 2~3일 내로 곧 혼탁해 진다. 그 뒤에 수포가 터지고 마르면서 지저분한 딱지가 생기는데, 이러한 피부 증상은 처음 피부발진이 나타난 시점으로부터 10~14일 정도 지나면 깨끗이 사라져 정상 피부를 회복한다. 피부병변은 이렇게 1~2주면 사라지지만 피부통증은 대개 3~5주 정도 지속된다. 그러나 몇 개월 내지 몇 년 또는 평생 동안 심한 통증이 지속되기도 한다.

원인　　대상포진은 수두바이러스에 의해 일어나는데, 어렸을 때 수두를 앓은 사람은 바이러스가 신경줄기에 숨어 있다가 노년기에 면역력이 떨어지면 신경을 따라 발현해 여러 증상을 나타낸다. 따라서 대상포진이 있는 노인은 암이나 만성질환 등 특별히 면역력을 감소시키는 질환이 있는지 점검해야 한다.

대부분의 노인들이 어렸을 때 수두바이러스에 감염된 경험이 있기 때문에 수두바이러스에 대한 면역이 되어 있으므로 대상포진 환자와 접촉해도 문제가 없다. 그러나 수두를 앓은 적이 없거나 수두 예방주사를 맞지 않은 사람은 대상포진 환자와 접촉하여 수두를 앓을 수 있으므로 대상포진 환자와의 접촉을 피해야 한다.

치료　　대상포진은 통증이 심해 괴로운 질환이지만 대부분 특별한 치료 없이도 자연히 낫는다. 그러나 위에서 말한 바와 같이 일부 환자는 후유증이 오래갈 수도 있으므로 이런 위험을 줄이기 위해서는 항바이러스제제를 조기에 사용해야 한다. 항바이러스제제는 피부병변이 처음 나타난 시각으로부터 72시간 내에 사용해야 효과가 있으므로 발진과 피부통증이 함께 생기면 즉시 병원을 찾아 대상포진인지 확인하고 필요하면 조기에 항바이러스제제를 사용해야 한다. 대상포진에 의한 피부병변 부위는 찬물을 적신 거즈를 대어 찌꺼기를 제거하고 많이 가려우면 칼라민로션을 사용하며 세균에 의한 국소적인 2차 감염을 막기 위해 항생제 연고를 사용한다.

대상포진에 의한 통증은 일반 진통제로는 조절이 안 될 정도로 심하다. 따라서 통증이 심한 처음 얼마 동안은 마약성 진통제가 필요할 수도 있다. 피부 병변이 나은 뒤에도 지속되는 통증에는 캡사이신 크림을 사용할 수도 있다. 약물요법이 효과가 없을 때는 해당 신경을 파괴하는 시술로 통증을 제거하기도 한다.

3. 욕창

신체의 한 부위에 지속적으로 외부 압력이 가해지면 피부 및 피하조직이 상하게 되고 결국에는 피부가 떨어져나가 피부에 궤양이 생기는 것을 욕창이라고 한다. 욕창은 거동이 불편한 노인이나 척추손상 등으로 신체활동이 불편한 사람에게 발생하는데, 일단 발생하면 치료가 힘들 뿐만 아니라 각종 합병증을 일으켜 사망에 이르기도 한다.

욕창의 단계   욕창은 정도에 따라 4단계로 나뉘는데, 피부충혈현상이 나타난 때를 1단계, 표피만 손상돼 궤양의 깊이가 아주 얕은 경우를 2단계, 피하지방층까지 궤양이 있을 때를 3단계, 근육이나 뼈까지 궤양이 미친 상태를 4단계로 본다. 특히 제1단계에서 말하는 피부충혈은 눌러도 충혈 부위가 없어지지 않는 특징을 가지고 있어 건강한 사람에게서 나타나는 피부충혈과는 구분된다.

예방   욕창은 일단 발생하면 치료하기 어렵기 때문에 예방이 최선이다. 욕창의 기본적인 발생기전을 보면, 특정 신체 부위에 지속적으로 압력이 가해져 모세혈관이 눌림에 따라 혈액 공급이 차단돼 그 부위의 피부 및 피하조직이 손상되어 피부에 궤양을 형성하게 된다. 발뒤꿈치, 엉덩이뼈, 발목의 복사뼈, 척추 끝 부분 등 주로 피하에 뼈가 돌출돼 있는 부위에 욕창이 발생한다. 따라서 장기간 자리에 누워 있거나 의자에 앉아 있는 환자들은 이런 부위들을 수

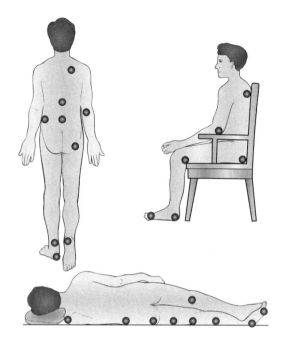

그림 13-1 욕창이 잘 생기는 부위들

시로 검사해 충혈 등 욕창 징후가 보이는지 확인해야 한다. 혼자서 자세를 바꿀 수 없는 환자들은 다른 사람이 최소 두 시간에 한 번씩 자세를 바꿔줘 특정 부위기 오래 눌리지 않도록 해야 하고 스펀지 등으로 만든 기구를 사용해 발뒤꿈치 등 돌출 부위가 직접 침대에 닿는 것을 막아 돌출 부위의 압력을 감소시켜야 한다. 옆으로 누울 때는 가능하면 엉덩이 옆에 튀어나온 뼈 부위가 바닥에 직접 닿지 않고 살이 많은 엉덩이 부위에 체중이 실리도록 약간 기울인 자세를 취해야 한다. 또 옆으로 누울 때는 두 다리 사이에 푹신한 베개를 끼워 두 무릎과 발목을 떼어놓아야 한다. 의자에 앉을 때는 엉덩이를 의자 뒤로 바짝 붙여서 꼬리뼈 부위가 의자의 앉는 면에 닿는 것을 방지해야 한다.

욕창을 예방할 목적으로 종종 사용되는 달걀 모양으로 표면이 파인 스펀지

매트리스 등은 압력을 충분히 감소시키지 못한다. 작은 공기주머니들로 제작된 침대는 시간이 지남에 따라 각기 다른 공기주머니가 팽창해 특정 신체 부위가 계속 압력을 받는 것을 막는 장치가 있는데, 너무 비싸고 고장이 많은 것이 흠이다. 물침대는 환자의 땀을 제대로 발산시키지 못해 오히려 욕창이 더 많이 발생한다.

습기 제거 욕창이 생기는 또 다른 경우는 피부에 습기가 많을 때인데, 땀이 잘 발산되지 않거나 요실금 등으로 하체가 항상 젖어 있는 경우가 대표적인 예이다. 따라서 요실금 환자는 원인 규명을 통해 요실금을 치료하든지 아니면 기저귀나 요도삽관 등으로 소변을 흘리는 것을 최소화하고 수시로 침대보를 갈아 피부 표면이 건조한 상태를 유지하도록 해야 한다.

치료 일단 욕창이 발생하면 위와 같은 욕창 예방법을 계속 시행하면서 욕창 자체를 치료해야 한다. 욕창과 그 주위의 분비물이나 죽은 조직을 깨끗이 제거해야 되는데, 먼저 식염수를 사용하여 욕창 부위를 깨끗이 씻는다. 욕창 부위는 젖은 거즈로 덮어두되 최소 하루에 한 번은 갈아줘야 한다. 거즈 외에 콜로이드 젤리가 발라져 있는 투명한 반창고를 사용할 수도 있는데, 이때는 며칠에 한 번씩 갈아준다.

욕창이 생긴 곳에 죽은 조직이나 말라붙은 딱지가 앉으면 그 부위는 조직이 재생되지 않으므로 제거해야 한다. 죽은 조직은 외과적 수술로 제거할 수 있지만 죽은 조직의 분해를 돕는 반창고를 사용하든지 아니면 물에 적신 거즈를 욕창 부위에 붙여놓고 마를 때까지 기다렸다가 떼어내는 방법을 쓰기도 한다. 이러한 방법들은 상당한 통증을 동반할 수도 있으므로 욕창 치료 1시간 전에 미리 진통제를 먹어야 하는 경우도 있다.

욕창 부위는 쉽게 세균에 감염되지만 그렇다고 모두 항생제치료를 해야 하는 것은 아니다. 세균에 감염된 욕창은 진한 노란색이나 녹색 고름이 보이고 악취가 나며 욕창 부위와 그 주변이 불그스름하게 색깔이 변하면서 붓고 누르면 아프다. 욕창 환자의 세균감염 치료 원칙은 욕창 부위에만 염증이 있으면 욕창 부위를 깨끗이 하고 항생제 연고 등을 발라 치료하며, 복용하거나 주사하는 항생제는 욕창 주위 피부나 뼈로 염증이 퍼지거나 전신에 퍼질 때만 사용해야 한다는 것이다.

욕창의 예방과 치료를 위해서는 영양을 충분히 섭취하는 것이 중요한데, 이는 욕창으로 인한 상처를 낫게 할 뿐만 아니라 면역력을 유지하여 세균감염 위험을 줄이는 역할도 한다.

4. 발톱무좀

발에 생기는 무좀은 나이에 상관없이 나타날 수 있다. 특히 발톱까지 진균이 침입하여 발톱을 두껍게 하고 결국에는 가루로 부서지게 하는 발톱무좀은 나이가 많을수록 발생빈도가 높다. 한 조사에 의하면 55세 이상의 연령층에서는 약 5%가 발톱무좀을 갖고 있는 것으로 나타났다. 발톱무좀은 일반적으로 미관상 보기가 흉할 뿐이지 별다른 증상을 보이지는 않는다. 그러나 경우에 따라서는 통증과 주위 조직의 2차적인 세균감염 등을 일으킬 수 있다.

발톱에 생기는 무좀은 주로 발에 땀이 많거나 발에 맞지 않는 신발 등으로 인해 습기가 많은 사람이나 발의 청결도가 떨어지는 사람에게 많다. 특히 당뇨병이 있는 노인은 발톱에 무좀이 생길 위험이 높아지고 또 부작용으로 발에 세균감염을 일으켜 심각한 위험을 초래할 수도 있다.

진단 발톱무좀은 여러 종류의 진균에 의해 발생한다. 신체 다른 부위에 생기는 진균질환과 마찬가지로 발톱무좀을 치료하려면 장기간 약물을 사용해야 하므로 치료를 시작하기 전에 정확한 진단을 내리는 것이 중요하다. 감염된 발톱 일부를 떼어내어 현미경으로 진균이 보이는지 검사하여 진단한다. 발톱무좀과 비슷한 병변을 보여 감별을 요하는 질환으로 건선이 있다. 건선은 피부질환의 일종으로 손톱과 발톱에 나타날 때는 무좀과 아주 비슷한 형태를 보인다. 그러나 건선은 팔꿈치나 무릎, 머리 등에 특유의 병변을 보이고 현미경으로 관찰하면 진균이 보이지 않는다. 노인들에게 흔한 발가락 주위의 세균 감염이나 만성 피부염도 오래되면 발톱을 변형시켜 발톱무좀과 비슷한 양상을 보일 수 있다.

치료   발톱무좀은 치료하기 힘든 질환으로 알려져 있다. 이는 발톱에는 혈액순환이 되지 않아 약물을 사용해도 효과가 미치지 않기 때문이다. 국소적인 진균 치료제 또한 발톱 내부로 확산되지 않아 효과가 제한적이다. 발톱무좀을 치료하기 위해 그리세오풀빈이라는 항진균제를 사용해왔으나 각종 부작용 때문에 노인에게는 적합하지 않다. 근래에는 터비나핀이라는 약물이 나왔는데, 비교적 부작용 없이 3~6개월 정도면 높은 치료성공률을 보인다. 발톱무좀이 자주 재발해 근본적인 해결책을 얻고자 할 때는 발톱 전체를 제거하는 수술을 받을 수 있다.

|제14장| **노년기 건강관리**

1. 정기검진과 예방주사

　노년기를 건강하게 보내기 위해서는 다음 세 가지 요건이 충족돼야 한다. 첫째는 이미 발견된 당뇨병이나 고혈압 같은 만성질환을 잘 치료하고, 둘째는 예방주사, 운동, 체중 감량, 금연 등으로 질환을 예방하는 것이고, 셋째는 정기적인 건강진단으로 암 같은 심각한 질환을 조기에 발견하여 완치하는 것이다.

예방주사　어린이들이 정기적으로 예방주사를 맞아야 하듯이 노인들도 정기적으로 예방접종을 해야 한다. 독감으로 인한 사망자의 약 90%가 노인들이다. 따라서 매년 10~12월에 65세 이상 노인은 독감 예방주사를 맞아야 한다. 독감 예방주사는 수많은 종류의 독감 바이러스 중 그해에 가장 유행할 것으로 예상되는 세 종류를 선택해 만들어지기 때문에 70~80%의 예방효과를 보이지만, 모든 독감을 예방할 수는 없으며 감기 예방에는 효과적이지 못하다.

폐렴 예방주사는 23종의 폐렴균에서 항원을 추출해 만든 것으로 폐렴에 걸렸을 때 패혈증으로 악화되는 것을 예방하는 효과가 있다. 폐렴 예방주사는 65세 이상의 노인들은 모두 맞아야 하고, 경우에 따라서는 6년 후에 한 번 더 맞아야 한다.

파상풍 및 디프테리아 예방주사는 소아기에 시작해 10년마다 맞아야 하며, 특히 면역력이 떨어지는 노년기에는 정기적인 접종이 필수적이다. 이 밖에도 우리나라 사람에게 흔한 B형 간염에 대한 예방접종도 필요하다.

금연 흡연이 건강에 미치는 해는 이미 잘 알려져 있다. 그러나 많은 사람들이 평생 담배를 피우다가 노년기에 들어서 금연한다고 건강에 어떤 이익이 있을 것인가에 의문을 갖는다. 노년기의 주요 사망원인은 심장질환, 뇌졸중, 호흡기질환, 암 등인데 모두 흡연과 연관된 질환이다. 따라서 금연에 의한 건강개선효과는 나이에 상관없이 나타나고 실제로 65세 이후에 금연한 사람을 조사한 결과, 3년가량 수명이 연장되는 효과가 있는 것으로 관찰됐다.

운동 정기적인 운동은 고혈압, 심장질환, 우울증, 골다공증 등 여러 종류의 노인질환을 예방하고 치료하는 효과가 크다. 특히 평소에 전혀 운동을 하지 않던 노인의 운동효과는 더욱 크다. 노인들에게 적합한 운동은 매일 30분씩 걷기나 가벼운 에어로빅 등이다.

잘못된 의학상식 이 밖에 잘못된 의학상식에도 주의해야 한다. 한 예로 주위 사람들이 중풍을 예방한다고 해서 아스피린을 매일 복용하는 경우가 있다. 적은 용량의 아스피린이 심장질환이나 뇌졸중 예방에 도움이 된다는 사실은 이미 잘 알려져 있다. 그러나 심장질환이나 뇌졸중 위험인자가 없는 사람에게는 효과가 입증되지 않았고 고혈압이 심하거나 과거에 뇌출혈이나 위장출혈이 있었던 사람, 간질환이나 신장질환이 있는 사람에게는 심각한 부작용을 일으킬 수 있으므로 의사와 상담 후 복용해야 한다.

암 조기진단 노년기 건강관리에 중요한 것은 각종 암의 조기진단이다. 자궁경부암은 우리나라 여성에게 가장 많은 암으로 정기적인 세포검사를 통해 조기에 발견할 수 있다. 미국 노인의학회의 지침에는 65세 이상 여성이 최근 실시한 자궁암 검사에서 2회 연속 정상으로 나오면 더 이상 자궁암검사를 시행할 필요가 없는 것으로 되어 있다. 이는 우리나라 여성과 비교했을 때 미국 여성의 자궁암에 의한 사망률이 1/10에 불과할 정도로 자궁암 비중이 적기 때문인 것으로 생각된다. 따라서 자궁암 발생률이 높은 우리나라 여성들은 65세 이후에도 매년 자궁암검사를 시행할 필요가 있다.

유방암은 음식이나 생활습관의 서구화에 따라 증가 추세를 보이고 있는데, 나이가 들수록 발병률이 증가한다. 유방암은 여성 자신에 의한 자가진단이나 의사에 의한 검진 또는 유방촬영 등에 의해 진단된다. 여성들은 자신의 신체 변화에 민감하므로 자가진단법을 배워 매월 한 번씩 실시해야 한다. 또 65세 이상 여성은 매년 한 번씩 유방촬영을 시행해야 한다.

전립선암은 노년기 남성에게 많이 생기는 암으로 다른 암과 마찬가지로 초기에는 거의 증상이 없다. 의사가 손가락을 직장에 넣어 전립선을 진단하는 직장수지검사가 가장 쉬운 진단방법이다. 그러므로 노인들은 1년에 한 번은 직장수지검사를 받아야 한다. 또한 혈액검사로 혈중전립선특이항원 수치를 측정하는 방법도 전립선암의 조기 발견에 이용되고 있다.

대장암은 대장의 말단부위인 직장에 많이 발생한다. 따라서 전립선암과 마찬가지로 직장수지검사가 중요하다. 대변내 혈액 유무를 검사하는 혈변검사는 매년, 대장의 일부를 육안으로 관찰할 수 있는 내시경검사는 3~5년에 한 번씩 받을 것을 권장하고 있다.

폐암은 70~75세 사이에 가장 많이 발견되는데, 특별한 조기진단법은 없다. 우리나라 사람에게 많은 위암은 위내시경을 통해 조기진단이 가능하다.

비타민 B$_{12}$ 결핍증 및 갑상선질환검사

비타민 B$_{12}$ 결핍증이나 갑상선질환은 노년기에 흔할 뿐만 아니라 노인성 치매, 우울증 등과 비슷한 증상을 일으킨다. 따라서 65세 이상의 노인은 반드시 정기적으로 비타민 B$_{12}$와 갑상선호르몬의 혈중량을 측정해야 한다.

**청각장애 및
시작장애**
　　노년기에는 큰 소리를 잘 듣지 못하는 노인성 난청이 나타나는데, 65세 이상 노인의 약 1/3이 청력검사에서 이상 소견을 보인다. 따라서 정기적인 청력검사가 필요한데, 이는 간단한 청력계를 사용해 실시할 수 있다. 시력검사도 1~2년마다 실시해야 하고 정기적인 시야검사와 안압검사로 녹내장을 진단하는 것도 중요하다.

2. 약물 복용법

　　약물은 각각 특유의 체내 대사 과정이 있고 사람들 사이에도 체내 약물 대사기능에 차이가 있기 때문에 같은 약물을 쓰더라도 의사의 지시에 따라 정해진 용량과 복용법을 철저하게 지켜야 한다. 그러나 노인 환자들은 복용하는 약물 종류가 많고 또 노년기에 나타나는 기억력장애나 판단력장애로 인해 약물 용량이 바뀌거나 복용 시간이나 방법이 잘못되는 경우가 허다하다.

식전? 식후?
　　특정 약물을 어떻게 복용해야 되는지 다 열거할 수는 없지만 일반적으로 노인들이 많이 복용하는 약물의 복용법은 다음과 같다. 복용 시간은 약물마다 다르지만 대체적으로 식사 30분~1시간 전이나 식후 2시간이 지난 뒤에 복용하는 것이 약물의 흡수를 높여 최대 효과가 나타난다. 그러나 많은 약물들이 공복일 때는 위염 등 위장장애를 가져오므로 식후 30분에 복용하도록 권장되고 있다. 관절염 치료에 사용되는 소염진통제나 세균감염증을 치료하는 항생제 계통이 이에 속하는 대표적인 약물이다.

**골다공증
치료제**
　　식사 전에 꼭 복용해야 되는 약물 중에 대표적인 것이 일부 골다공증치료제(포사맥스)이다. 이 약물은 기상 후에 빈속에 복용하고 복용 후 30분 동안에는 음식이나 다른 약물을 복용해서는 안 된다. 피치 못할 사정으로 음식이나 다른 약물을 30분 이내에 복용하더라도 큰 부작용이 나타나는 것은 아니지만 그날 복용한 약물의 효과는 사라지고 만다. 이 약물은 식도에 걸려 식도염을 일으키는 경우가 많기 때문에 복용할 때는 항상 물을 한 컵 정도 충분히 마시는 것이 좋고 복용하고 30분 동안은 누우면 안 된다.

위장약　　식전에 복용해야 되는 약물에는 위운동촉진제(메토클로프라마이드)가 있다. 이 약물은 위산역류증이 있는 환자에게 주로 사용된다. 식전 또는 식사와 같이 복용해야 되는 약물로는 소화효소제가 있다. 칼슘 성분을 복용하면 속이 불편해지는 사람은 식사와 함께 또는 식사 직후에 복용하면 위장장애가 덜하다. 식후 2~3시간이 지나서 위가 비어 있을 때 위에 통증을 느끼는 사람은 위산과다에 의한 위염이나 위궤양을 의심할 필요가 있다. 위산 분비를 감소시키는 히스타민수용체차단제나 프로톤펌프억제제 같은 약물은 위산에 의한 손상이 가장 많은 수면시간 중에 최대 효과를 얻기 때문에 자기 전에 복용하도록 되어 있다. 그러나 제산제는 제산효과가 짧아서 하루에 3~4회씩 복용해야 되는데, 식사와 식사 사이나 자기 전, 위가 비어 있을 때 복용하는 것이 원칙이다. 스타틴 계통의 콜레스테롤 수치를 낮추는 약물들도 대부분 취침 전에 복용해야 한다.

당뇨병치료제, 고혈압치료제　　당뇨병치료제나 고혈압치료제같이 정기적으로 복용하면서 그때그때 혈당이나 혈압 측정으로 치료 상태를 확인해야 하는 약물은 하루 중에 일정 시간을 정해 규칙적으로 복용해야 한다. 혈당이나 혈압 모두 밤보다 낮에 더 높기 때문에 당뇨병치료제와 고혈압치료제는 아침에 복용하는 것이 원칙이다. 비타민이나 칼슘 등 특별한 약리작용 없이 영양보충만을 목적으로 복용하는 약물은 깨거나 가루로 만들어 먹어도 상관없으나 고혈압치료제나 당뇨병치료제 등 치료용으로 복용하는 약물은 절대로 깨거나 가루로 만들어서 복용하면 안 된다. 이는 특히 하루 한 번씩 복용하는 약물인 경우에 더욱 중요한데, 이러한 약물은 위장관에서 서서히 녹으며 하루 종일 효과가 지속되도록 제조되어 씹거나 부수어 복용하면 약물이 갑자기 흡수돼 일시에 혈당이나 혈압이 지나치게 떨어지는 부작용이 일어날 수 있기 때문이다.

이뇨제

고혈압이나 심장질환 또는 신장질환을 치료하기 위해 사용하는 이뇨제는 오후 늦게나 밤에 복용하면 밤중에 소변을 자주 보게 돼 불편하므로 아침에 복용하는 것이 좋다.

3. 약물남용 예방

득과 실을 따져라

노인들은 대부분 한두 가지 정도는 약물을 복용하는데, 10가지가 넘는 약물을 매일 복용하는 노인들도 있다. 질환을 치료하기 위해 사용되는 약물뿐만 아니라 건강증진 목적으로 복용하는 영양제, 각종 한약이나 건강식품까지도 정도의 차이는 있지만 특유의 부작용을 가지고 있다. 따라서 약물을 사용할 때는 항상 약물 사용에 의한 이득(질환의 치료효과)과 손해(부작용, 경제적 부담)를 저울질해야 한다.

약물남용 및 약물오용

나이가 들면 근육이 퇴화하고 지방조직이 증가해 약물의 체내 분포가 변하고 또 신장 및 간기능이 약화돼 약물대사능력이 떨어져 젊은 사람에 비해 적은 양에도 약물과용 증상이 나타난다. 노인 환자들은 대부분 노화에 따른 기억력 감퇴와 어려운 영어 약물명 때문에 약물의 용량뿐만 아니라 약물명조차 기억하지 못해 자기가 어떤 약물을 복용하는지도 모르고 있다. 환자가 여러 의사에게서 동시에 약물을 처방받는 경우에는 같은 질환에 대해 중복 투약될 위험이 있다. 더욱이 심한 약물 상호작용 때문에 동시 사용이 금지된 약물이 각기 다른 의사에 의해 처방되기도 하고 또 한 가지 약물에 의한 부작용으로 생긴 증상을 다른 의사는 새로운 증상으로 보고 이에 대한 약물을 추가로 처방하기도 한다. 여러 가지 약물을 같이 복용했을 때 나타나는 부작용 위험은 약물의 수가 산술적으로 증가함에 따라 기하급수적으로 증가한다. 노인 입원 환자의 약 10~17%가 약물오용이나 과용 때문인 것을 봐도 노인층의 약물 남용 폐해가 얼마나 큰지 알 수 있다. 또 입원 환자들뿐만 아니라 외래 환자들에게서도 약물부작용에 의해 증상이 나타나거나 기존의 증상이 심해지는 것을 흔히 볼 수 있다.

따라서 약물을 복용할 때 가장 기본이 되는 원칙은 필요하지 않은 약물은 절대로 복용하지 않는다는 것이다. 노인 환자들을 진료하다 보면 종종 옆집 노인이 먹고 효과를 보았다고 해서 자기도 좀 얻어 복용한다는 경우도 있고 또 자녀들이 사다줬기 때문에 아까워서 먹어야 된다는 경우도 있다. 일반적으로 건강식품이나 화학합성에 의하지 않고 천연 원료를 그대로 가공한 생약이나 몸을 좋게 한다는 각종 보약 등은 몸에 해가 없는 것으로 알고 있는데, 이는 잘못된 생각이다. 왜냐하면 이러한 제품들은 일반 치료약물에 대해 국가기관에서 효과를 입증하는 엄격한 실험 과정을 거치지 않아 효능을 믿을 수 없기 때문인데, 더 중요한 것은 사용에 따른 부작용에 대한 정보가 전혀 없다는 것이다.

필요한 약물은 써라 약물을 무조건 피하라는 것이 아니라 꼭 필요한 약물만 의사와 상의를 거쳐 복용하라는 것이다. 대부분의 노인들에게는 약물남용이 문제가 되지만, 무조건 약물을 피하려는 노인들도 있고 그중에는 약물을 전혀 복용하지 않는 것을 자랑으로 여기는 사람도 있는데 이 또한 위험한 생각이다. 예를 들면 관절염에 의한 통증으로 매일 힘들게 생활하면서도 약물이 좋지 않다고 해서 또는 무슨 약물을 그렇게 많이 복용하느냐는 가족들의 핀잔 때문에 아예 소염제 계통을 시도도 하지 않고 민간요법을 따르거나 운동만 하는 사람도 있다. 이렇게 약물이 필요한 상황에서도 효과적인 약물을 두고 고생을 하는 사람은 현대 의학의 혜택을 받지 못하는 것이다. 약물부작용이 많은 것은 사실이지만 부작용은 일부에서만 나타나므로 의사의 감독하에 복용을 시도해 부작용이 없으면 필요한 기간 동안 복용하는 것이 건강이나 삶의 질의 향상을 위해 장기적으로 더 이익이다.

▪ 약물남용을 줄이기 위한 방법 ▪

1. 어떤 질환이든지 의사와 상의해 비약물적 요법을 먼저 시도하고 약물을 복용하더라도 이 방법을 지속해 약물 용량을 줄이도록 한다.
2. 가능한 한 약물의 종류와 용량을 최소로 줄이도록 노력한다. 새로운 약물을 복용하기 시작할 때는 항상 최소량부터 시작해 양을 천천히 늘리는데, 약물의 효과보다는 부작용을 먼저 점검한다는 자세로 임해야 한다.
3. 자신의 전체적인 건강과 약물 사용 문제를 담당하고 조정해줄 담당의사를 한 명 정하고 약국도 가능하면 한곳을 이용해 모든 약물의 복용 기록이 쉽게 확인되도록 한다.
4. 새로운 약물을 복용할 때는 약물부작용에 대해 알아두고 자기 신체나 증상의 변화를 면밀히 관찰한다.
5. 처방 없이 구입할 수 있는 약물이나 각종 건강식품도 사용 전에 의사와 상의해 부작용이나 약물 상호작용의 가능성을 줄여야 한다.
6. 새로운 의사를 찾을 때는 현재 복용하고 있는 약물을 가지고 간다.
7. 항상 자신이 복용하고 있는 약물명과 용량을 적어놓은 메모를 가지고 다닌다. 특히 인슐린이나 당뇨병치료제, 스테로이드제제, 항응고제 등을 복용하는 환자는 응급상황에 대비해 복용 약물명을 적어놓은 팔찌를 차거나 카드 등을 지참하고 다닌다.
8. 주기적으로 집에 남아 있는 약물을 점검해 사용하지 않는 약물은 통째로 버린다.
9. 의사나 가족은 항상 환자가 약물을 복용하는 방법을 이해하고 있는지 확인하고 치매나 시력 감퇴 등으로 약물을 안전하게 복용할 수 없을 때는 반드시 가족이나 가정방문 간호사가 약물을 투여할 수 있도록 한다.

---

4. 금기 약물

일반인에게 많이 사용되는 약물 중 일부 약물은 노인들에게 부작용을 일으키므로 사용을 적극 피해야 한다.

항콜린성
부작용

특히 노인들에게 문제를 일으키기 때문에 꼭 피해야 하는 약물은 항콜린성 부작용을 가진 약물이다. 콜린이라는 물질은 신경계통에서 신경과 신경 사이에 자극을 전달하는 역할을 하는데, 노년기에 들어서면 점점 양이 줄어든다. 노년기에 일어나는 신경질환 등은 콜린성 신경전달물질의 감소와 연관되어 있는데, 그중에서도 대표적인 것이 알츠하이머병이다. 따라서 콜린성 신경전달물질의 기능을 차단하는 부작용(항콜린성 부작용)을 가진 약물은 노인들에게 큰 문제를 야기하는데, 뇌기능을 저하시켜 치매 증상을 악화시키고 다른 여러 신체 부작용을 불러온다. 부작용은 주로 신경계 증상으로 불안, 행동장애, 혼동, 피로감, 호흡장애, 어지럼증이 나타나고 피부나 입 안이 건조해진다. 또 소변을 보기가 힘들어지고 혈압이 높아진다.

관절염이나 허리통증을 가진 노인 환자에게도 가끔 사용되는 근육이완제는 항콜린성 부작용이 심해 노인들이 사용하기에 좋지 않다. 구세대 우울증치료제 중에서도 아미트립틸린은 우울증치료제, 만성 통증치료제 또는 수면제로까지 노인에게 처방되는 경우가 있는데, 이 약물은 진정 효과가 아주 강해 노인이 복용하면 심한 무력감, 피로감, 어지럼증이 나타나고 또 배뇨장애, 입안건조증, 보행장애 등이 나타난다. 감기나 알레르기, 피부질환치료제로 사용되는 항히스타민제들도 항콜린성 부작용이 심하므로 부득이 사용해야 한다면 부작용이 적은 신세대 항히스타민제를 사용한다.

수면제

신경안정제나 수면제로 사용되는 디아제팜이나 플루라제팜 등은 노인들에게 사용하면 안 된다. 이 약물들은 체내에 축적되어 효과가 아주 길기 때문에 수면제로 사용하면 다음 날까지 효과가 지속되어 어지럽고 기운이 빠지며 졸리는 증상으로 넘어져 다치는 경우가 종종 발생한다. 따라서 수면제를 필요로 할 때는 이 약물들보다 체내 반감기가 훨씬 짧은 약물을 사용하는 것이 바람직하다.

진통제 심한 통증에 종종 처방되는 프로폭시펜 등은 일반 진통제보다 진통효과가 뛰어나지도 않으면서 마약성 진통제의 부작용은 모두 가지고 있기 때문에 피하는 것이 좋다.

소염진통제들은 위장장애나 고혈압, 신장질환 등의 악화 같은 부작용이 많기 때문에 노인들에게는 특히 조심해서 사용해야 되는데, 그중에서도 인도메타신은 특히 앞에 나열한 부작용이 더 심해서 통풍 등 특수한 경우를 제외하고는 두통, 혼돈증, 우울증 등 중추신경계에 장애가 나타날 수 있으므로 사용을 피해야 한다.

5. 노년기의 영양관리

건강한 노후를 보내기 위해서는 적절한 영양상태를 유지하는 것이 필수적이다. 그러나 실제로 많은 노인들에게 영양결핍이 나타나고 특히 장기 요양시설이나 병원에 입원한 노인층에서 영양결핍이 더 자주 발견된다. 조사에 따르면 65세 이상 노인의 약 40%가 1일 권장 열량의 2/3에도 못 미치는 음식을 섭취하고 있는 것으로 나타났다. 또 나이가 들면 열량 소모량은 감소해도 비타민이나 미량원소의 필요량은 변화가 없는데, 전체적인 음식 섭취량의 감소로 비타민이나 미량 원소 역시 결핍되기 쉽다.

영양결핍의 원인 노인층에 흔한 치아질환이나 치아 상실, 음식물을 삼키는 삼킴작용의 이상, 우울증, 치매 또는 경제적 빈곤이나 사회적 고립 등은 영양결핍의 원인이 된다. 이 밖에도 각종 암, 당뇨병, 만성질환에 의한 체내 영양분의 소모 증가나 이런 질환을 치료하기 위한 치료제의 부작용에 따른 식욕부진, 구토, 설사 등에 의한 영양장애도 있을 수 있다.

합병증

영양장애가 계속되면 면역기능이 약화돼 감염증, 조혈기능장애에 의한 빈혈이 생기고 비타민 결핍에 따른 신경장애, 뇌기능장애, 피부질환 등의 합병증이 생긴다. 이 밖에도 칼슘 및 비타민 D의 부족으로 골다공증이 발생하고 전체적인 사망률도 정상 체중을 가진 사람보다 높게 된다.

지난 1개월 동안 평소 체중의 5% 이상, 지난 6개월 동안 10% 이상 감소한 노인은 일단 영양결핍을 의심해야 한다. 영양결핍은 여러 심각한 질환의 한 증상으로 나타나는 때가 있으므로 영양결핍이 발견된 환자는 원인 질환을 규명하고 그것을 치료하는 것이 중요하다. 특별한 원인 질환이 발견되지 않는 사람은 1일 권장량 이상으로 음식을 섭취하여 정상 체중을 회복해야 한다.

영양소

신체에 필요한 영양을 공급하는 영양소는 크게 활동에 필요한 에너지(열량)를 주는 단백질, 지방, 탄수화물의 3대 영양소와 비타민이나 미량원소 등 열량은 없지만 신체기능을 유지하는 데 필요한 미세 영양소가 있다. 노인들의 영양결핍은 열량이나 단백질의 부족에 의한 것으로 각종 영양액은 주로 이 문제를 교정하기 위한 것이다. 비타민이나 미량원소의 부족은 매일 종합비타민제를 1정씩 복용함으로써 예방할 수 있다. 종합비타민제를 선택할 때는 무조건 비싼 것보다는 비타민 B군(B_6, B_{12} 등)과 비타민 C, D, E, 엽산, 아연 등이 고루 들어 있는 것을 선택하고 칼슘은 별도로 추가하여 복용하는 것이 좋다.

영양액

시중에서 판매되는 영양액은 여러 종류가 있고 또 사용하는 목적에 따라 성분이 조금씩 다르다. 영양액은 대부분 단백질 성분으로는 콩이나 우유 단백질, 지방 성분으로는 식물성 지방, 탄수화물 성분으로는 각종 전분류를 주원료로 해서 제조된다. 이처럼 영양액에 일반적인 식품에는 없는 특수한 영양소가 들어 있는 것은 아니므로 음식을 먹는 데 문제가 없는 노인이나 정상

체중이거나 비만인 노인이 영양액을 복용하는 것은 바람직하지 않다.

영양액이 가장 많이 쓰이는 경우는 치매, 뇌졸중이나 혼수상태 등으로 음식을 삼키는 기능이 마비된 환자에게 튜브를 통해 영양소를 공급할 때이다. 그러나 음식을 삼키는 기능이 남아 있는 노인이라도 음식 섭취량이 적거나 각종 소모성 질환으로 영양상태가 좋지 않을 때는 식사로 영양분을 섭취하는 것 외에 영양액을 추가로 복용하여 영양상태를 개선할 필요가 있다.

각각의 영양액은 열량, 섬유소, 수분의 함량이나 영양소의 배합 비율이 다르다. 따라서 사용 목적에 맞는 영양액을 선택하는 것이 영양을 보충하는 효과를 극대화하고 부작용을 막는 데 중요하다. 영양액 중에서 가장 흔하게 사용되는 엔슈어는 영양이 농축된 엔슈어 플러스형으로도 제조된다. 엔슈어 플러스는 엔슈어에 비해 약 1.7배의 칼로리를 함유하고 있는 대신에 고농축 영양액에 따르는 부작용으로 설사가 생길 확률이 높다. 엔슈어 플러스는 상대적으로 칼로리당 수분 함유량이 적으므로 심장질환이나 신장질환으로 수분 섭취를 제한해야 하는 환자의 고농도 영양보충에 적합하다. 영양액은 섬유소가 거의 없어 변비가 악화되기 쉬우나 이를 위해 섬유소를 많이 함유한 영양액도 있고 당뇨병 환자를 위해 탄수화물이 적은 영양액, 만성 신부전증 환자를 위해 단백질 양이 조절된 영양액도 있다.

노인에게 영양부족이 있을 때 얼마만큼의 영양액을 보충해야 하는지는 환자의 체격과 활동량에 따라 결정된다. 영양액은 식사와 식사 중간에 보충하는 것이 입맛을 유지하고 배가 쉽게 부르는 것을 막을 수 있다. 영양액에 의한 부작용 중 가장 흔한 것은 설사이다. 따라서 이를 막기 위해 영양액을 처음 시도할 때는 물에 희석한 저농도의 영양액부터 서서히 시작하는 것이 바람직하다. 또 섬유소가 있는 영양액은 다른 영양액에 비해 설사의 빈도가 낮다.

영양주사　　음식도 먹기가 힘들고 영양보충용으로 사용하는 영양액도 복용하기 힘든 노인들은 영양주사를 맞는다. 흔히 말하는 영양주사는 포도당이나 아미노산제제 또는 알부민제제로 우리나라 사람들이 보약만큼이나 선호하는 약물들이다. 엄격한 의미에서 영양주사는 음식을 전혀 먹지 못하거나 튜브로 영양을 공급할 수 없는 환자에게 정맥주사를 통해 열량과 수분, 비타민, 전해질 등을 공급하는 것을 말한다. 따라서 실제로는 위에서 말한 영양주사들은 열량 공급면에서는 거의 도움이 되지 않는다.

예를 들어 가장 많이 사용하는 5% 포도당 용액은 500cc 한 팩당 열량이 약 85kcal인데, 이 포도당 용액만으로 필요한 1일 열량을 공급하려면 하루에 20~25팩을 맞아야 한다. 5% 포도당액 500cc 한 팩에는 한 끼 식사의 약 1/8 정도의 열량(밥 서너 숟가락에 해당하는 양)밖에 들어 있지 않다. 또 많이 사용하는 링거액이나 0.9% 생리식염수에는 영양가(열량)는 전혀 없고 전해질과 수분만 들어 있다. 그런데도 포도당 용액이나 링거액 등이 병원에서 많이 사용되는 것은 급성 위염, 설사, 독감, 각종 발열성 질환 등으로 인해 탈수상태가 된 환자에게 수분을 공급하고 또 환자가 일시적으로 식사를 못하게 된 상황에서는 최소량의 포도당을 공급함으로써 근육에서의 단백질 손실을 지연시키기 때문이다. 실제로 탈수상태가 된 환자가 이런 정맥주사를 맞게 되면 즉각적이고 눈에 띄는 효과가 나타나기 때문에 일반인들은 원기를 회복시키고 정신을 나게 하는 '보혈주사'로까지 생각한다.

아미노산이나 알부민이 주성분인 주사제도 극소수 특수한 질환을 가진 환자에게만 사용되고 일반적인 영양보충을 위해서는 사용되지 않는다. 특히 알부민은 과거 한국전쟁 등 전시에 혈액공급이 부족할 때 대용 혈장이나 대용 혈액으로 사용되면서 출혈로 쇼크에 빠진 환자의 혈압을 일시적으로 상승시켜 일반인들에게는 기력회복 내지는 기사회생의 명약으로 인식되고 있다. 그러나 알부민은 인체에 들어가면 일시적인 혈압 상승 외에는 장기적인 영양보충이나 기력회복에는 효과가 없고 또 여러 사람의 혈액을 원료로 제조되기 때문에 알레르기반응이나 기타 부작용이 나타날 수 있다.

입으로 음식을 먹지 못하고 영양공급 튜브도 사용할 수 없는 중환자나 복부수술 환자들에게는 정맥을 통해 하루에 필요한 모든 영양을 공급하는 총정맥영양법을 사용하는데, 이는 체내에 있는 큰정맥에 튜브를 설치하고 24시간 수액주사로 영양을 공급하는 방법이다.

6. 비타민 B$_{12}$ 결핍증

부족 증상 노년기에 일어날 수 있는 영양결핍증 중에 대표적인 것이 비타민 B$_{12}$ 결핍증이다. 비타민 B$_{12}$는 신경계의 유지와 조혈작용에 필수적인 영양소로 부족하면 노인들에게 흔한 각종 증상이 나타난다. 우선 신경계통의 증상으로는 손발의 감각 이상으로 저리거나 감각이 무뎌지는 현상이 오고 발기불능, 미각 상실, 사지무력증, 보행장애 등의 증상을 보인다. 심하면 우울증 소견을 보이거나 기억력장애가 나타나고 치매현상이 올 수도 있다. 조혈작용부전으로 인한 증상으로는 빈혈에 따른 무력증, 피로감, 호흡곤란 등이 나타나고 기타 증상으로는 소화장애, 탈모증, 설사 등이 생길 수도 있다.

비타민 B$_{12}$는 주로 간에 저장되는데 체내에서 반감하는 기간이 2~4년 가량 걸려 비타민 B$_{12}$를 섭취하지 않아도 몇 년 뒤에야 나타난다. 비타민 B$_{12}$의 주된 공급원이 되는 식품은 육류나 생선류, 달걀 등 동물성 식품이다. 따라서 순전히 채식만 하는 사람은 비타민 B$_{12}$가 부족할 수 있다.

비타민 B$_{12}$ 흡수장애 정상적인 식사를 하는 사람들은 비타민 B$_{12}$의 공급 부족으로 인한 결핍증이 생기지 않는다. 비타민 B$_{12}$가 부족하게 되는 것은 주로 각종 질환의 합병증으로 인한 비타민 B$_{12}$ 흡수장애의 결과이다. 특히 노인들에게서 흔한 질환으로는 만성 위염이나 장내세균증식이 있고 과거에 위수술을 받아 위의 일부나 전체를 잘라낸 사람들도 비타민 B$_{12}$가 부족해지는데, 이는 비타민 B$_{12}$ 흡수에 필수적인 내부 인자가 분비되지 않기 때문이다. 이렇게 비타민 B_{12}의 흡수장애로 나타나는 비타민 B_{12} 결핍 환자는 아무리 구강으로 비타민 B_{12}를 투여해도 소장에서 흡수되지 않아 혈중농도가 오르지 않는다.

치료　　비타민 B_{12}가 부족하다는 것이 발견되면 실링테스트를 통해 결핍 원인이 정확히 어디에 있는지 검사해야 하는데, 노인에게는 이 과정을 생략하고 바로 치료를 시작할 수도 있다. 이럴 경우 평생 한 달에 한 번씩 근육주사로 비타민 B_{12}를 투여한다. 치료효과가 빠르기 때문에 환자는 1~2일 내에 기운을 차리고 빈혈도 몇 주 내로 호전되며 각종 신경 증상도 좋아진다. 그러나 진단이 늦어진 경우에는 신경장애가 호전되지 않을 수도 있다.

7. 체중감소

과거 못살던 시절과 달리 현대는 영양 과다에 따른 비만증이 아주 흔해 어린이부터 노인까지 많은 사람들이 살빼기 전쟁을 치르고 있다. 그러나 한편에서는 의도적으로 노력을 하지 않는데도 체중이 감소하는 사람이 있다. 이런 체중감소는 주로 노인층에서 나타나는데, 보고에 의하면 65세 이상 노인 4명 중 1명꼴로 이런 증상을 경험하는 것으로 알려지고 있다.

원인　　체중감소의 원인은 매우 다양한데, 경우에 따라서는 원인을 쉽게 발견하지 못할 수도 있다. 그렇지만 때로는 체중감소가 암이나 만성질환의 초기 증상으로 나타날 수도 있으므로 특별한 이유 없이 체중이 감소하면 원인을 규명해야 한다. 일반적으로 남성들은 50대 중반까지는 체중이 증가하다가 그후로 감소하는데, 60대 후반 이후에는 감소 속도가 빨라진다. 여성은 60대 후반까지 체중이 증가하다가 그후로는 감소하는데, 남성보다 속도가 늦다. 뚜렷한 기준은 없으나 6개월 내에 평소 체중의 5% 이상 감소한 경우를 비정상적인 체중감소로 본다. 체중감소가 심하면 대개 각종 영양결핍에 의한 질환들을 동반하게 되는데, 면역기능 상실에 의한 각종 감염증이나 골다공증, 욕창, 빈혈 등이 발생하고 평상시에도 무기력해지면서 손발이 차게 된다.

진단 　비정상적으로 체중이 감소했을 때는 먼저 이미 가지고 있는 만성질환이 잘 치료되고 있는지 확인해야 한다. 갑상선기능항진증이나 당뇨병 등이 잘 치료되지 않으면 체중이 급격히 감소하고 이뇨제를 고혈압치료제로 쓸 때도 체중이 단기간에 현저하게 줄어들 수 있다.

특별한 질환 없이 체중이 감소할 때는 우선 음식물 섭취량이 전보다 감소했는지 점검해야 한다. 식욕 상실은 음식물 섭취량이 감소하게 되는 가장 큰 원인인데, 노화에 따른 미각 및 후각기능 상실 외에도 만성질환이나 이를 치료하기 위해 사용하는 약물의 부작용에 의한 경우도 많다. 특히 치매나 우울증 환자는 식욕 상실이 심하다. 또 틀니가 잘 맞지 않아 죽을 먹을 수밖에 없거나 과거에 뇌졸중을 앓아 음식을 삼키는 기능에 문제가 있는 사람 또는 혼자 사는 노인으로 거동이 불편해서 음식물 준비에 문제가 있는 경우 등 체중감소의 원인은 사회, 경제적인 문제에까지 연관돼 있다.

비자발적인 체중감소를 보이는 노인층을 조사한 바에 따르면 약 16%가 우울증 등에 의해 체중이 감소한 것으로 나타났다. 특히 발견되지 않은 암에 의한 경우는 암조직의 크기가 아주 작을 때가 많은데, 이때는 암조직에서 생산되는 특수한 물질(카켁틴)에 의해 지방조직이 형성되지 않고 식욕이 떨어져 체중이 감소하는 것으로 알려져 있다.

8. 비만증

일반적으로 나이가 들면 체중이 늘고 체형이 변하는데, 그로 인한 비만증은 하체비만보다는 복부비만 형태로 나타난다. 노화에 따른 체중증가는 주로 지방조직의 증가에 의한 것으로 근육은 오히려 감소한다.

진단

비만증은 정상 체중보다 20% 이상 더 나갈 때를 말한다. 또 체중(kg)을 신장(m)의 제곱으로 나눈 신체지수도 이용되는데, 이는 나이에 상관없이 비만의 척도로 사용한다. 신체지수는 남성은 21.6, 여성은 21.2 정도가 적정 수준으로 알려져 있는데, 이 기준은 젊은이를 대상으로 한 것으로 노인에서는 이 수치를 더 높게 잡아 26을 기준으로 보는 사람도 있다. 그러나 연령에 관계없이 28을 넘으면 비만으로 간주한다. 노인들의 비만증을 정의하고 치료할 때는 그 사람이 가지고 있는 만성질환을 고려해야 한다. 즉 복부비만증은 특히 노인들에게 많은 당뇨병, 고혈압, 신진대사 이상과 연관이 있기 때문에 이런 질환이 있는 사람들은 비만증 기준을 정상인보다 더 낮게 잡는 것이 바람직하다. 한편 비만이 심하지 않은 노인에게 아무런 만성질환이 없고 생활에 큰 불편이 없을 때 체중을 줄이는 것이 장수에 도움이 된다는 증거는 아직 없다.

치료

노인들의 비만증을 치료하는 것은 다른 모든 노인질환의 치료와 마찬가지로 무리하지 않고 서서히 그리고 지속적으로 하는 것이 바람직하다. 노인들의 비만증 치료에 가장 많이 사용되는 방법은 식사량을 줄임으로써 열량 섭취량을 줄이고 꾸준히 운동을 하는 것이다. 그러나 식사량을 줄일 경우 자칫하면 필수 비타민이나 미네랄 또는 단백질이 부족해질 수 있으므로 미리 의사나 영양사의 조언을 듣고 실시해야 한다. 체중이 너무 많이 나가서 활동에 지장이 있거나(신체지수 30 이상), 신체지수가 높으면서(27 이상) 당뇨병 같은 비만증과 연관된 질환을 가지고 있는 노인은 의사의 감독하에 식욕저하제를 사용할 수도 있다.

9. 운동 부족

많은 사람들이 나이가 들어 힘이 빠지고 근육이 쇠퇴해지는 것을 당연한 현상으로 생각하고 있다. 이런 운동능력의 감퇴는 나이에 따른 노화현상에 의한 경우도 많지만 운동 부족에 의한 경우도 많다. 실제로 신체의 모든 기관은 '용불용설' 원리를 따르는데, 이는 사용하면 강해지고 사용하지 않으면 약해진다는 원리다.

근육 쇠퇴와 운동 부족
신체의 운동능력은 근육이 지속적으로 운동을 수행할 수 있는 능력인 지구력과 순간적으로 얼마나 센 힘을 낼 수 있는가를 나타내는 근력으로 나뉜다. 나이가 들면 지구력과 근력 모두 감소한다. 손으로 물건을 쥐는 힘을 나타내는 악력의 경우 80대 노인은 30대 젊은이에 비해 약 60% 이상 감소된다. 이런 현상은 운동이 부족할 때 더욱 심하다. 노인이 하루 종일 침대에 누워 있으면 매일 근력의 1~5%가 감소한다. 따라서 어떤 이유로든 1~2주일 정도 누워 있게 되면 운동 부족으로 기력에 심각한 손상을 입어 걷거나 일어서기조차 힘들게 되고 또 이를 회복하려면 많은 시간이 소요된다. 따라서 노인들은 아무리 기운이 없고 몸이 아파도 매일 조금씩이라도 움직이는 것이 중요하다.

운동효과
정기적인 운동은 신체의 활동성을 유지해줄 뿐만 아니라 많은 질환을 예방하고 치료하는 데 효과가 있다. 당뇨병 환자의 경우에는 적당한 운동이 인슐린 효율을 높이고 칼로리 소모에 의한 혈당감소효과를 가져온다. 고지혈증 환자는 운동을 함으로써 좋은 콜레스테롤을 증가시키고 나쁜 콜레스테롤과 중성지방을 감소시킨다. 운동을 하는 고혈압 환자는 운동하지 않는 환자에 비해 이완기 혈압이 5~10mmHg 정도 낮은 것으로 관찰됐다. 또 규칙적인 운동을 하는 사람들은 심장질환 발생이 절반으로 줄고 사망률도 감소하는 것으로 알려져 있다.

평소에 운동을 하지 않던 노인이 운동을 시작할 때는 의사와 상의해 운동 강도와 종류를 결정하는 것이 바람직하다. 특히 심장질환이 있는 사람은 사전에 심전도검사 및 심장운동부하검사를 시행할 필요가 있다.

운동의 종류 노인에게는 대개 지구력을 기를 수 있는 운동(걷기, 뛰기, 에어로빅댄스, 수영)이 좋으나 가능하면 근육의 힘을 키울 수 있는 운동(역기, 아령)도 병행하는 것이 근육 쇠퇴를 막는 데 더 효과적이다. 심폐기능 유지를 위해서는 하루에 최소 20분씩 일주일에 사흘 이상 규칙적으로 운동할 것을 권장하고 있다. 운동 강도는 최대 맥박수(220－나이)의 70%에 이르는 것이 적당하다. 그러나 이런 기준은 운동을 하지 않던 노인에게는 과한 것이므로 처음에는 최대 맥박수의 50%부터 하는 것이 좋다. 유연성이 떨어지는 노인들은 운동 시작 전에 충분히 몸을 풀어주면 운동 중 사고를 예방할 수 있다.

10. 폐경기

정기적인 월경이 중단되는 폐경기는 노화현상의 하나로 대개 45~55세에 시작된다. 난소의 노화에 따른 여성호르몬 감소로 폐경기가 시작되는데, 이로 인해 여성은 장년기 및 노년기에 걸쳐 신체조직 및 기능의 변화를 겪는다.

갱년기 증상 여성호르몬 감소에 따른 신체 변화를 보면 먼저 자궁, 질 등 여성 생식기관이 퇴화한다. 이에 따라 질이나 요도점막이 위축되고 분비물이 감소돼 질 부위의 가려움증, 출혈 또는 통증에 의한 성기능장애가 일어나고 소변을 조금씩 흘리는 요실금이 발생한다. 머리카락도 빠지나 팔다리의 잔털은 증가하고 체내 콜레스테롤 대사에 이상이 생겨 인체에 해로운 종류의 콜레스테롤이 증가한다. 폐경기 초기에는 여성호르몬이 급격히 감소되어 얼굴이나 상체에 화끈거리는 느낌이 들며 식은땀을 흘리고 자주 가슴이 두근거리며 쉽게 흥분하거나 불안해하는 등의 갱년기 증상이 나타난다. 또 피로감이 들고 근육통이나 관절통이 있으며 괜히 짜증이 나는 등 한마디로 심신이 불편한 경험을 하게 된다. 물론 일부 여성은 이러한 변화가 미미하며 큰 불편을 느끼지 않고 갱년기를 보낼 수 있으나 대부분 몇 년 동안 이런 증상을 감내해야 되고 또 노년기까지 이러한 증상이 지속되는 경우도 종종 있다.

여성호르몬　　갱년기의 모든 변화가 여성호르몬인 에스트로겐의 감소에 의해 나타나기 때문에 에스트로겐을 투여하면 증상의 예방과 호전이 가능하다. 2002년까지만 하더라도 갱년기가 시작된 여성에게는 여성호르몬 투여가 권장되었다. 여성호르몬 사용을 권장한 근거는 그때까지의 연구 결과에 의하면 여성호르몬을 투여하면 앞에서 말한 갱년기 증상을 완화시켜줄 뿐만 아니라 갱년기 이후의 심장질환 증가를 억제하고, 치매나 골다공증의 진행을 늦추며 심지어는 대장암 발병도 감소시키는 것으로 밝혀졌기 때문이다. 그러나 2002년 중반에 여성호르몬을 투여하면 오히려 심장질환과 뇌졸중 위험을 증가시킨다는 연구 결과가 나온 뒤부터 가능하면 여성호르몬 사용을 피하라고 권고하고 있다. 심장질환같이 새로 발견된 부작용 외에도 이미 알려진 부작용은 여성호르몬 투여에 따른 유방암의 증가인데, 이는 현재까지도 뚜렷한 정설이 없는 상태다. 전문가들은 여성호르몬을 소량 복용할 때는 유방암 위험이 크게 증가하지는 않는다고 생각하고 있다. 여성호르몬 사용에 따른 자궁내막염 발병 위험은 에스트로겐과 프로제스틴제제를 함께 사용하면 예방되는 것으로 알려져 있다.

　그런데 이런 위험을 알고서도 여성호르몬을 사용해야 하는 경우가 있다. 필자는 갱년기가 시작된 지 얼마 되지 않아 갱년기 증상이 심해진 환자 외에도 일부 60~70대 노인들이 여성호르몬을 복용하다가 중단한 뒤부터 심한 피로감이나 신체 통증으로 견디지 못하는 사례를 자주 보았다. 이러한 경우에는 신체 증상을 완화시키기 위해 여성호르몬을 사용하는데, 사전 점검을 철저히 해야 한다. 심장질환과 여성호르몬의 연관성에 대한 연구 결과도 호르몬을 5~10년 이상 장기 복용한 사람을 대상으로 한 것이기 때문에 갱년기 초기에 2~3년씩 진행되는 심한 갱년기 증상을 치료할 때는 그 기간 동안 호르몬을 사용한다고 해서 크게 문제되지 않는 것으로 알려져 있다.

호르몬치료를 시행해서는 안 되는 경우는 현재 원인불명의 하혈을 하거나 급성 간질환을 앓고 있는 여성, 유방암이나 자궁내막염이 있거나 의심되는 여성 또는 혈관질환이 있는 여성 등이다.

여성호르몬 사용법 호르몬치료를 시작하기 전에는 우선 기본적인 신체검사와 혈액검사 외에도 자궁암 및 유방암검사를 실시해야 한다. 호르몬을 투여하는 방법은 여러 가지가 있으나 기본적으로는 여성호르몬인 에스트로겐과 프로제스틴 두 가지를 어떻게 사용하느냐에 따라 나뉜다. 두 호르몬을 매일 지속적으로 사용하는 방법이 쉽고 복용 후에 나타나는 자궁출혈도 적은 장점이 있기 때문에 주기적인 월경이 나타나는 주기요법보다 더 권장되고 있다. 호르몬요법에 의한 자궁출혈은 대개 몇 개월 뒤에는 멈추는데, 일부에서는 1년 넘게 지속된다. 호르몬 복용에 따른 부작용으로는 유방통증, 부종, 복부팽만감, 두통 등이 있을 수 있다.

11. 남성호르몬 부족

여성은 50대에 가까워지면 난소의 기능이 급격히 쇠퇴하면서 갱년기 증상이 나타난다. 이는 에스트로겐 농도가 감소하면서 나타나는 증상으로 얼굴 화끈거림, 불안, 우울, 심장박동, 피로감과 뼈가 약해지는 골다공증이 시작된다. 여성과 달리 남성은 노년기에 접어들어도 남성호르몬(테스토스테론)이 급격하게 감소되지는 않으나 40대부터 감소하기 시작하여 서서히 진행된다. 따라서 대부분의 노인 남성들의 혈중테스토스테론 수치는 젊은 사람에 비해 낮게 나타나는데, 특히 테스토스테론 총량보다는 혈장단백질과 결합되지 않아 실제로 생물학적 효과를 보이는 유리테스토스테론 양이 현저하게 감소한다.

증상　　노인 남성의 남성호르몬결핍증은 여성의 여성호르몬결핍증과 비슷한 현상을 보이나 호르몬 감소에 따른 증상이 서서히 나타나고 증상 자체도 정상적인 노화 과정에서 오는 것과 겹치는 부분이 많다. 피로감, 골밀도 감소, 근육 쇠퇴, 혈액 생산의 감소, 성욕 및 성기능의 감퇴가 생기고 심한 경우에는 갱년기 여성처럼 얼굴이 화끈거리는 증상을 보일 수도 있다.

진단　　남성호르몬결핍증을 진단하기 위해서는 우선 앞에서 열거한 증상들이 다른 질환이나 현재 복용하고 있는 약물에서 오는 것인지 확인해야 한다. 그 다음으로는 혈중테스토스테론 총량과 유리테스토스테론, 뇌하수체에서 분비되는 성선자극호르몬 양을 측정해 실제로 남성호르몬이 감소되었는지, 감소되었다면 원인이 무엇인지 파악해야 한다. 남성호르몬 분비량은 하루 중에도 변화가 있기 때문에 아침 일찍 검사하는 것이 바람직하다.

치료　　특징적인 남성호르몬 부족 증상이 있고 혈중남성호르몬이 적은 남성들에게는 남성호르몬 투여를 시도할 수 있다. 그러나 남성호르몬 투여에 따른 부작용을 사전에 충분히 고려해 결정해야 한다. 가장 흔한 부작용은 적혈구가 증가해 혈액의 점도가 높아지는 것인데, 심하면 뇌졸중을 일으킬 수 있다. 또 수면중무호흡증이나 전립선비대증을 악화시킬 수도 있다. 남성호르몬 투여 자체가 전립선암을 유발하지는 않으나 이미 전립선암이 있는 사람에게는 암세포의 성장을 촉진한다. 따라서 남성호르몬을 투여할 때는 정기적인 혈액검사를 통해 부작용 여부를 확인해야 한다. 남성호르몬을 투여하는 방법은 여러 가지 있으나 아직까지는 근육주사를 통한 투여가 가장 안전하고 효과적이다. 근육주사는 2주마다 한 번씩 맞는다. 이 밖에 경구 투여나 피부 부착형 투여방법도 있다.

12. 노인과 음주

우리나라 사람들만큼 술을 좋아하고 많이 마시는 사람도 드물다. 또한 노인이 되면 남녀를 불문하고 누구나 술을 마시는 것을 당연하다고 여길 정도로 노인 음주에 대해 관대하다. 노년기에 들어서면 음주 횟수와 양이 점차 감소하는 추세를 보인다. 이는 노년기의 사회활동 감소로 술을 마실 기회가 적기 때문이기도 하겠지만, 신체적으로는 지방조직이 늘어나고 체내 수분이 감소해 알코올이 분산될 수 있는 공간이 적어져서 같은 양의 알코올에도 혈중 농도가 더 높아져 쉽게 취하기 때문이다. 하루에 반주 한 잔 정도 이상의 음주는 노인에게 건강상의 문제를 일으킬 위험이 있다. 그중에서도 술을 절제하지 못하거나 술을 마셔서는 안 되는 위험한 신체질환을 갖고 있는 노인, 알코올과 같이 복용하면 위험한 약물을 사용하고 있는 노인은 특히 조심해야 한다.

음주와 질환　　적당한 음주에도 증상이 악화될 수 있는 질환 중 대표적인 것으로 당뇨병과 고혈압을 들 수 있다. 또 노인들은 심하지 않은 음주로도 사고력, 기억력 감퇴가 오고 급성 혼돈증이나 낙상에 의한 골절 등이 일어날 수 있다. 음주 운전으로 인한 사고나 신체 부상은 주로 젊은층에 많지만 반사신경이 이미 감퇴되어 있는 노인들은 음주 운전이 훨씬 더 위험하다. 음주는 노인들의 성 기능도 저하시킨다. 현재 노인들이 가장 많이 복용하고 있는 약물 100종을 조사한 결과, 그중 절반이 알코올과 상호작용을 일으킬 수 있는 것으로 나타났다. 상호작용의 형태는 다양한데, 어떤 약물은 알코올에 의해 그 작용이 훨씬 증가하여 독성이나 각종 부작용이 나타날 수 있고 또 어떤 약물은 효과가 알코올에 의해 상쇄되어 기대하던 효과를 보지 못하게 된다.

술을 마시면 단기적인 문제점 외에 장기적으로도 여러 가지 질환이 생길 수 있다. 만성 간염이나 간경변, 간암, 췌장염, 심장질환, 뇌졸중, 고혈압, 영양부족, 성기능장애, 근력이나 골격 약화 외에도 사물을 파악하고 이해하는 기능의 장애나 치매 등이 나타날 수 있다. 노인층에서는 과음으로 알코올중독에 이르는 경우는 드물지만 오히려 이러한 사실이 노인들의 알코올중독 가능성을 과소평가하고 진단을 더디게 하는 원인이 될 수 있다.

과도한 음주 진단

다음의 몇 가지 질문을 통해 음주 습관에 어떤 문제점이 있는지 점검할 수 있다. 즉 음주량을 줄여야 할 필요성을 느낀 적이 있는지, 자신의 음주 습관에 대해 죄책감을 느낀 적이 있는지, 타인이 자신의 음주에 대해 비난하는 소리에 화를 낸 경우가 있는지, 아침에 일어나서 해장술을 마셔야 되는지 등에 대해 하나라도 그렇다는 답이 나오면 알코올중독 등 문제성 있는 음주 습관을 의심해야 한다.

13. 노인과 흡연

흡연에 의한 건강상의 폐해에 대해서는 1960년대에 들어서야 비로소 일반 대중에게 알려지기 시작했는데, 최근에는 전 세계적으로 대대적인 금연운동이 전개되고 있다.

현재 노인층 흡연자를 구성하고 있는 세대들은 대부분 젊은 시절에 흡연을 시작하여 아직까지도 계속하는 사람들로 그후 세대에 비해 흡연으로 인한 폐해를 믿지 않는 경향이 있고 평균 흡연량도 더 많다.

이 나이에 무슨 금연?

노인 흡연자들에게 금연을 권하면 이제 금연한다고 해서 건강에 어떤 도움이 되겠느냐고 반문하는 경우가 대부분이다. 그러나 실제로는 65세 이상 노인의 14대 사망원인 중 각종 암, 심장질환, 뇌졸중 등 일곱 가지가 흡연과 관련되어 있고 또 흡연은 고혈압, 심장질환, 혈관질환, 골다공증 등 노년기 만성질환을 악화시킨다. 또 폐기종이나 만성 기관지염 환자는 흡연으로 인해 질환이 악화되고 합병증이 나타난다. 따라서 70대나 80대를 막론하고 금연은 가능한 한 빨리 실시하는 것이 바람직하다.

금연에 성공하려면 본인의 굳은 의지도 중요하지만 담당 의사나 주위 사람들의 역할도 중요하다. 또 금연 노력을 체계적으로 도와주는 각종 금연 프로그램에 참가하는 것도 효과적이다. 담배는 마약 같은 중독성이 있기 때문에 금연하게 되면 니코틴 성분의 감소에 의한 금단현상이 생기는데, 이것을 견디지 못하고 다시 흡연하는 경우가 많다. 이러한 금단현상 문제는 각종 니코틴제제를 사용하면 완화되지만 결국 금연 성공 여부는 환자의 결심과 그것을 수행할 수 있는 행동 변화에 달려 있다.

금연보조제 니코틴보충제제는 불안감, 집중력 감퇴 등 금단현상을 완화시킨다. 씹는 껌 형태로 된 제제는 씹는 방법에 따라 구역질이나 위장의 가스, 목통증 등이 나타날 수 있으므로 사용 전에 사용법에 대한 충분한 교육이 필요하다. 니코틴 반창고를 이용하여 지속적으로 체내에 흡수되게 하는 제제들은 사용법이 간단하고 부작용이 적어 많이 사용된다. 또 최근에는 스프레이로 코에 니코틴을 뿌려 점막을 통해 흡수되게 하는 방법도 있고 담배 모양의 빨대를 사용해 입으로 흡입하는 방법도 개발됐다. 특히 후자는 평소 담배를 피는 형태와 같은 손동작을 취하게 되어 흔히 말하는 '입이나 손이 심심해서' 담배를 다시 피우게 되는 것을 피할 수 있게 했다. 부프로피온은 니코틴제제와 함께 금연 목적으로 사용하면 1년 뒤 성공률이 약 30%에 이른다.

14. 노인과 운전

근래 들어 자동차 보급에 비례하여 운전을 하는 사람이 급격히 증가했는데, 이들이 노년층에 진입함으로써 노인 운전자에 대한 관심을 높여야 할 때가 되었다. 일반적으로 노인 운전자는 젊은 사람에 비해 운전자당 사고발생률이 적다. 그러나 실제 주행거리를 기준으로 비교하면 노인 운전자의 사고발생률이 젊은 사람보다 높다. 미국의 통계를 보면 160만km당 사고발생률은 25~54세 운전자들은 약 5회이나 75세 이상의 운전자들은 약 9회에 이른다. 특히 노인 운전자는 젊은 사람보다 교차로에서의 사고가 많고 주말이나 밤에는 사고가 적으며 혼자서 운전하다가 어디에 부딪히거나 전복되는 사고도 적다.

노인 운전자는 젊은 사람에 비해 조심스럽게 운전하는 편이지만 노년기에 동반되는 각종 질환이나 장애 또는 약물 사용에 의해 운전능력에 이상이 오고 그에 따라 자신뿐만 아니라 다른 사람에게도 위험을 초래할 수 있다. 한편 운전면허를 포기하는 것은 노인 자신에게는 큰 상실감을 줄 수 있을 뿐만 아니라 생존에 필요한 활동이나 사회활동 등에 문제를 야기할 수도 있다. 따라서 노인들의 운전능력 평가는 운전면허시험 통과 여부뿐만 아니라 담당 의사의 검진 소견이나 가족들의 동승 경험 등을 고려해 결정하고 운전을 중단시킬 때는 사회생활에 필요한 운송수단을 확보해 주어야 한다.

특히 위험한 경우 노인 운전자 중에서도 특히 사고 위험이 높은 사람은 다음과 같다. 시력이 나쁘거나 시야가 좁은 노인, 치매 환자 중에서도 특히 시·공간 지각능력이 떨어지는 노인, 관절염이나 기타 통증에 의해 목과 상체를 잘 돌리지 못하는 노인, 어깨관절이나 고관절, 발목관절에 문제가 있어 관절운동 범위가 줄어든 노인, 발에 관절염 등으로 문제가 생긴 노인, 운동신경이 감퇴된 노인 등이다.

초기 치매 환자는 운전면허증이 있다고 해도 교통 혼잡 지역에서 사고를 낼 위험이 높다.

사고 발생 시 젊은 사람과 달리 노인 운전자가 사고를 냈을 때는 곧 그 노인 운전자의 운전능력을 재평가해야 한다. 그리고 담당 의사나 가족은 노인 운전자와 솔직한 대화를 나눠 적절한 조치를 취해야 한다. 만약에 노인 운전자가 자기의 운전능력 한계를 모르거나 자기가 행한 과실을 인정하지 않을 때는 운전을 중지시키는 게 바람직하다.

운전능력에 영향을 주는 약물과 질환

노인들이 많이 쓰는 수면제, 신경안정제, 항히스타민제 등은 졸음을 일으키고 판단력에 장애를 주므로 운전을 하는 노인들은 조심해서 사용해야 한다. 또 당뇨병으로 혈당강하제나 인슐린을 쓰는 노인들은 저혈당증 때문에 사고를 일으킬 수 있다. 뇌졸중 환자는 뇌졸중 정도와 회복 속도에 따라 운전능력을 재평가해야 하고 치료 중에도 재발하는 간질이 있는 노인은 무조건 운전을 해서는 안 된다. 관절염으로 목이나 팔다리관절에 장애가 있는 사람은 추가로 백미러를 더 달거나 운전대를 개조하여 쉽게 운전할 수 있도록 해야 한다. 노인의 경우 운전능력 판단에 적합한 시력검사를 시행할 때는 시력표에 의한 원거리 시력뿐만 아니라 시야검사를 통하여 눈을 돌리지 않고도 옆에 있는 물체를 잘 인식하는지 점검해야 한다.

15. 노인과 수술

수술할 수 없는 나이

1980년대부터 노인층의 외과수술 빈도가 급격히 증가했지만 수술에 따른 사망률은 오히려 감소하는 추세를 보이고 있다. 이는 각종 의학기술 및 장비의 발전으로 과거에는 젊은 사람에서만 가능하던 큰 수술을 노인층에서도 비교적 안전하게 시행할 수 있게 되었기 때문이다. 한 조사에 의하면 1990년대에 80세 이상 노인을 대상으로 한 수술이 1960년대에 젊은이들을 대상으로 하던 수술보다 더 부작용이 적은 것으로 나타났다. 그러나 아직도 외과 수술은 노인들에게는 신체적이나 정신적으로 큰 부담이 되는 것이 사실이다.

수술에 불리한 신체변화

노년기에 나타나는 신체 변화는 수술 중이나 수술 후 회복기에 불리하게 작용한다. 노년기에 들어서면 심장은 신체 스트레스에 적응하는 능력이 떨어져 수술 중 출혈이나 혈관 이완 등으로 혈압이 떨어질 때 이를 교정하지 못해 쇼크에 빠질 수도 있다. 폐 또한 기도에 고인 점액을 제거하는 데 필요한 기침반사작용이나 섬모운동의 감소로 기관지염이나 폐렴 등이 발생할 위험이 높아진다. 또 신장기능이나 간장기능이 감퇴하여 수술 시 사용되는 마취제나 각종 약물의 대사에 이상이 와서 이에 따른 문제가 생길 수도 있다. 또 피부는 노화에 따른 변화로 수술 부위의 회복이 느려지고 2차적인 감염 위험이 높아지며 수술 후 장기간 침대에 누워 있으면 욕창이 발생할 위험 또한 높아진다.

꼭 필요한 수술인가?

의학 수준이 가장 높다는 미국에서 노인들을 대상으로 한 수술 실태조사에 따르면 수술 환자의 25~30%가량이 불필요한 수술을 받는 것으로 나타났다. 따라서 노인들의 수술을 결정할 때는 수술을 시행함으로써 실제로 얻을 수 있는 건강상의 이익과 손해를 신중히 고려해야 한다. 불필요한 수술을 피하는 것 못지않게 수술로 얻을 이익이 불이익보다 많으면 필요한 수술을 거부하지 않는 것도 자신의 건강을 위한 현명한 선택이다. 아직도 환자 자신뿐만 아니라 환자 가족이나 일부 의료진들까지 노인 환자는 무조건 수술을 피하라고 권하는 경우를 볼 수 있다. 그러나 앞에서 말한 바와 같이 의학기술의 발달로 노인들의 수술이 과거에 비해 훨씬 안전해졌고 전반적인 건강 증진과 수명 연장으로 과거의 70~80대 노인과 현재의 70~80대 노인의 건강상태는 현저히 달라졌다. 그러므로 '노인들의 수술은 위험하니 괜히 수술해서 고생하지 말고 그저 약이나 먹고 여생을 보내라'는 주장에 너무 집착해서는 안 된다.

수술 전에

수술 여부를 결정할 때 담당 의사나 수술을 담당할 외과의사의 의견을 참고하는 것도 중요하지만 최종 결정은 어디까지나 환자의 몫이다. 수술하기 전에 환자는 수술의 목적과 절차에 대해서뿐만 아니라 수술 중이나 수술 후에 나타날 수 있는 합병증이나 수술에 의한 사망률 등을 충분히 이해하고 있어야 한다. 또 수술을 담당할 의사의 능력에 대해서도 확인해야 한다. 필요하면 다른 의사를 찾아서 수술의 필요성이나 방법에 대한 의견을 들을 필요도 있다. 노인들은 종종 노령이나 치매 등으로 이해력이나 판단력에 장애가 올 수 있는데, 이때는 가족이나 친지가 적극적으로 나서 앞에서 언급한 사항들을 점검하고 환자를 대신하여 수술에 동의할 수도 있다. 수술이 결정되면 우선 수술 전에 환자가 심신 양면으로 수술을 감당할 수 있는지, 각종 합병증 위험은 얼마나 되며 이를 최소화하기 위해서는 어떠한 조치를 취해야 될 것인지 알아봐야 한다.

수술 후 합병증   그동안 수술 중에 사망하거나 수술 후유증으로 사망하는 위험이 많이 줄었지만 가능성은 아직도 엄연히 존재한다. 수술 중 마취로 인한 사망은 극히 드물고 대부분 수술 후 회복기에 사망하는데, 수술 후 3주 이내에 전체 사망 건수의 약 50%, 그후에 약 50%가 발생하며 수술 뒤 2년까지도 위험이 존재한다. 수술에 따른 합병증에 의한 사망 중 심장질환에 의한 경우는 25~30%를 차지한다. 따라서 수술 전에는 환자의 나이, 심장검사 소견, 심전도검사상의 이상, 전신 건강상태, 수술의 응급 정도, 수술에 따른 심장 합병증에 대해 점검해야 한다. 또 이 결과 심장 합병증 위험이 높은 환자는 정밀 심장검사를 통해 심장질환의 정도를 점검하여 수술을 취소하거나 연기하든지, 위험이 덜한 수술법으로 바꾸든지 아니면 먼저 심장수술을 시행하고 나서 필요한 수술을 시행하든지 선택해야 한다.

수술 후 나타나는 폐질환으로는 폐렴, 무기폐, 성인 호흡장애증후군 등을 들 수 있다. 수술 후 생기는 호흡기 합병증은 흡연자, 비만인 사람, 만성 폐쇄성 폐질환 환자 등에서 더 많이 발생한다. 따라서 흡연자는 최소한 수술 8주이전에 금연을 시작해야 한다. 또 수술 전에 깊게 숨을 쉬거나 기침을 하는 방법, 호흡훈련기를 사용하는 방법에 대해 충분한 교육이 이루어져야 한다.

영양상태가 좋지 않은 노인은 수술 후 수술 부위의 회복이 느리고 각종 합병증의 발생이 증가하므로 수술 전에 미리 영양상태를 개선할 필요가 있다. 수술 후 생기는 합병증 가운데 노인에게 많이 발생하는 질환으로는 정맥혈전증이 있다. 이는 다리나 골반에 있는 정맥에 혈액이 응고되어 다리가 붓고 응고된 혈액이 떨어져나가 폐동맥색전증을 일으켜 사망할 수도 있는 위험한 질환이다. 특히 전립선 수술이나 대퇴골 골절 수술 환자에게서 많이 발생하는데, 담당 의료진이 각종 약물로 이를 예방하도록 노력하겠지만 환자 자신도 수술 후 가능하면 빨리 몸을 움직여 혈전증 위험을 감소시켜야 한다.

16. 여행 건강

젊은 사람에게는 별다른 건강상의 문제를 일으키지 않는 여행도 노인들에게는 여러 가지 문제를 일으킬 수 있다. 이는 주로 각종 심장질환, 호흡기질환 또는 당뇨병 등 만성질환이 있는 노인에게 특히 더 문제가 된다.

비행기 여행 비행기를 타고 여행할 때는 혈중산소량이 떨어지게 된다. 고공으로 올라갈수록 기압이 떨어지는 것을 막기 위해 비행기 내의 기압을 높여주기는 하지만 지상의 기압에 비하면 상당히 낮다. 기압이 낮아짐에 따라 공기 중의 산소압력도 같이 떨어지는데, 젊은 사람이나 건강한 노인은 그 때문에 문제를 일으키지는 않는다. 그러나 심부전증이나 만성 기관지염, 폐기종, 천식 등이 있는 환자들은 이미 지상에서 줄어든 혈중산소량이 고공으로 올라감에 따라 더욱 줄어들어 호흡장애를 일으킬 수 있다. 따라서 지상에서 잰 동맥혈산소분압이 55mmHg 이하인 사람은 비행기를 탈 때 산소호흡기를 사용해야 한다. 또 각종 기관지확장제를 사용해 폐에서의 산소교환을 최대로 증진시키고 경우에 따라서는 스테로이드제제도 사용해야 한다.

고지 여행 비행기 여행이 아니더라도 고산지역을 통과하는 자동차 여행을 하거나 여행지가 고지대일 때도 비행기를 탈 때와 비슷한 증상이 일어날 수 있다. 또 여행 목적지의 공기 오염이 심하면 기존의 호흡장애가 악화될 수 있으므로 바깥 출입을 삼가야 한다.

폐동맥 색전증   비행기나 자동차 또는 기차 여행을 막론하고 장거리 여행을 할 때는 한자리에 오래 앉아 있게 된다. 이러한 상황에서는 다리정맥에 혈전이 생기는데, 이것이 떨어져나가 폐동맥을 막게 되면 폐동맥색전증이 생겨 급사할 수도 있다. 이 질환은 노화에 따라 다리정맥의 판막이 부실해지는 노인들에게 많이 발생하는데, 특히 흡연을 하거나 다른 질환으로 활동력이 떨어진 노인, 암이나 심부전증 등으로 혈액응고력이 강해진 노인은 더 위험하다. 노인들이 장기간 여행할 때는 비행기나 기차에서는 되도록 통로 옆 좌석에 앉아 수시로 통로를 걸어다니거나 다리를 꼬고 앉는 자세를 피하고 앉은 자세에서도 다리를 굽혔다 폈다 하는 운동을 해야 한다. 또 수분을 충분히 섭취하는 것도 이 질환을 예방하는 데 도움이 된다.

당뇨병 환자   당뇨병 환자는 항상 여분의 인슐린이나 복용할 수 있는 혈당강하제를 휴대하고 여행을 떠나야 한다. 일반적으로 인슐린제제들은 상온에서 3개월까지 보관할 수 있지만 가능하면 냉장고 등 차가운 장소에 보관하는 것이 좋다. 당뇨병 환자는 여행할 때 시차 변화에 따른 인슐린 사용량 조절에 신경을 써야 한다. 특히 해외여행을 할 때는 식사의 양과 종류에 변화가 오고 활동량도 달라지므로 이에 따른 약물의 조절이 필요하다. 일반적으로 우리나라를 기준으로 미국 등 동쪽에 있는 국가로 여행할 때는 도착한 날 아침의 인슐린 양을 줄이고 유럽 등 서쪽에 있는 국가로 여행할 때는 출발 당일의 낮 시간이 길어지므로 출발하는 날의 인슐린 양을 늘일 필요가 있다. 또 당뇨병 환자들은 저혈당증에 대비해 항상 사탕이나 과자 같은 것을 휴대해야 한다.

예방주사   요즘에는 중국이나 타이 등 위생환경이 좋지 않은 나라로 여행하는 노인들이 많다. 이러한 국가들은 각종 전염병이나 풍토병의 발병률이 높고 또 발병

시 현지 치료가 어려우므로 여행을 떠나기 전에 미리 예방하는 것이 중요하다. 아시아 지역에는 특히 장티푸스, 콜레라, A형 간염이나 B형 간염 같은 전염성 질환이 많이 발생한다. 장티푸스 예방은 주사제나 경구투여제를 이용한다. 경구투여제는 효과가 나타나려면 일주일 정도 걸리고 5년 동안 면역력이 지속되며 주사제는 2~3년의 예방효과가 있다. A형 간염 예방주사는 2회 접종으로 10~20년의 예방효과를 보이는데, 여행 4주 전에는 접종을 마쳐야 한다. 시간적인 문제나 다른 이유 때문에 A형 간염 예방주사를 맞을 수 없는 사람은 A형 간염 면역글로불린을 접종해야 되는데, 효과는 3~5개월 동안 지속된다. B형 간염 예방주사는 여러 차례 접종해야 되기 때문에 접종에만 6개월가량 걸리고 효과는 12년까지 지속된다. 이 밖에도 동남아시아 지역을 여행할 때는 여행 당시의 계절이나 지역에 따라 콜레라나 일본뇌염 예방주사를 맞을 필요가 있다. 또 노인들은 해외여행을 할 때 그동안 파상풍 예방주사나 폐렴 예방주사를 맞았는지 확인하여 유효기간이 지났을 때는 재접종해야 한다.

여행자 설사　위생상태가 좋지 않은 제3세계 국가를 여행하는 사람에게 종종 '여행자 설사'라는 질환이 생긴다. 이는 음식물이나 음료수를 통한 세균, 기생충, 바이러스 등의 감염에 의한 것인데, 하루 5~6회의 설사, 구역질, 발열, 피로감 등의 증상이 여행 중이나 여행 후에 나타난다. 이 질환은 각종 면역기능이 약화된 노인에게는 심각한 문제를 일으킬 수 있으므로 위생상태가 좋지 않은 지역을 여행하는 사람은 사전에 의사와 상의해 미리 준비를 철저히 해두는 것이 좋다. 일반적으로 여행 전에 예방 목적으로 항생제를 사용하는 것은 권장하지 않는데, 비위생적인 지역을 여행해야 하는 등의 경우에는 노인의 건강상태를 고려하여 항생제 시프로프록사신을 사용한다.

17. 스트레스

(1) 스트레스에 대한 신체 반응

스트레스는 심한 소음, 급격한 온도 변화나 운동 등으로 인한 물리적인 스트레스와 신체 감염, 각종 질환 등에 의한 육체적인 스트레스 또는 부부관계나 대인관계, 사회적·경제적인 문제 등이 원인인 정신적인 스트레스로 나눌 수 있다. 스트레스의 원인은 여러 가지인데, 이에 대한 신체의 반응은 거의 비슷하다. 가장 대표적인 반응은 신체가 스트레스의 원인을 피하거나 또는 스트레스 원인과 싸우는 데 필요한 준비를 하는 것이다. 사실 이는 개체의 생명을 유지하는 데 필요한 조치들로 신체가 어느 정도 긴장하여 험한 세상을 살아가는 데 신체적 또는 정신적으로 준비하게 하여 무슨 일이 있을 때 즉각 대응할 수 있도록 해주는 좋은 점도 있다. 그러나 신체가 감당할 수 없을 정도로 스트레스가 너무 심하거나 장기간 지속되면 오히려 역효과를 가져와 각종 질환을 야기한다.

스트레스 호르몬 스트레스에 대한 신체 반응 중 중추신경계의 변화는 우선 시상하부에서 뇌하수체로 연결되는 신경호르몬계의 이상으로 나타난다. 즉 각종 교감신경흥분전달물질의 분비가 늘어나고 결과적으로 신체의 스트레스 호르몬인 코르티솔이 증가한다. 특히 코르티솔은 다른 호르몬과는 달리 노년기에도 계속 혈중농도를 유지하면서 노화에 관여하는 것으로 알려져 있는데, 스트레스를 많이 받는 노인에서는 농도가 상승하여 노화현상을 촉진시키고 다른 여러 신체장애를 일으키게 된다.

스트레스에 의한 중추신경계 이상으로는 사고력, 집중력, 기억력장애가 있는데, 이는 이미 노화에 따른 기억력장애나 치매가 있는 노인에게는 심각한 이상을 초래할 수 있다. 또 스트레스로 인해 성취감이나 쾌감에 대한 느낌이 적고 불안감이나 무력감이 생겨 장기간 스트레스가 지속되면 불안증이나 우울증으로 발전할 수 있다.

심장 및 혈관계에 미치는 영향

심장혈관 및 폐에 나타나는 급성 스트레스반응으로는 맥박 및 혈압 상승, 호흡 수의 증가, 혈관수축 등이 있는데, 스트레스가 지속되면 장기적인 혈압 상승과 콜레스테롤 대사 이상 등으로 인해 동맥경화가 악화된다. 또 혈액의 점도가 높아져 심장질환이나 뇌혈관질환이 악화된다. 이 밖에도 부정맥이 있는 사람이 스트레스를 받으면 부정맥이 악화되거나 재발하고 뇌졸중 위험도 증가한다.

위장에 미치는 영향

스트레스를 받으면 흔히 소화가 되지 않고 배가 아프며 배변 습관에 이상이 생긴다. 즉 '사촌이 땅을 사면 배가 아프다'는 말도 과학적으로 근거가 있는 말이다. 이는 스트레스에 의해 소화기의 기능이 둔화되고 위산의 분비가 많아지며 위산에 대한 위벽의 방어기전이 약화되어 위염이나 위궤양이 생기고 또 대장이나 소장의 운동에 이상이 와서 나타나는 현상이다. 흔히 말하는 신경성 위장병이 이 부류에 속하는 질환인데, 그중에서도 과민성 대장증후군이 대표적인 질환이다.

기타 질환

만성적인 스트레스에 시달리는 사람은 면역기능이 약화되어 각종 질환이 발생하게 된다. 스트레스가 직접적으로 암의 발생을 유도한다는 증거는 없지만 기존에 발생한 암의 증식에는 영향을 주는 것으로 알려져 있다. 노인들에게 많은 당뇨병, 관절염 등도 스트레스에 의해 증상이 악화된다. 스트레스를 받게 되면 직접적인 여파로 혈당상승호르몬들이 증가하여 혈당치가 높아지고 또 인슐린에 대한 저항력이 커져 혈당치 상승이 가속된다. 스트레스를 자주 받는 사람은 스트레스가 없는 사람에 비해 관절염 등에 의한 통증을 더 느낀다. 또 머리나 목, 어깨, 허리 등의 근육경직으로 만성적인 두통이나 목과 허리의 통증을 호소한다. 노년기에 흔한 성기능장애 또한 스트레스에 의해 더욱 악화되는데, 증상은 발기능력 상실이나 성욕 감퇴 등이다.

(2) 스트레스 해소

노인과
스트레스

같은 문제에 대해서도 사람마다 스트레스를 느끼는 정도와 그에 대한 반응에 큰 차이가 있다. 일반적으로 노인은 젊은 사람에 비해 스트레스에 덜 민감하게 반응하는 것으로 알려져 있다. 이는 노인들이 젊은 사람에 비해 사물에 대한 성취욕이나 기대감이 적어 어떤 일의 실패나 상실에 의한 충격이 덜하기 때문이다. 그러나 노년기에는 심한 스트레스를 받을 수 있는 일들이 많이 일어나기 때문에 노인들이 받는 스트레스가 젊은 사람 못지않게 많다고 할 수 있다. 즉 정년퇴직 후의 상실감, 각종 신체질환에서 오는 스트레스, 배우자나 가까운 친구들의 사망, 경제적인 빈곤 등 노인들에게 심한 스트레스를 줄 수 있는 요인들은 수없이 많다. 또한 젊은 사람에 비해 노인들은 일단 생긴 스트레스를 해소하는 능력이 오히려 떨어지는 것으로 알려져 있다.

스트레스를 극복하는 방법은 여러 가지가 있겠지만 나이에 따라 약간의 차이가 있다. 젊은 사람들은 친구들과 대화하거나 휴식을 취하거나 사람들로부터 떨어져 혼자 조용히 있는 것을 선호하지만 노인들은 가벼운 일을 하거나 종교적인 행사에 참여해 스트레스를 해소하는 경향이 있다. 스트레스를 해소하는 방법은 운동이나 명상 등 건전한 방법이 있는 반면에 음주나 흡연, 진정제나 수면제 복용, 감정을 적나라하게 폭발시키는 방법 등의 바람직하지 않은 방법도 있는데, 자기 나름대로의 건강한 스트레스 해소법을 개발하도록 노력해야 한다.

스트레스
분석

스트레스를 줄이거나 해소하기 위해서는 우선 자신에게 스트레스를 일으키는 것들이 무엇인지 알아볼 필요가 있다. 이를 위해서는 먼저 자신의 일상생활의 활동 내역을 요약해서 기록하고 아울러 각각의 활동이 어느 정도의 시간과 에너지를 소모하는지 또는 얼마만큼의 스트레스를 일으키는지 분석해야 한다. 이와 함께 일상의 활동이나 여가활동 중에 어떤 활동이나 일이 긴장감을 이완시키고 성취감을 느끼게 하는지도 알아볼 필요가 있다. 이렇게 해서 2~3주가량 지나면 대부분은 자신에게 스트레스를 일으키는 일이나 사람 또는 여러 가지 상황을 몇 개씩은 발견할 수 있다.

스트레스의 해소　여기서 발견된 스트레스의 원인은 우선 해결하거나 피해야 하는데, 대부분 해결할 수 없는 경우가 많다. 이럴 때는 차선책으로 스트레스의 영향을 최소화하는 방안을 강구하는 것이 필요하다. 즉 문제를 무시하거나 너무 심각하게 생각하지 않고 또 체념해버리는 것이다.

스트레스의 원인을 제거하기 위해 노력하기보다는 기분 좋은 일을 한 가지라도 더 하는 것이 스트레스 예방 및 해소에 효과적이다. 이런 의미에서 운동이나 각종 취미생활, 사회활동, 종교활동 등이 스트레스를 해소하는 좋은 방법이 될 수 있다. 노년기에 흥미를 가지고 할 수 있는 일이 있다면 스트레스해소에 큰 도움이 된다. 그러나 나이 들어서 막상 취미생활을 하려면 취미의 종류에 따라 신체적으로나 사회적, 경제적으로 제약을 받는 경우가 많다. 따라서 건강한 노후생활을 위해서는 중장년기나 노년기 초반부터 자신에게 적합한 취미생활을 시작하는 것이 좋다. 취미는 가능하면 몸을 움직여야 하는 각종 운동 등 동적인 것과 나중에 나이 들어 몸을 움직이기 힘들 때를 고려해 음악이나 미술 계통의 정적인 것을 동시에 준비해두는 것이 바람직하다. 평상시에 항상 유머감각을 잃지 않는 것도 스트레스 감소에 도움이 된다.

신체 이완법　신체를 이완시키는 방법은 여러 가지가 있는데, 자신에게 맞는 방법을 선택해 평상시에 반복하면 스트레스를 해소할 수 있다. 스트레스를 받게 되면 호흡이 얕아지고 빨라지게 된다. 따라서 편안한 자세를 취한 뒤 호흡에 정신을 집중하면서 코로 숨을 크게 들이쉬고 열을 셀 때까지 참았다가 완전히 내쉬는 심호흡법을 스트레스가 생길 때나 평상시에 이용하면 스트레스를 예방할 수 있는데, 한 번 할 때 여러 차례 반복한다.

또 다른 신체 이완법으로는 근육긴장 이완법이 있다. 이는 큰 대 자 모양으로 누운 상태에서 머리끝에서 발끝까지 모든 근육을 이완시키는 것을 말하는 것으로 눈, 코, 입, 귀에서부터 손끝, 발끝까지 모든 근육을 차례로 이완시키되 처음에는 근육을 긴장시켰다가 완전히 이완시킨다.

불교 수행자들이 많이 하는 참선은 실제로 수명을 연장시킨다는 연구 결과가 나올 정도로 스트레스 해소에 도움이 된다. 참선은 조용하고 약간 어두운 장소에서 눈을 감은 채 앉은 자세로 시작한다. 생각은 한곳에 집중시키되 의미 없는 단어를 반복해서 읊조려 정신을 집중시킬 수도 있다. 대개는 1회에 약 20분씩 시행하는데, 시간은 기상 후나 저녁식사 전이 좋다. 이 밖에 자신의 혈압이나 맥박, 근육의 긴장상태 등을 보여주는 모니터를 보면서 의도적으로 긴장을 푸는 법을 훈련하는 바이오피드백이나 마사지를 받는 것도 스트레스 해소에 효과적이다.

|제15장| **장수와 노화 방지**

1. 인간의 수명

평균수명   막 태어난 아기가 앞으로 얼마나 살 수 있을 것인지는 아무도 말할 수 없다. 다만 현재 생존해 있는 사람들의 연령 분포를 조사하여 작성한 생명표에 근거해서 이제 막 태어난 아기가 앞으로 몇 년을 살 수 있을 것이라는 예상치를 말할 수는 있다. 생명표는 현존하는 사람들의 연령 분포를 조사하여 각 나이마다 얼마나 더 살 수 있는가를 정리한 표로 2003년도 우리나라 사람의 생명표에 따르면 여성의 평균수명은 80.82세, 남성의 평균수명은 73.87세로 나타났다.

한계수명   그러면 모든 사람들의 수명을 바탕으로 계산한 평균수명이 아니라 인간이 최대로 살 수 있는 한계수명은 몇 살일까? 지금까지 공식적으로 확인된 사람 중에서는 1997년에 122세로 사망한 프랑스 여성 잔 칼망*Jeanne Calment*이 세계에서 가장 오래 산 사람으로 알려져 있다. 그러면 질환을 예방하기 위해 노력하고 발병했을 때 최상의 치료를 받고, 평생 동안 건강한 생활습관을 실천하며 모든 사고와 재난을 피할 수 있다면 모든 사람이 다 인간의 한계수명인 120세에 도달할 것인가? 100세가 넘는 최장수자들을 대상으로 연구한 결과를 보면 100세가 넘는 최장수 연령에 도달할 수 있는 극소수의 사람들에게는 일반 사람들과는 다른 무엇이 있는 것으로 보인다. 즉 일반적으로 말하는 건강한 생활습관이나 낙천적인 성격을 가지고 있는 것이 아니라 장수에 아주 유리한 유전자 조합을 조상으로부터 물려받은 것으로 보인다.

고유수명　　일부 예외적인 최장수 노인을 제외한 일반 사람들이 도달할 수 있는 평균수명의 한계는 몇 살일까? 앞에서 가정했던 바와 같이 앞으로도 의학이 더욱 발전하여 모든 질환이 치료되고 모든 사람이 건강한 생활습관을 실행하였을 때 평균수명의 한계, 즉 고유수명은 얼마나 될까? 평균수명의 한계치가 얼마가 될 것인가에 대해서는 아직도 의견이 분분하지만 현재 가장 많이 받아들여지고 있는 추정치는 약 85세이다. 물론 이를 남녀별로 세분하면 여성이 좀 더 길고 남성은 조금 짧을 것으로 예상되는데, 과연 평균수명의 한계치에 도달한 미래에도 이렇게 남녀의 차이가 있을지는 확실하지 않다.

그러면 과거 수만 년 동안 25세정도 밖에 되지 않던 평균수명이 최근에 70~80세에 이르게 된 것은 인간의 체질이나 유전자가 크게 바뀌어 수명이 획기적으로 증가되었기 때문인가? 지금까지 밝혀진 역사적 사실이나 과학적 연구 결과에 따르면 인간이 지구에 출현한 이래 생리적 노화 속도는 크게 변하지 않았던 것으로 나타나고 있다. 즉 환경적 위험이나 질환 등의 위험 없이 조상으로부터 물려받은 유전자가 발현되고 정해주는 대로 따라 살아간다면 20만 년 전에 지구에 출현한 현생 인류의 조상이나 첨단 의학의 혜택을 누리고 사는 현대인 사이에는 신체기능이나 수명에 별 차이가 없다는 것이다.

수명혁명　　근대 이후에 인간의 평균수명이 놀랄 만큼 늘어난 것은 전염성 질환의 퇴치나 위험한 환경의 개선, 영양상태의 호전 등에 의한 1차 수명혁명과 최근

25년 동안 나타난 심장질환과 뇌혈관계질환의 감소에 의한 2차 수명혁명에 기인한다. 평균수명의 증가는 최근에 들어서는 훨씬 둔화되고 있으며 앞으로는 미미할 것으로 보인다. 따라서 가까운 장래에는 선진국의 평균수명은 예상 한계치인 85세에 도달할 것으로 보이고 85세가 곧 인간의 고유수명이 될 것으로 보인다.

물론 120세까지 사는 사람도 있으나 이러한 최장수자들은 일반 사람들과는 달리 선택된 사람들로 보인다. 요즘은 흔히 '인간수명 100세' 또는 '인간수명 120세의 시대' 등의 문구를 보게 된다. 이는 이를 뒷받침하는 과학적인 근거가 없는데도 특정 약물이나 물건을 팔 목적으로 상인들이나 각종 대중매체가 시청자나 독자들의 호기심을 끌기 위해 이런 말들을 남용하고 있기 때문이다.

반론　　인간의 고유수명을 85세로 보는 이론에 동의하지 않는 의견들은 얼마든지 있다. 특히 의학기술의 발달로 아직도 사망원인의 주를 차지하는 심장질환, 혈관계질환이나 암, 당뇨병 같은 질환이 더욱더 완벽하게 치료되면 85세의 벽이 얼마든지 무너질 수 있다는 것이다. 또 다른 반론은 일부 통계학자들이 계산한 결과에 근거를 두고 있는데, 고유수명의 한계는 110세라는 이론이다. 그러나 많은 통계 예측치들이 그렇듯이 이들이 고유수명의 한계를 예측하기 위해 사용한 여러 가지 가정들이 모두 맞다는 전제하에서만 의미를 갖는다는 데 문제가 있다. 최근에 제시되고 있는 또 다른 의견은 반론이라기보다는 희망사항으로 볼 수 있는데, 이는 요즘 급속히 발달하고 있는 생명공학의 힘을 빌리면 유전자 조작을 통해 고유수명 85세의 벽을 무너뜨릴 수 있을 것이라는 기대이다. 아직은 이러한 꿈이 언제 실현될 것인지 예측할 수 없지만, 이러한 방법이 실용화된다면 인류는 제3의 수명혁명을 겪으면서 수명이 크게 증가할 것으로 보인다.

2. 장수와 노화 방지

동서고금의 역사를 통틀어 생명을 연장시킬 수 있다는 신비의 명약을 찾아 헤맨 군주와 제후들뿐만 아니라 일반 민중들의 이야기는 수없이 전해오고 있다. 인간의 장수에 대한 욕구가 얼마나 큰지는 멀리는 진시황의 불로초 이야기를 보거나 가까이는 요즘 매일 쏟아져 나오는 노화 방지나 장수에 효과가 있다는 약물의 숫자가 얼마나 많은가를 보면 알 수 있다. 노화 방지가 인체의 늙음을 막는 것을 뜻한다는 것은 누구나 다 아는 사실이고 또 노화를 방지하면 사람들이 더 오래 살 것이라고 생각하기 때문에 노화방지와 장수라는 단어를 거의 동의어같이 사용하고 있고, 그 결과 장수하기 위해서는 노화를 방지해야 한다고 여기고 있다. 그러면 현대의학에서는 인간이 노화 때문에 죽는다고 보고 있을까?

노화로 인한 사망

실제 사망원인 통계를 보면 '노령으로 인한 사망'은 없다. 즉 모든 인간의 죽음은 특정한 질환에 의한 것이라는 생각이 사망진단서 및 사망원인 통계에 나타나 있고 이것이 곧 현대의학의 관점에서 보는 인간이 죽는 이유이다. 이와 같이 나이가 많아서 또는 신체가 노쇠해서 죽는 사람은 없고 어떠한 질환에 의해서만 죽는다는 생각은 아무리 열심히 노화 방지를 위해 노력해도 사망원인 질환들과는 무관하기 때문에 생명연장에는 아무런 효과가 없다는 말로 해석될 수도 있다.

물론 사망하는 순간에는 특정 질환이나 신체장기의 기능 마비가 주원인이 되는 경우가 대부분이다. 그러나 노인들은 젊은 사람과 비교했을 때 똑같은 질환을 앓더라도 더 심하게 앓고 또 그 질환으로 사망할 확률도 더 크다. 즉 노년기에는 노화 자체가 질환과 상호작용해서 사망원인이 되고, 노화가 진행될수록 사망원인 중 노화현상이 차지하는 비중이 더 커진다. 폐렴의 경우 젊은 사람은 폐렴으로 사망하는 사람이 거의 없으나 노인은 폐렴으로 사망하는 사람이 많은 것을 볼 수 있다. 이는 폐렴균 자체가 노인에게만 더 독성을 발휘한다기보다는 노화로 인한 면역력이나 인체 저항력의 감퇴로 노인에게서 폐렴으로 인한 사망률이 증가하기 때문이라고 볼 수 있다. 따라서 이 경우에 직접 사망원인은 폐렴이지만 보다 근본적인 사망원인은 노화라고 할 수 있다.

이러한 관점에서 노화를 또 하나의 질환으로 보아야 된다는 학자가 있는 반면에, 이와는 달리 노년기에 주로 나타나는 동맥경화나 암 같은 질환들을 노화현상으로 보는 학자도 있다. 또 심지어는 75세 이상 노인의 사망원인은 특정 질환이기보다는 노화 자체여야 된다는 극단적인 주장을 펼치는 학자도 있다.

이렇게 노화로 인한 사망이 있을 수 있다는 사실을 인정하면 노화 방지가 수명 연장에 기여할 것이라는 사실도 인정할 수 있다. 그러나 실제로는 각종 질환이나 사고로 인한 사망 등 노화와 큰 연관 없이 죽게 되는 경우가 많아 노화 방지가 곧 장수라는 등식은 성립되지 않는다. 장수를 위해서는 각종 질환의 예방과 치료, 노화 방지라는 두 마리 토끼를 동시에 쫓아야 된다.

질환 예방 및 치료

장수하기 위해 해야 될 첫 번째 과제는 신체에 이상이 생기면 신속하게 교정하는 것이다. 신체의 이상상태란 각종 질환을 의미하는데, 장수하기 위해서는 질환을 미연에 예방하고 이상이 생겼을 때는 조기에 발견해 치료하는 것이 중요하다. 사실 그동안 평균수명이 크게 증가한 것은 각종 전염병이나 만성질환의 치료에 의한 것이었지만 이러한 혜택이 모든 사람에게 자동적으로 돌아가는 것은 아니다. 즉 각 개인마다 자기 나름대로 건강에 관심을 갖고 이러한 질환들을 예방하고 치료하는 노력을 기울여야 평균수명이 늘어나는 혜택을 볼 수 있는 것이다. 장수하기 위해서는 노년기의 주요 사망원인이 되는 질환들을 예방하고 치료하기 위해 건강한 생활습관을 실행하고, 질환을 조기에 발견하기 위한 정기적인 신체검사를 시행하며, 또 발견된 질환은 신속히 치료하거나 적절히 관리해야 된다. 특히 암이나 심장질환 및 혈관질환, 당뇨병 같은 질환들은 환자의 연령에 크게 관계없이 사망률이 높으므로 이러한 질환들을 예방하거나 치료하지 않고서는 아무리 노화 방지를 위해 노력해도 수명 연장을 기대할 수 없다.

노화 방지 장수하기 위해 해야 될 두 번째 과제는 가능한 정상의 신체상태를 오래 유지하는 것이다. 정상적인 신체상태를 유지한다는 것은 신체의 최상상태라고 할 수 있는 젊음을 유지하는 것, 즉 노화를 방지하는 것을 말한다. 지금까지의 의학은 신체질환의 치료 위주로 발전되었고 노화 방지라는 측면에서는 그동안 이렇다 할 성과를 거두지 못하고 있었다. 최근에 들어서 노화 방지에 관한 주목할 만한 연구 성과들이 여럿 나와 많은 사람들의 관심을 끌고 있지만 아직까지는 인간을 대상으로 한 과학적인 연구에서 어떠한 식품이나 약물 또는 방법 중에 노화현상을 정지시키거나 지연시키는 효과가 있다고 증명된 것은 없다.

그러나 최근에는 암이나 당뇨병, 심장질환, 뇌혈관질환들에서 나타나는 변화가 노화 과정에서 나타나는 변화와 중복되거나 비슷한 점들이 많고 또 노화 방지를 위해 시도되는 많은 치료법이나 식품들이 앞에서 말한 여러 질환의 예방과 치료에도 유용하다는 것이 과학적 연구를 통해 밝혀지고 있다. 따라서 아직까지는 노화 방지에 효과가 있다고 증명되지는 않았지만 가능성이 보이는 방법들은 신체에 해가 없는 범위 내에서 시도할 만한 가치가 있다고 할 수 있다.

3. 실질적인 수명 연장

수명 연장이라 하면 살아 있는 시간을 늘이는 것만으로 해석하는 경우가 대부분이다. 물론 생의 길이를 늘이는 것도 중요하지만 이와는 다른 각도에서도 수명 연장의 의미를 해석해야 진정한 수명 연장을 이룰 수 있다.

건강수명의 연장

지금까지는 생의 시간적 길이만을 의미하는 평균수명으로 사람의 수명을 이야기했으나 요즘은 '건강수명'이라는 개념이 도입되어 건강하고 활동적인 삶의 길이가 얼마인가에 대해서도 논의되기 시작하였다. 건강수명은 수명에서 각종 질환이나 장애로 활동력을 상실한 기간을 뺀 수명을 말하는데, 장애기간은 대개 전체 평균수명에서 10~15%를 차지하고 있다. 또 남성보다 평균수명이 긴 여성들은 임신과 출산 등으로 장애기간이 길어 장애기간이 차지하는 비중 또한 남성보다 크다. 따라서 단순히 삶의 길이를 늘이는 수명 연장뿐만 아니라 이미 주어진 수명 내에서도 질환이나 장애를 예방하고 치료함으로써 장애기간을 단축하면 추가적으로 수명이 연장되는 효과를 볼 수 있다.

의미 있는 수명 연장

장수하면서 몸도 건강한 노인들도 사회적 고립이나 경제적인 문제로 인해 또는 할 일이나 소일거리가 없어 남은 여생을 무료하게 허비하는 것을 보게 되는데, 이 또한 주어진 수명이 장애에 의해 낭비되는 현상과 다를 바 없다. 따라서 장수하려면 단지 생의 길이를 늘이고자 하는 데에만 목표를 둘 것이 아니라 신체적·정신적으로 건강하여 활동력을 유지하고 생활 자체도 보람 있고 의미 있게 보낼 수 있는 진정한 의미의 장수를 위한 방향으로 목표를 설정해야 된다.

4. 항산화제와 비타민

(1) 항산화제

현재까지 나와 있는 노화이론 중 가장 각광을 받고 있는 자유라디칼(활성산소) 이론에 근거를 둔 노화 방지요법이 바로 항산화제의 복용이다. 항산화제는 세포 내에서 발생한 활성산소들을 제거하거나 연쇄반응에 의한 활성산소 발생의 증폭을 차단하는 물질로 종류가 수없이 많다. 항산화제 중에는 천연물질도 있지만 합성된 물질도 많이 있는데, 천연물질이나 인공적으로 합성된 물질을 막론하고 대부분 효과나 안전성이 검증되지 않았다.

항산화제가 수명을 연장시키는 효과가 있는지에 대해서는 아직 인체실험을 통해 증명되지 않았지만 여러 동물실험에서는 수명을 연장시킨다는 것이 이미 증명되었고 또 항산화 기능을 가지고 있는 여러 물질들이 노년기에 신체기능을 떨어뜨리거나 생명을 단축시키는 만성질환의 예방에도 효과가 있어 신체기능 유지뿐만 아니라 실질적인 수명 연장에 도움을 줄 것으로 기대되고 있다.

사용법 대부분의 항산화제에 포함되어 있는 성분들은 그것만 단독으로 투여했을 때는 효과가 신통치 않고 자연상태의 채소나 과일 등에서 비타민이나 카로티노이드, 파이토케미칼, 미네랄, 섬유소들과 골고루 혼합되어 자연적인 균형을 유지하고 있는 상태로 섭취하는 것이 가장 효과가 있는 것으로 알려져 있다. 이미 체내에서 발생한 활성산소를 포함한 자유라디칼들을 중화시키는 항산화제의 투여와 더불어 활성산소의 발생 자체를 미연에 억제하는 조치를 취하는 것도 활성산소를 줄이는 방법이다. 이를 위해서는 열량 섭취를 제한하고 철분이나 구리, 망간 등의 미네랄 섭취를 줄이며 불포화지방산 섭취를 줄이고 배추, 양배추, 브로콜리 등 십자화과 채소의 섭취량을 늘려야 된다.

(2) 비타민 A, 프로비타민 A

비타민 A는 항산화효과를 가지고 있고 또 성장과 시력, 생식기능, 피부의 기능에 중요한 역할을 한다. 비타민 A는 주로 동물성 식품에 함유되어 있는데, 그중에서도 간, 달걀, 유제품, 생선 간유 등에 존재하고 비타민 A의 전구물질인 프로비타민 A는 녹황색 채소나 적색 채소에 많이 포함되어 있다.

베타카로틴   프로비타민 A 중 가장 대표적인 베타카로틴은 항산화효과가 우수한데, 음식물을 통해 섭취하면 뇌졸중과 심장질환 예방에 효과가 있다고 알려져 있다. 그러나 하루 20mg 이상 복용하는 사람은 심장질환이 증가한다는 연구 결과도 있고, 흡연자들이 베타카로틴을 복용하면 폐암 발생률과 사망률이 오히려 증가한다는 연구 결과도 있다.

(3) 비타민 C

비타민 C는 항산화효과뿐만 아니라 신체 각 조직의 기본 구성 단백질인 콜라겐의 합성 및 면역기능에 관여하는 수용성 비타민이다. 비타민 C가 많은 식품으로는 귤이나 오렌지 등의 과일과 각종 녹색 채소, 고추, 감자, 고구마 등이 있다.

비타민 C는 과량 복용하면 두통이나 설사를 일으킬 수 있고 장기간 과량 복용하였을 때는 신장결석을 일으킬 수도 있다. 또한 대량 사용하면 동맥경화를 오히려 촉진시키는 것으로 알려져 있으며 특히 체내에 철분이나 구리 성분이 많을 때는 비타민 C가 항산화제 역할을 하는 것이 아니라 반대로 산화를 촉진시키는 역할을 하는 것으로 알려져 있다.

비타민 C의 1일 권장량은 75mg(여성)~90mg(남성)이고, 2,000mg을 복용 한계로 본다. 또 항산화제로 사용할 때는 대개 1일 500~1,000mg을 권장한다.

(4) 비타민 E

비타민 E는 항산화효과가 우수한 지용성 비타민으로 세포막을 보호하고 나쁜 콜레스테롤인 LDL콜레스테롤의 생산을 막는다. 또한 혈소판이 엉기는 것을 감소시켜 혈관에서 혈액이 응고되는 것을 막는다. 비타민 E는 여러 형태로 존재하지만 합성되는 비타민 E보다는 자연상태의 비타민 E의 효과가 더 우수하다고 알려져 있다. 비타민 E가 많은 식품으로는 식물성 기름, 간, 고구마, 망고, 각종 견과류, 해바라기 씨, 대두콩 등이 있다.

항산화 비타민인 비타민 A, 비타민 C, 비타민 E의 혈중농도가 낮을 때 암이 발생할 위험이 증가하고, 특히 비타민 E의 혈중농도가 높으면 비흡연자에서 발생하는 폐암 위험이 감소된다는 연구 결과가 있다. 비타민 E와 비타민 C를 동시에 사용하면 이들의 항산화효과에 의해 알츠하이머병 위험이 감소한다는 연구 결과도 있으나 아직 입증되지는 않았다.

비타민 E의 노화 방지효과에 대한 관심은 활성산소에 의한 노화이론이 각광을 받기 시작하면서 꾸준히 증가해왔다. 따라서 다른 만성질환에도 효과가 있을 것으로 보이고 또 인체에 필요한 필수 비타민의 하나이기 때문에 수많은 항산화제 중에서도 비타민 E가 가장 많이 권장되고 있다.

복용법 비타민 E는 지용성 비타민이기 때문에 기름기 있는 음식과 같이 복용해야 흡수된다. 필수 비타민으로서의 비타민 E의 1일 권장량은 22iu이나 항산화효과를 위해서는 1일 섭취량을 400iu 이상으로 권장한다. 비타민 E를 식품으로 섭취하자면 비타민 E가 많은 음식인 식물성 기름이나 간, 달걀 등을 먹어야 하는데, 이들 식품은 콜레스테롤이나 열량을 과다하게 섭취하게 할 우려가 있으므로 비타민 E 정제를 복용하면 이런 문제를 피할 수 있다.

부작용 비타민 E를 과다 복용하면 부작용이 생길 수 있는데, 그중에서도 출혈현상이 가장 심각하다. 이 현상은 1일 복용량이 1,500iu 이상일 때 발생 위험이 높아진다. 따라서 항응고제를 사용하는 사람은 비타민 E의 추가 사용을 피해야 된다.

(5) 엽산

엽산은 비타민 B군의 일원으로 인체의 중요 대사 과정에 참여한다. 특히 비타민 B_6나 비타민 B_{12}같이 호모시스테인 양을 감소시키고 또 혈액순환을 개선시켜 심장질환과 뇌졸중 위험을 줄이는 기능이 있으며 자궁암이나 대장암 예방에도 어느 정도 효과가 있는 것으로 보인다. 특히 대장암 경우에는 엽산을 영양제로 추가하였을 때 예방효과가 더 우수하다고 알려져 있다.

바나나, 오렌지 등 각종 과일이나 녹색 잎을 가진 채소, 콩이나 빵을 부풀릴 때 쓰는 이스트에 엽산이 많다. 일반적으로 엽산의 1일 섭취 권장량은 0.4mg인데, 이 정도면 호모시스테인 감소에 의한 심장질환 예방에 도움이 된다고 알려져 있으나 그와 같은 효과를 보기 위해서는 1일 섭취량이 0.8mg은 되어야 된다는 연구 결과도 있다.

5. 호르몬

(1) DHEA

DHEA(dehydroepiandrosterone)는 인체에서 생산되는 호르몬으로 대사 과정을 거쳐 남성호르몬인 테스토스테론이나 여성호르몬인 에스트로겐으로 변한다. 얼마 전까지만 해도 DHEA는 다른 호르몬으로 변하기 전에 잠시 존재하는 중간체 정도로만 인식되었으나 최근의 연구들은 DHEA가 그 자체로도 다양한 생물학적 기능을 가지고 있다는 것을 밝혀냈다.

효능　　나이가 들어감에 따라 DHEA 수치는 감소하는데, 70세 노인은 젊은이에 비해 혈중 DHEA 양이 20%밖에 되지 않는다. 그러나 역학조사 결과 장수하는 사람들은 혈중 DHEA 수치가 상당히 높다는 사실이 밝혀져 DHEA가 노화 방지에 효과가 있는지 여부에 관심이 집중되고 있다. 실험용 쥐를 대상으로 한 실험에서도 DHEA가 비만증, 당뇨병, 암, 심장질환 발생을 감소시키고 면역기능을 강화시키며 수명을 연장시키는 효과가 있는 것으로 나타났다. 그러나 실험용 쥐들은 원래 혈중 DHEA 양이 매우 적기 때문에 이러한 결과

를 혈중 DHEA 양이 훨씬 많은 인간에게 적용하는 것은 무리가 있는 것으로
보인다.

부작용 DHEA는 다른 스테로이드 호르몬에 비해 상대적으로 안전하지만 정식 의
약품으로 등록되지 않고 판매되는 상품이기 때문에 제조하는 회사에 따라 순
도에 문제가 있을 수 있다. 또한 과량 섭취하면 혈당 상승과 피부 변화 등의
부작용을 일으킬 수 있고 더구나 장기간 사용했을 때의 부작용은 알려지지
않은 상태이다.

(2) 남성호르몬

남성호르몬은 사춘기와 청년기에 분비량이 가장 많다가 그후로는 점점 양
이 줄어든다. 노년기에 주로 나타나는 근육감퇴, 골밀도 감소, 피로감, 기억
력 감퇴, 성욕 감퇴와 성기능장애 등도 남성호르몬 투여로 호전될 수 있다.
그러나 남성호르몬 역시 뇌졸중 위험이 증가하고 전립선질환이 악화되는 부
작용이 있을 수 있으며 수명 자체를 연장하는 데는 효과가 없다. 따라서 남성
호르몬도 여성호르몬같이 삶의 질을 높여 건강수명을 연장하기 위한 목적이
라면 사용할 수도 있다.

(3) 여성호르몬

갱년기 여성은 여성호르몬이 감소함에 따라 신체의 구조와 기능이 큰 변화
를 겪게 된다. 따라서 호르몬의 감소가 노화의 근본 원인이라고 주장하는 학
자들은 노화를 방지할 목적으로 여성호르몬의 사용을 적극 권장해왔다. 실
제로 많은 여성들이 여성호르몬을 사용하여 피로감이나 우울증, 불안감을 줄
이고 관절이나 근육의 통증을 감소시키며 생식기관의 퇴화와 피부노화, 골다
공증 등을 치료해왔다.

이와 같이 여성호르몬을 투여하면 젊음을 되찾을 수 있을 것 같지만 그 효

과가 실제로 여성호르몬이 세포의 노화를 직접적으로 막아서 나타나는 현상이라는 사실은 증명된 바가 없으며 또한 여성호르몬이 수명을 연장시킨다는 연구 결과도 없다. 오히려 여성호르몬은 유방암과 심장질환의 발병 가능성을 증가시켜 결과적으로 수명을 단축시킬 수도 있기 때문에 무턱대고 회춘과 장수를 목적으로 여성호르몬을 사용하는 것은 위험하다.

삶의 질을 위하여 이렇게 잠재적인 위험이 있는데도 여성호르몬을 사용하는 경우가 있다. 즉 여성호르몬의 부족에 의해 신체적 · 정신적 고통이 심한 사람은 유방암과 심장질환 유무를 정기적으로 검사하면서 여성호르몬을 사용해 삶의 질을 높이는 것이 바람직하다. 앞에서도 설명한 바와 같이 장수란 꼭 오래 사는 것만을 의미하지는 않는다. 그러므로 여성호르몬 사용으로 살아 있는 생존기간이 늘어나지는 않더라도 삶의 질이 높아져 생을 건강하게 즐길 수 있는 기간이 늘어난다면 실질적으로는 수명이 연장되는 효과를 얻는 것이다.

(4) 성장호르몬

성장호르몬의 분비 인체가 성장호르몬의 영향을 가장 많이 받는 시기는 출생에서 청소년기에 이르는 기간으로, 이때 성장호르몬이 부족하게 되면 몸이 제대로 자라지 않는 왜소증에 걸린다. 성장호르몬은 이 기간에 가장 왕성하게 분비되고 차차 나이가 들어감에 따라 감소해 노년기에 이르러서는 아주 소량만이 분비된다.

성인이나 노인 중에는 같은 나이의 사람에 비해 유달리 성장호르몬의 생산이 부족한 사람이 있기도 하지만 성장호르몬의 역할이 주로 어린 시절에 집중되어 있기 때문에 성장호르몬이 많이 요구되지 않는 성인이 된 뒤에는 성장호르몬이 부족해도 뚜렷한 증상은 나타나지 않는다.

효과 그런데도 최근에 노인이나 장년층에서 성장호르몬 사용이 유행하는 것은 노년기의 성장호르몬 사용이 노화현상으로 나타나는 신체적인 변화를 방지하거나 원상 회복시킨다는 연구 결과에 근거를 두고 있다.

건장한 남성 노인들을 대상으로 한 성장호르몬 투여효과에 대한 연구들에서 반복적으로 관찰된 바로는 성장호르몬을 사용하면 체지방이 10~15%가량 줄고 근육조직이 2~9% 정도 증가한다고 한다. 성장호르몬이 뼈를 더 강하게 하지는 않는 것으로 보이나 피부를 두껍게 해 주름살이 적어지는 효과를 보이는 것이 관찰됐고 또 일부에서는 혈중콜레스테롤이 감소하는 현상이 나타나기도 했다. 성장호르몬 옹호론자들은 성장호르몬이 노화를 중단시킬 뿐만 아니라 신체를 젊게 하여 노화를 역전시키는 효과를 가지고 있기 때문에 노화 방지나 젊음 회복을 위해 적극 사용할 것을 주장해왔다.

반론 한편 성장호르몬은 신체의 외형적 변화나 혈액검사상의 수치 변화를 일으킬 뿐이지 실제 세포 수준에서 진행되고 있는 노화 과정을 정지시키거나 역전시키는 효과는 갖고 있지 않다는 반론도 있다. 실제로 아직까지는 성장호르몬 사용에 의한 근육 증가와 체지방 감소가 직접적으로 근력을 회복시키거나 피로감을 회복시킨다는 것을 증명한 실험 결과는 없다. 즉 근육 증가나 기력 회복에 대한 효과를 관찰한 실험에서는 근육강화운동만 시행한 경우와 근육강화운동과 함께 성장호르몬을 사용한 결과 사이에 큰 차이가 나타나지 않았다. 따라서 성장호르몬을 사용하면 젊은 사람의 체형같이 근육이 증가하고 체지방이 빠지는 효과를 볼 수는 있지만 그것이 곧 기력 회복이나 근력 증가에 의한 운동능력 향상으로는 연결되지 않는 것으로 보인다.

더 중요한 것은 앞에서 열거한 성장호르몬의 효과를 모두 인정한다고 하더라도 대부분 정기적인 운동만으로도 충분히 그 효과를 얻을 수 있다는 점이다. 따라서 주류 노인의학자들은 아직 성장호르몬의 사용을 공인하지 않고 있다.

투여방법 성장호르몬은 유전자 조작에 의해 대장균에서 생산되고 주사제로만 투여되며 매우 비싸다. 최근에는 코나 입 안의 점막을 통해 투여하는 성장호르몬 분비호르몬이나 그 유사체 등이 등장하여 적은 비용으로도 같은 효과를 얻을 수 있다는 주장들이 나오고 있다. 그러나 입 안이나 코에 뿌리는 성장호르몬 분비촉진제는 신경내분비계의 반응이 떨어지는 중년이나 더 나이든 사람들에게는 거의 효과가 없는 것으로 보고되고 있다.

부작용

성장호르몬제제 사용자의 절반 정도가 각종 부작용을 겪게 된다. 성장호르몬을 사용하면 당뇨병이 악화되고 관절통이 생기며 남성들도 유방이 커진다. 장기적인 성장호르몬 사용은 대장암이나 유방암 위험을 증가시키는 것으로 추정되고 있다. 또한 성장호르몬은 기존 암세포의 성장을 촉진시키는 효과를 가지고 있는 것으로 의심되고 있어 사용하기 전에 철저한 신체검진을 통해 아직 발견되지 않은 암의 유무를 확인해야만 한다.

성장호르몬의 다른 이용

앞에서 말한 것처럼 노화를 방지하거나 기력을 회복하기 위한 성장호르몬 사용은 주로 건강한 노인을 대상으로 이뤄지나 각종 소모성 질환으로 쇠약해져 있는 노인에게서도 성장호르몬 사용이 기력 회복이나 합병증 감소에 도움이 되는 것으로 알려져 있다. 특히 심한 영양부족이나 만성 폐질환, 복부수술 후 체중 손실이 많은 노인 등의 경우에는 영양보충과 더불어 성장호르몬 사용이 체중을 증가시키고 기력 회복에 도움을 준다고 알려져 있다.

(5) 멜라토닌

생체리듬

뇌의 후상부에는 송과선이라는 조직이 있는데, 이 기관은 인체의 생체리듬을 총괄하는 역할을 한다. 생체리듬에는 매일 낮과 밤이 바뀌는 것에 따라 인체에 변화가 일어나는 일주기 리듬과 여성의 경우 월경을 하는 월주기 리듬 또는 계절에 따라 생기는 계절 리듬 등 여러 가지가 있다. 특히 일주기 리듬은 해가 뜨고 지면서 생기는 빛의 변화에 따라 나타나는데, 송과선에서 생성되는 멜라토닌의 분비는 어두울 때는 촉진되고 밝을 때는 억제되면서 인체의 리듬에 관여한다. 인간의 성장 과정에 따른 멜라토닌 분비의 변화를 보면 영아기에는 분비가 적다가 1~3세 사이에 가장 많이 분비되고 그 뒤로는 점차 감소해 노년기에는 아주 적게 분비된다.

멜라토닌은 진정작용 및 최면작용이 있어 주로 불면증 치료에 사용되고 있다. 또한 멜라토닌은 노화 방지나 암 예방 또는 면역력 강화 기능이 있다고 보고되고 있다. 멜라토닌은 강력한 항산화효과가 있기 때문에 노년기에 멜라토닌 양이 감소하는 것을 보충해주면 노화에 따른 퇴행성 변화를 감소시켜 노화를 지연시킬 수 있다고 주장하는 학자들도 있다.

그러나 멜라토닌의 항산화효과는 생리적인 적정 수준 이상의 양을 복용했을 때만 나타난다는 반론도 있다. 또 면역력 강화나 암 예방효과에 대한 기능은 아직 입증되지 않은 상태다. 일반적인 용례에 따라 멜라토닌 1~5mg을 취침 전에 복용하면 1시간 이내에 혈중멜라토닌 수치가 정상인의 10~100배 정도로 상승한다. 아직까지는 이렇게 높은 멜라토닌 수치에도 특별한 부작용이 보고되지는 않았으나 장기적인 복용에 의한 부작용이나 다른 약물들 간의 상호작용에 대한 자료가 부족한 상태이므로 멜라토닌 또한 의사와 상의하여 필요한 경우에만 복용해야 된다.

6. 열량 제한

동물의 열량 섭취를 제한하면 수명을 연장시킬 수 있다는 이론은 노화의 원리만을 설명하고자 하는 이론들과는 달리 노화를 지연시키는 실제 방법을 제시했다는 점에서 다르다. 그리고 지금까지는 열량 제한이 수명을 연장시킬 수 있다는 이론만이 인간을 제외한 여러 종류의 동물에서 반복적으로 증명되었다.

열량 섭취를 제한하는 방법을 사람에 적용할 때 가장 큰 문제는 성장 발육에 장애를 일으킨다는 점이다. 이 문제를 피하기 위하여 중년기 이후에 열량 섭취를 제한하기 시작하더라도 수명이 연장되는 효과를 보기 위해서는 정상 식사량보다 30~40% 이상을 감소시키는 초인적인 노력을 지속해야 된다는 점이다. 과도한 열량 섭취 제한은 영양결핍에 따른 여러 질환을 일으킬 수 있고 또 삶의 질도 떨어뜨리기 때문에 실제로 아무런 건강상의 문제 없이 열량 섭취 제한 식사를 지속할 수 있는 사람은 거의 없다. 그러나 수명이 연장되는 효과 외에도 만성질환이나 암 등을 감소시키는 다른 이익을 생각한다면 자신의 능력과 생활에 맞는 열량 섭취 제한은 바람직하다고 볼 수 있다.

|제16장| **노인과 사회**

1. 노인 학대

피해자
　　전통적으로 부모나 노인을 공경하고 봉양하는 것을 미덕으로 삼아온 우리나라에서는 아직 심각한 정도는 아니지만 그래도 노인 학대 문제가 서서히 대두되고 있다. 노인 학대는 주로 각종 질환이나 정신적인 장애로 인해 방어능력이 없고 다른 사람의 보살핌 없이 생활하거나 생존하는 데 지장이 있는 노인들을 대상으로 이뤄진다.

가해자
　　노인 학대는 크게 육체적인 학대와 정신적인 학대로 나뉘는데, 금전이나 물질적인 착취도 노인 학대의 영역에 포함된다. 또 직접적인 학대가 아니더라도 노인을 보호할 책임이 있는 보호자나 보호기관이 의무를 이행하지 않고 노인을 유기하거나 방치하는 것도 학대에 속한다.

　　노인 학대는 대부분 보이지 않게 이뤄지기 때문에 실제 사례는 알려진 것보다 훨씬 많을 것이다. 노인 학대는 대부분 노인을 간호하거나 보호하는 가족에 의해 일어나는데, 물리적인 폭력에 의한 것은 드물다. 이보다는 언어 폭력, 음식이나 치료 약물을 주지 않는 경우, 위협이나 협박을 통해 공포심, 혼돈, 우울증 등을 야기하는 경우가 대부분이다. 또한 노인의 재산이나 연금, 생활보조비 등을 유용하는 행위도 노인 학대의 한 유형이다. 특히 판단력에 장애가 있는 노인들을 대상으로 각종 건강보조식품을 만병통치약으로 둔갑시켜 판매하거나 각종 물품의 기능을 과대 선전해 판매하는 행위도 재정적인 노인 학대의 흔한 형태이다. 요양시설이나 보호시설에 있는 노인들을 학대하는 경우가 자주 발생하는데, 앞에서 말한 것 외에 필요 이상으로 환자를 좁은 공간에 가둬놓거나 침대나 의자에 결박하는 행위, 향정신성 의약품을 남용해 환자를 조용하게 만드는 것 등이 대표적인 노인 학대 사례이다.

미국의 경우　미국에서는 노인 학대 증거가 있거나 의심스러운 경우에는 아동 학대와 마찬가지로 관계기관에 신고하도록 법으로 규정하고 있다. 법에 규정된 이 같은 의무가 있는 사람은 의사, 심리학자, 간호사를 비롯한 의료분야 종사자, 각종 요양시설 관계자, 경찰이나 복지국 직원 등이다. 신고자가 양심적인 판단에 의해 신고했을 때는 법적으로 보호를 받고 소송을 당했을 때 소송 비용도 정부에서 부담하도록 규정하고 있다. 또 신고 의무자가 신고를 하지 않았을 때는 징역형이나 벌금형을 받을 수도 있다.

우리나라의 경우　우리나라에서는 아동이나 노인을 막론하고 당하는 본인보다 친권자의 권리를 존중하는 경향이 있어서 대부분 '집안일'이라며 그냥 지나치는 수가 많다. 그러나 현재 급속히 증가하는 노인 인구와 핵가족화, 극심한 세대 차이 등으로 노인을 공경하지 않는 풍조가 만연해 빠른 시일 내에 노인 보호를 위한 제도적 장치를 마련할 필요가 있다.

2. 주변 사람의 죽음

사별

가족이나 가까운 사람의 사망으로 인한 충격은 다른 어떤 사건에 비할 수 없을 정도로 크다. 특히 그중에서도 자기와 평생을 같이 살아온 배우자의 사망은 남아 있는 사람에게는 막대한 정신적 · 육체적 스트레스를 일으킨다. 배우자와 사별하는 일은 대부분 노년기에 일어나는데, 심한 경우 자식이 먼저 세상을 뜨는 일도 일어날 수 있다. 배우자나 가족의 사망 후에 나타나는 여러 반응을 사별반응이라 하는데, 반응 정도와 기간 또는 슬픔을 극복하는 방법 등은 그 사람이 속한 사회적 · 문화적 배경, 종교, 인생관, 평소 성격, 사망자와의 관계 등에 따라 다르다. 또한 사망자의 죽음이 이미 예상되었는지 또는 죽음의 과정이 힘들었는지 등의 여러 요소도 사별반응에 영향을 미친다.

사별에 의한 충격은 몇 단계를 거쳐 극복된다. 일반적으로 애도의 정도와 기간은 개인차가 심하다. 그러나 정도가 너무 심하거나 비정상적인 형태로 나타날 때는 우울증이나 불안증 등의 발병을 의심해야 한다.

사별반응의 단계

사별반응의 첫 단계는 사망 직후부터 오랫동안 지속되는 경악과 부정의 단계다. 이 기간에는 죽음으로 인한 충격에서 벗어나지 못하고 계속 울거나 먹지 않고 또 죽음 자체를 인정하지 않으려 한다. 따라서 지병이 있는 노인들은 이 기간에 건강이 급격히 악화될 수도 있다. 장례식은 죽은 사람에 대한 공식적인 사망 확인 절차라는 역할도 갖고 있어 죽음 자체를 인정하지 않으려는 배우자에게는 죽음을 인정하고 자신의 몸도 돌봐야 한다는 메시지를 전해주는 계기가 될 수 있다.

배우자의 사망 후 몇 주에서 몇 개월에 이르는 시간은 분노의 단계로 볼 수 있다. 즉 죽음과 관련해 자기 자신이나 주위 사람 또는 의사나 자기가 믿는 신에게까지도 분노의 감정을 드러낼 수 있다. 이 분노는 각종 신경 · 정신 증상으로 드러날 수도 있고 아니면 육체 증상으로도 드러날 수 있다. 불안, 초조, 소화불량, 수면장애, 무력감, 의욕 상실 등이 나타나고 누구와도 만나기 싫어하는 은둔상태에 빠질 수도 있다. 또 사망 후 처음 2~3개월 동안에는 죽은 사람이 언뜻 보이기도 하는데, 이는 정상인에게도 생길 수 있는 반응이다.

사망 후 몇 개월부터 몇 년에 이르는 기간은 회복 단계로 이때는 다시 일을 시작하고 새로운 사람을 대상으로 감정을 주고받을 수 있다.

비정상적인 사별반응　　주변 사람의 죽음으로 인해 받는 충격과 슬픔은 더할 수 없이 크지만 대부분의 사람은 시간이 지나면 별다른 문제없이 이를 잘 극복한다. 그러나 정신적·육체적 문제를 일으킬 정도로 심각한 반응을 보이는 사람도 있다. 정상적인 사별반응에서 나타나는 경악, 분노, 슬픔, 회복 등과는 달리 심한 우울반응을 보일 때는 실제로 심각한 우울증으로 발전할 수 있다. 통계에 의하면 가까운 친지의 사망을 겪은 사람의 약 25%에서는 7개월까지, 약 15%에서는 1년까지 우울반응을 보이는데, 이 중 절반 가량이 임상적으로 중증 우울증을 보인다.

사별을 당한 사람이 슬픔을 극복하는 데는 주위의 도움이 크게 필요하다. 가족이나 친지 또는 성직자들이 슬픔을 같이 나누며 장례식 등의 제반 절차에 도움을 주고 앞으로의 생활에 대해 격려해주면 대부분의 사람들은 원래 생활로 복귀할 수 있다.

그러나 과거에 우울증을 앓았던 사람, 과거에도 친지와의 갑작스런 사별을 경험한 사람, 자신의 잘못으로 사별하게 된 사람, 주위에 도와줄 친지나 친구가 전혀 없는 사람, 건강상태가 좋지 않았던 사람, 죽은 사람이 자살이나 살해당한 경우에는 사별반응이 심하고 또 우울증 등 합병증을 불러일으킬 수 있으므로 세심한 주의가 필요하다.

치료 및 상담　　정신치료나 상담은 몇 가지에 주안점을 두는데, 우선은 사별을 당한 사람이 자신의 감정을 다 토로할 수 있도록 도와준다. 죽은 사람에게 편지를 쓰거나 묘지를 방문하는 것 또는 주위에 사진을 놓고 자주 보는 것도 방법이 될 수 있다. 또 사별을 당한 사람에게 사별반응의 과정을 이해시키는 것도 슬픔을 극복하는 데 도움을 준다. 죽은 사람과의 관계를 여러 각도에서 회상하고 정리해 보는 것도 필요하다. 어느 정도 슬픔에서 회복되면 자기 자신에 대해 생각해 보고 자기 세계에 적응하게 해 정상적인 사회활동을 하도록 유도한다.

심한 사별반응 때문에 우울증이 생긴 사람은 우선 상담과 정신치료를 해보다가 안 되면 우울증치료제를 사용해야 한다. 특히 과거에 우울증이 있던 사람이나 자살 충동이 있는 사람, 심한 퇴행반응을 보이는 사람, 죄책감이나 우울감이 심한 사람은 조기에 약물치료를 시작해야 한다. 불안증이나 수면장애도 심하면 약물치료를 시행해야 하는데 대부분은 애도 기간이 지나면 중지할 수 있다.

3. 노인요양시설

전후 베이비붐 세대가 곧 노년기에 진입하기 때문에 노인 인구가 급격하게 팽창할 것이 예상되는 반면에 노인들을 부양해야 할 젊은 세대는 오히려 줄고 있다. 따라서 머지않은 장래에 노인 부양이 사회적·경제적 문제로 부각될 것이다. 또 핵가족화가 가속화되면서 노인을 부양하는 전통이 점점 퇴색되고 있어 이 문제를 더 악화시키고 있다. 그동안 인간의 수명이 크게 늘어나 요즘은 과거에는 보기 힘들었던 80대, 90대 노인들이 흔하다. 물론 이 연령에 도달한 노인들 중에는 신체적으로 건강하고 독립적인 생활을 할 수 있는 사람들도 있으나 다른 사람의 도움을 받아야 하거나 거기에 전적으로 의지해야 하는 사람들도 많다.

실버타운, 노인병원

이렇게 독립적인 생활이 어려운 노인들을 위해 여러 서비스를 제공하는 시설이나 요양 및 치료시설이 존재하지만 아직은 체계가 정립되지 않은 상태이다. 현재 많이 사용되고 있는 실버타운이라는 용어는 부유층을 상대로 한 고급 노인아파트에서부터 장애가 심한 노인들을 상대로 한 수용시설까지 폭넓은 대상 모두를 지칭할 때 사용된다. 노인병원이라고 할 때는 노인층을 위주로 진료하기 때문에 노인병원이라 부르는 경우도 있고, 치매증 환자를 위주로 한 정신과나 신경과 위주의 병원을 노인병원이라 부르는 경우도 있다. 이렇게 노인요양시설의 형태도 다양할 뿐만 아니라 기존 시설도 장애나 질환 정도와 무관하게 노인들을 혼합 수용하여 치료 효율이 떨어지고 주거환경이나 치료 환경 또한 열악한 경우도 있다. 따라서 가능하면 빨리 노인들을 위한 시설이나 서비스에 관한 체계화와 전문화가 이루어져 자원의 낭비를 줄이고 또 노인들도 자기의 필요에 맞는 서비스를 고를 수 있도록 해야 할 것이다.

노인센터

　　노인들을 위한 시설로는 우선 독립적인 사회생활을 하는 노인들을 위한 노인센터를 들 수 있다. 노인센터는 노인들의 여가 선용을 위한 취미활동이나 각종 교육 등이 이루어지는 장소로 농촌 지역에서는 노인정이나 마을회관이 노인센터 역할을 할 수 있을 것이다.

**주간 노인
위탁시설**

　　완전히 독립된 생활을 할 수 없는 노인들을 위해서 우선 일주일에 몇 번씩 주간에만 노인을 돌봐주는, 어린이들을 위한 탁아소와 비슷한 개념의 주간 노인위탁시설이 있다. 주간 노인위탁시설에 나가는 노인들은 여가활동 외에도 물리치료나 기타 재활치료를 받고 한두 끼의 식사를 다른 노인들과 같이 함으로써 사회활동 기회도 가질 수 있다. 이러한 시설에는 대개 간호사와 사회복지사, 물리치료사, 레크레이션 강사 등이 근무한다.

**거주
간호시설**

　　일상활동을 독립적으로 수행할 수 없는 노인들은 거주 간호시설을 이용하게 된다. 거주 간호시설에 입주하는 노인들은 대개 도구적 일상활동(39쪽 독립생활능력의 평가 참조)에 문제가 있는 사람들로 거주 간호시설에서는 식사를 제공하고 빨래를 해주는 정도의 서비스를 제공하고 자기의 약물을 제대로 관리하지 못하는 환자에게는 비숙련 간호 인력이 투약을 도와준다. 이러한 시설은 한마디로 노인들을 위한 하숙집이라고 할 수 있다.

가정치료   병원에 입원할 정도로 위급하지는 않으면서도 집 밖으로 거동하기 힘든 노인들을 위해서는 가정치료가 행해진다. 가정치료는 주로 간호사가 노인의 집을 정기적으로 방문하여 건강상태를 점검하고 투약이나 치료를 한다. 물론 가정치료팀은 그 노인을 담당하는 의사의 주도하에 치료 계획을 세우고, 물리치료사나 재활치료사, 사회복지사도 합류하여 필요한 서비스를 제공한다. 가정치료는 환자가 가족과 같이 생활할 수 있고 가정적인 분위기에서 치료가 이루어져 환자에게 정서적으로 유리하다는 장점뿐만 아니라 입원하여 치료하는 것보다 경제적으로 훨씬 유리하기 때문에 많이 장려되고 있는 방법이다.

노인요양병원   노인 환자의 기능장애가 심해 독자적인 생활이 불가능하고 만성질환이 잘 관리되지 않아 악화되었으나 당장 병원에 입원할 정도로 심하지는 않을 때 또 일시적으로 집중적인 재활치료를 요할 때는 노인요양병원에 입원하게 된다. 일반적으로 노인요양병원에 입원하는 경우는 기본적 일상활동(39쪽 독립생활능력의 평가 참조)같이 자기 자신을 돌보는 데 필요한 가장 기본적인 일조차 못할 정도의 장애가 있을 때이다.

노인요양병원이 자리 잡힌 미국의 전형적인 노인요양병원을 보면 대개 입원실 위주로 되어 있으며 개인 공간은 제한되어 있고, 입원실과 식당, 물리치료실 정도는 갖추고 있지만 중환자실, 혈액검사나 엑스선검사 설비는 갖추고 있지 않다. 의료진으로는 간호사와 보조 인력이 노인의 일상활동과 간호를 담당하며 상주하는 의사는 없다. 노인 환자를 담당하는 의사는 한 달에 한 번꼴로 정기적으로 방문하여 환자를 치료하고 급한 일이 있을 때는 더 자주 방문하거나 전화상으로 치료에 관한 지시를 내린다. 환자의 상태가 나빠져 노인요양병원에서 치료할 수 없으면 일반 병원으로 옮겨 치료를 한다. 노인요양병원에서는 물리치료 등의 재활치료가 제공되고 제한적이나마 취미활동이나 종교활동이 이루어지기도 한다.

노인요양병원은 또 일반 병원에서 수술을 받거나 급성질환을 치료받은 환자가 병원에 입원할 정도로 위독하지는 않지만 집으로 퇴원할 정도로 안정되지 않은 경우에도 회복될 때까지 일시적으로 이용하기도 한다. 뇌졸중이나 고관절 골절 등을 당한 환자가 재활치료를 받기 위해 노인요양병원을 거쳐 집으로 가는 경우가 많다.

노인요양병원 중에는 특수한 환자만 주로 간호하는 전문화된 병원들도 있다. 예를 들면 인공호흡기에 장기간 의존하고 있는 환자나 재활치료를 필요로 하는 환자를 전문으로 간호하거나 병원에서 막 퇴원했지만 상태가 상당히 불안정한 노인을 전문으로 간호하는 노인요양병원들이 있다.

대부분의 노인요양병원에는 치매 환자의 비중이 상당히 큰데, 치매 환자 중에서도 자꾸 밖으로 나가는 방황증이 있는 환자를 수용하는 노인요양병원은 환자를 안전하게 격리할 수 있는 시설이 있어야 한다.

어떠한 질환이 있을 때 환자를 병원에 입원시키지 않거나 급성질환으로 입원했을 때도 병이 어느 정도 진정되면 노인요양병원으로 이송하는 것은 비용이 훨씬 적게 들기 때문이다.

4. 사전 치료지침

의료행위는 의사가 질환의 진단 및 치료 방향에 대한 결정을 내리고 환자가 이를 수용함으로써 이루어진다. 일반적으로 우리나라 사람들은 '다 알아서 해주세요' 하는 태도로 자기가 앓고 있는 질환의 치료 방향을 결정하는 데 참여하는 것을 회피하는 경향이 있다. 물론 현대의 복잡한 의학지식을 이해하여 치료방법을 결정하는 과정에 참여하려면 상당한 지적 능력이 요구된다. 그러나 질환 치료의 대상인 환자는 치료 목적이나 방법의 선택에 대해 최종 결정권을 가지고 있으므로 자신의 질환에 대한 지식을 가지고 치료에 관한 결정을 내리는 데 의사와 같이 적극적으로 참여하는 것이 바람직하다. 또 의사는 가능한 진단과 치료법의 장단점을 환자에게 잘 설명하여 환자가 최선의 선택을 할 수 있도록 도와줘야 한다.

감기나 두통 같은 가벼운 질환이나 고혈압, 당뇨병 같은 만성이지만 당장은 큰 위험을 초래하지 않는 질환은 대개 의사의 주도하에 치료방법이 결정된다. 그러나 말기 암 환자의 치료방법 선택이나 인공호흡기에 의지하고 있는 환자의 인공호흡기 제거 여부처럼 심한 부작용이 예상되는 치료법이나 환자의 생사와 관련된 결정을 내릴 때는 반드시 환자의 의견을 반영해야 한다.

이해력 및 판단력 점검

의료행위에 관해 환자의 의견을 반영할 때는 우선 환자가 문제를 이해하고 올바른 결정을 내릴 수 있는 능력이 있다는 것이 전제되어야 한다. 일반적으로 19세 이상 성인은 자신의 문제에 대한 의사결정권을 갖고 있다. 그러나 노년기에 들어서면 많은 사람들이 사물에 대한 이해력이 떨어지고 판단력 또한 흐려져서 심할 때는 올바른 판단력을 상실하기도 한다. 또 사람에 따라서는 판단력의 일부만 손상되는 경우도 있는데, 예를 들어 자신의 질환과 그에 대한 치료 방향에는 의견을 개진하고 결정에 참여하지만 자신의 재정 문제에 관해서는 전혀 결정을 못 내린다든지 아니면 반대의 경우에 처할 수도 있다. 또 특정 분야에 관한 판단력을 유지하더라도 환자가 급성질환을 앓거나 만성 질환이 악화될 때 일시적으로 판단력을 잃는 경우가 있다. 따라서 가족이나 의료진에 의해 판단력에 이상이 발견된 노인의 경우에는 정기적으로 전문의에게 이해력이나 판단력에 대한 평가를 받아 미래에 있을 수 있는 상황에 대처해야 한다.

의사결정 능력의 상실

노인들이 의사결정능력을 상실하는 경우는 갑작스런 중풍으로 이해력, 언어능력, 판단력을 상실하거나 심장질환으로 혼수상태에 빠지든지 아니면 장시간에 걸쳐 서서히 치매가 악화되어 모든 지적 능력을 상실하는 것 등을 들 수 있다. 가벼운 중풍이나 일시적인 심장마비 등에 의한 일시적인 능력 상실은 곧 회복되지만 식물인간이 되거나 치매나 중풍이 아주 심할 때처럼 의사결정능력을 영구히 상실하는 경우도 많이 발생한다. 이와 같이 의학적으로 볼 때 회복 불가능한 환자가 자신의 의견을 개진할 수 없을 때는 치료 방향을 결정할 때 문제가 생긴다. 왜냐하면 식물인간이 된 환자에게 인공호흡기를 계속 사용해야 되는지, 심한 치매 환자에게 튜브를 통해 계속 영양을 공급해야 하는지 등은 이미 의학적인 결정의 차원을 떠나 환자 개개인의 선택사항이기 때문이다.

환자의 의견, 가족의 의견
　지금까지는 우리나라 정서상 이러한 상황에 직면했을 때 가족의 의견에 따라 치료 방향이 결정되는 게 대부분이었다. 그러나 가족 구성원 간의 환자에 대한 감정의 차이나 경제적 이해관계의 차이 또는 환자의 질환에 대한 이해 정도의 차이로 인해 가족의 의견이 항상 쉽게 일치되는 것은 아니다. 설사 가족 간에 일치를 보았다 하더라도 그것이 환자의 바람과 늘 일치하는 것은 아니다. 요즘은 독립된 생활을 하는 노인들이 증가하고 노년층의 교육 수준도 전반적으로 향상됨에 따라 자기의 마지막 가는 길에 대한 주장이 확실한 노인들이 증가하고 있기 때문에 문제가 발생했을 때 노인 자신의 의견이 반영될 수 있는 제도적인 장치가 필요하다.

사전 치료지침
　사전 치료지침이란 미래에 일어날 수 있는 의사결정능력의 상실에 대비해 미리 자신의 의료 문제에 관한 바람을 결정해놓는 것으로, 의사나 가족은 유사 시 환자의 치료 방향을 결정하는 데 이를 최우선적으로 고려해야 한다. 평소에 환자가 가족이나 의료진과 대화를 나누던 중에 밝힌 바람도 사전 치료지침으로 이용할 수 있으나 가능하면 문서로 작성해 남겨놓는 것이 바람직하다.

　문서로 작성하는 사전 치료지침은 두 종류가 있다. 첫째는 자신이 치유 불능 상태에 있을 때 의사가 생명을 연장시키는 기구를 제거할 수 있도록 하거나 심폐소생술의 거부, 튜브를 통한 영양 공급의 거부 등 예상할 수 있는 여러 상황이나 치료방법에 대해 자기가 원하는 바를 기록해놓는 것이다. 이 방법은 자신이 원하는 바를 명확히 남길 수 있다는 장점은 있으나 예기치 못한 치료상의 선택을 해야 할 상황이 발생했을 때는 환자의 의견을 구할 수 없다는 단점이 있다.

두 번째는 의료 문제에 관한 결정대행권자를 지정해놓는 것이다. 이는 건강한 노인이나 환자가 의사결정능력을 상실할 것에 대비하여 미리 가족이나 친구 등 자기가 신뢰하는 사람을 지명하여 유사시에 건강에 관한 결정을 대신 내리도록 하는 것이다. 따라서 결정대행권자는 결정을 위임한 사람이 차후에 일어날 수 있는 문제들에 대해 평소 어떠한 바람을 가지고 있었는지를 충분히 알고 있어야 한다. 이 방법은 유언에 비해 훨씬 더 결정의 범위가 넓고 신축성이 보장되므로 사전 치료지침으로는 더 이상적이다.

미국의 경우 위의 두 방법은 일단 서류로 작성되고 공증만 받으면 법원의 결정 없이도 법적인 효력을 지닌다. 이에 따라 의료 행위를 하다가 생긴 문제에 대해서는 법적인 면책권을 준다.

5. 호스피스

호스피스는 말기 암 환자나 기타 심한 만성질환을 가진 환자가 앞으로 생존할 수 있는 기간이 얼마 남아 있지 않을 때 선택하는 치료방법이다. 호스피스의 대상은 아주 심한 치매, 파킨슨병, 뇌졸중 등으로 움직일 수 없는 말기 신경증 환자, 심한 간기능부전 환자, 신장기능 부전환자, 각종 말기 암 환자 등이다.

치료 목표 호스피스의 목적은 회복 불가능한 말기 환자의 질환 치료보다는 남은 여생을 신체적·정신적으로 편안하게 보내도록 하는 것이다. 따라서 호스피스는 대개 남은 생존 기간이 6개월 이하로 예상되는 환자들을 대상으로 한다. 호스피스에 동의하는 환자들은 자신의 질환에 대한 새로운 치료나 새로 발생하는 합병증에 대한 치료를 포기한다는 의사를 밝혀야 한다. 물론 환자가 마음을 바꾸면 언제든지 호스피스를 중단하고 일반적인 치료로 돌아갈 수 있다. 그러나 말기 환자의 치료 목표를 자주 바꾸는 것은 환자에게 심리적·육체적으로 큰 영향을 주게 되므로 호스피스 참여 여부에 대한 결정은 사전에 환자 자신, 가족 그리고 호스피스팀 간에 충분한 토의를 거친 다음 이뤄져야 한다.

호스피스팀   호스피스는 대개 호스피스 전문 병상을 갖춘 병원이나 가정에서 전문 호스피스팀에 의해 이뤄진다. 호스피스팀은 의사, 간호사, 사회복지사, 물리치료사, 심리학자, 성직자 등 여러 사람이 참여해 구성되는데, 환자의 신체적 치료뿐만 아니라 환자 및 가족에 대한 정신과적 치료나 심리상담도 한다. 또한 환자와 가족이 죽음의 과정을 이해할 수 있도록 돕고 사회적·경제적인 도움을 주며 환자가 사망했을 때 장례 절차나 가족의 정신적 스트레스에 대한 상담도 한다.

통증 치료   말기 환자가 신체적·정신적 편안함을 유지하는 데 가장 중요한 것은 통증 치료다. 말기 환자가 심한 통증으로 고생할 때는 가장 강력한 진통제인 모르핀제제를 주로 사용한다. 모르핀은 알약이나 물약으로 복용하거나 자동식 펌프를 이용해 지속적으로 주사하는 방법을 이용하는데, 사용량은 환자의 통증이 없어질 때까지 제한을 두지 않는다. 그렇기 때문에 모르핀중독에 대해 염려할 필요는 없다. 그러나 모르핀을 사용할 때는 호흡곤란 증상에 주의하고 변비를 예방하는 조치를 해야 한다.

말기 환자는 대개 식욕부진으로 영양이 결핍되는데, 이때는 적은 양의 음식이라도 자주 먹도록 권하고 식욕을 돋구기 위해 식욕자극제를 사용하기도 한다.

| 찾아보기 |

노년기 건강가이드: 노인질환의 진단과 치료

1판 1쇄 펴낸날 2006년 7월 7일

지은이 | 김승현
펴낸이 | 김시연

펴낸곳 | (주)일조각
등록 | 1953년 9월 3일 제300-1953-1호(구 : 제1-298호)
주소 | 110-062 서울시 종로구 신문로 2가 1-335번지
전화 | 734-3545 / 733-8811(편집부)
　　　733-5430 / 733-5431(영업부)
팩스 | 735-9994(편집부) / 738-5857(영업부)
이메일 | ilchokak@hanmail.net
홈페이지 | www.ilchokak.co.kr

ISBN 89-337-0499-X 03510
값 22,000원

* 저자와 협의하여 인지를 생략합니다.

* 이 도서의 국립중앙도서관 출판시도서목록(CIP)은 e-CIP 홈페이지
　(http://www.nl.go.kr/cip.php)에서 이용하실 수 있습니다.